영화 속에서 펼쳐지는 흉부외과학 이야기

서울대학교병원

김원곤 교수

스크린을 날다

김원곤 지음

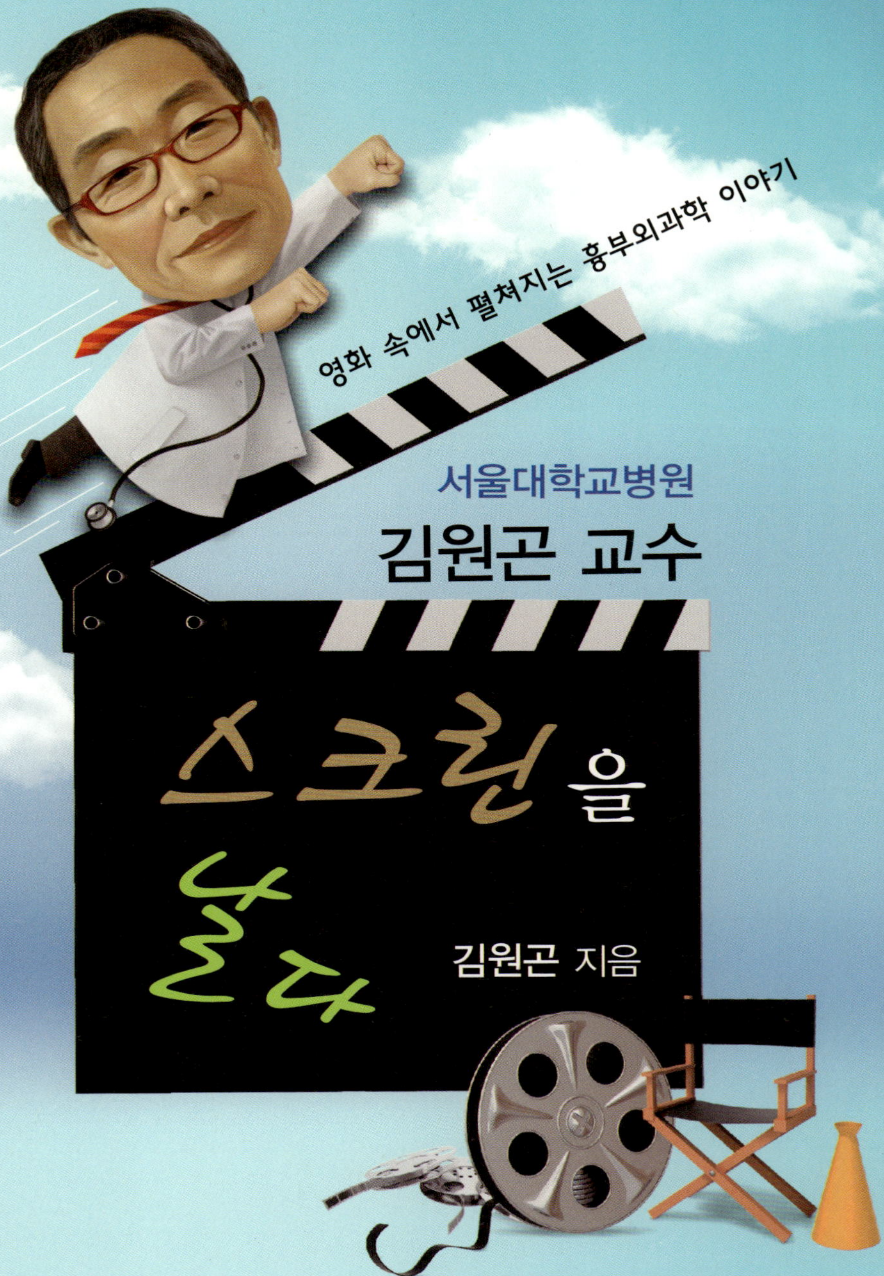

고려의학
KOMB Korea Medical Book Publishing Company

머리말 | Prologue |

2010년 봄 어느 날 흉부외과의 한 분과 학회에서 강의 요청을 받게 되었다. 종일 진행되는 빡빡한 학술 일정 중에 회원들의 머리를 잠시나마 식혀 줄 수 있는 가벼운 주제의 강연을 하나 해 달라는 것이었다.

그런 내용이라면 평소 준비해 둔 것이 없는 것은 아니었으나 문득 〈영화에서 흉부외과와 관련된 장면들을 찾아내어 이를 이야기로 엮어나가면 의미가 남다를 수 있겠다.〉라는 생각이 들었다.

그런데 이 순간의 결정이 그 뒤로 엄청난 개인적 고난(?)을 수반하게 될지는 당시에는 꿈에도 몰랐다. 문제는 소재가 되는 영화를 찾는 것이었다. 각종 국내외 검색엔진을 통해 아무리 여러 가지 키워드들을 조합해 넣어도 제대로 대상을 찾을 수가 없었다. 다급하여 주위 흉부외과 의사들에게 수소문도 해 보았으나 별무소득이었다. 다들 3편을 찾으면 최대한이고 5편 이상은 기적이라며 사뭇 우려의 눈길을 보냈다. 물론 간단한 탈출구는 있었다. 강의 주제를 바꾸기만 하면 그만이었다. 사실 이런 성격의 강연에서 주제가 설사 바뀐다고 한들 누가 탓을 하겠는가?

그러나 중간 포기를 몹시 싫어하는 개인적 성격이 마치 오기처럼 발동하기 시작하였다. 그때부터 가능한 한 최대한 머리를 짜내고, 가지고 있는 모든 노하우를 동원하여 마침내 7편의 소재를 찾아내어, 결국 성공적으로 강연을 마칠 수 있게 되었다.

그런데 강연을 끝내고 나니, 그토록 힘들게 찾아낸 소재들을 일회성으로 버리기에는 아까운 생각이 들었다. 그래서 조금 더 내용을 보완하여 강의 내용을 원고로 정리해 두었다. 이런 차에 2010년 말 서울대병원

웹진 관계자로부터 연락이 왔다. 이듬해인 2011년 초부터 7편을 홍보용 웹진에 연재해도 좋겠냐는 것이었다. 거절할 이유가 없었다.

그런데 서너달 웹진에 연재되는 것을 보던 중에 조금 더 욕심을 내어 10편을 만들어 보면 어떨까하는 생각이 들었다. 지금 생각해 보면 그때가 지금까지 이어지는 대장정의 본격적인 시작인 셈이었다.

물론 적절한 소재를 찾아내는 것은 갈수록 더욱 어려워졌다. 매번 원고 마감 시간이 닥치면 연재를 중단하고 싶은 생각도 여러 번 들었다. 사실 언제든지 중단해도 그만이었다. 그런 와중에 노력의 탓인지 아니면 운인지 차곡차곡 편수가 쌓이기 시작하였다. 그렇게 10편이 넘고 20편에 가까워지니 이를 책으로 묶어 한 번 정리하고 싶은 생각이 들었다.

이렇게 해서 나온 것이 2013년 4월에 15편을 모아 비매품으로 출간한 〈영화 속 흉부외과 1권〉이었다. 그리고 이어서 이듬해인 2014년 4월에는 또 다시 15편을 더 모아 〈영화 속 흉부외과 2권〉을 출간하였다.

이번에 나오는 책은 이 두 권의 내용에다 추가로 6편을 더해 훨씬 더 멋들어지게 책을 만들어 소개하는 그야말로 영화 속 흉부외과 이야기의 완성판인 셈이다.

혹자는 물을 것이다. 무엇 때문에 이런 엉뚱한 고생을 사서 하느냐고!

마땅한 대답은 없다. 아마 늘 그러했듯이 '낭만의 구름을 타고 또 다른 낭만을 찾아 끊임없이 떠나고자 하는' 성격 때문일지도 모른다.

그리고 혹시 아는가? '흉부외과 영역에서는 어떤 측면에서 세계적인 업적일 수도 있다.' 라는 한 후배의 발언이 그런대로 고개를 끄떡이게 할 날이 올지도 모르지 않겠는가?^^

2016년 2월

차례 | Contents |

차례 | Contents |

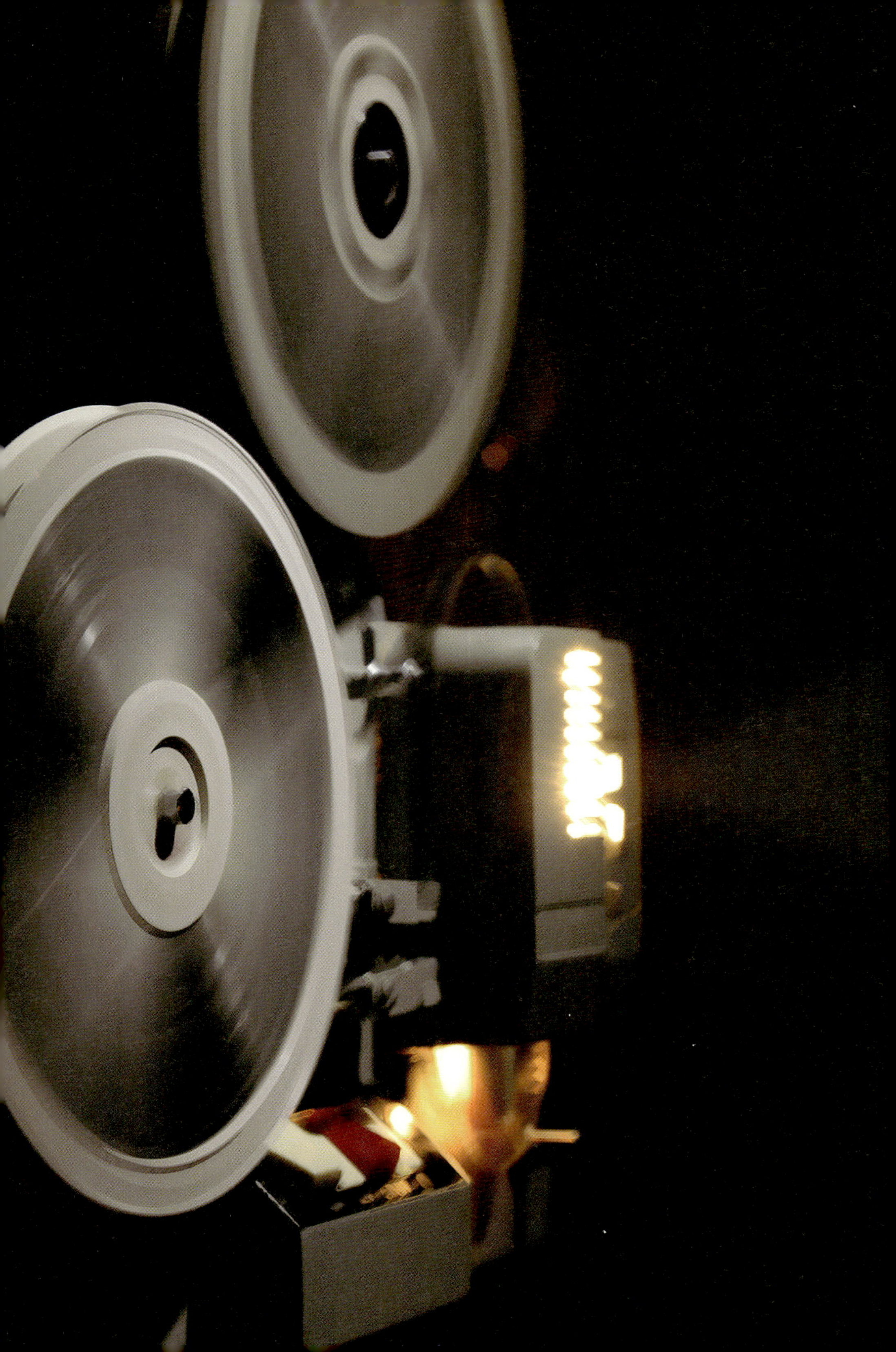

소소한 일에 초연해지자!

One resolution I have made, and try always to keep, is this:
To rise above the little things.
지금까지도 그래 왔고 앞으로도 항상 지키려고 노력하는 결심
한 가지는 바로 소소한 일에 대해 초연해지는 것이다.

존 버로스 John Buurroughs

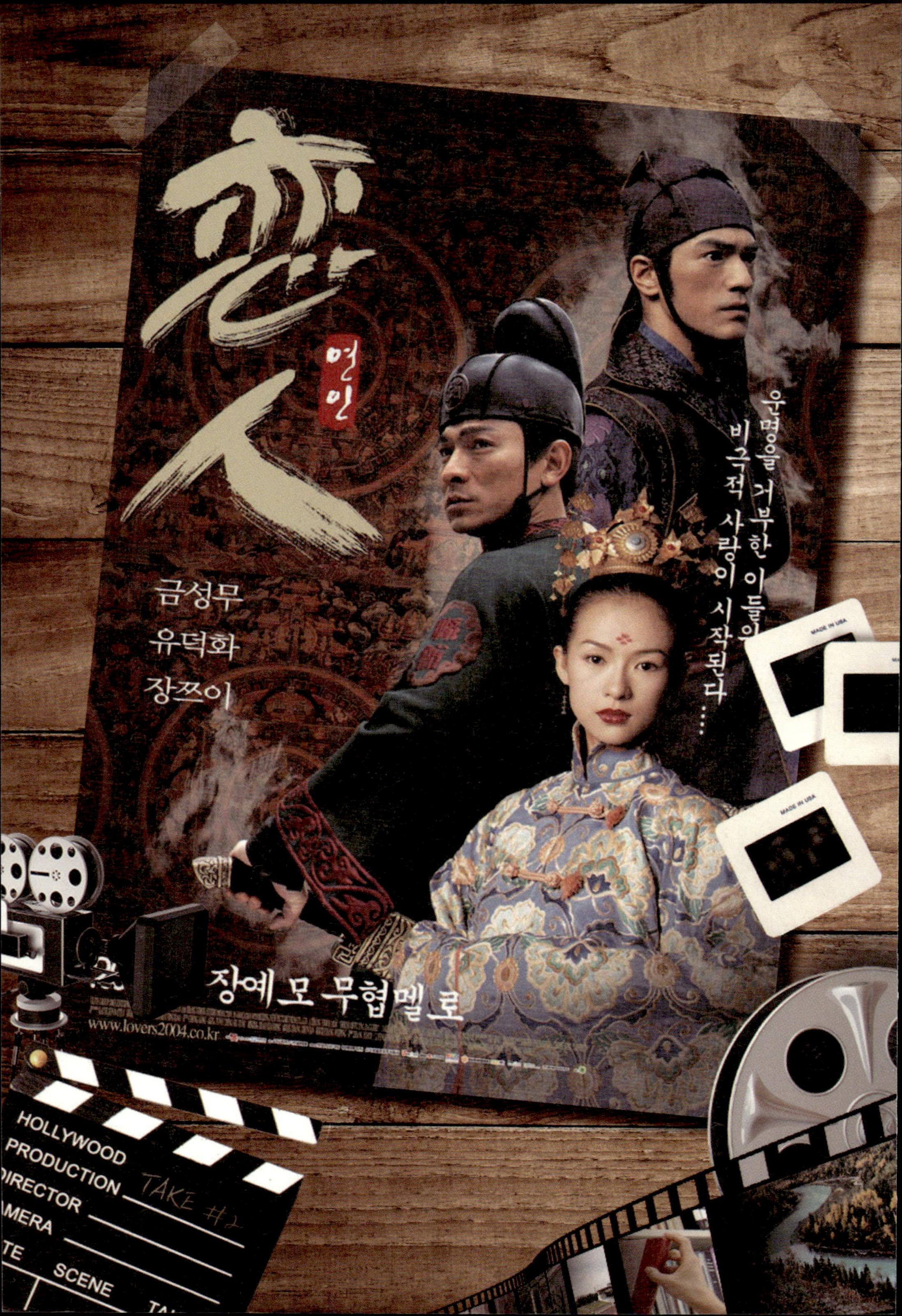
연인
금성무
유덕화
장쯔이
운명을 거부한 이들의
비극적 사랑이 시작된다……
장예모 무협멜로
www.lovers2004.co.kr
HOLLYWOOD
PRODUCTION
SCENE

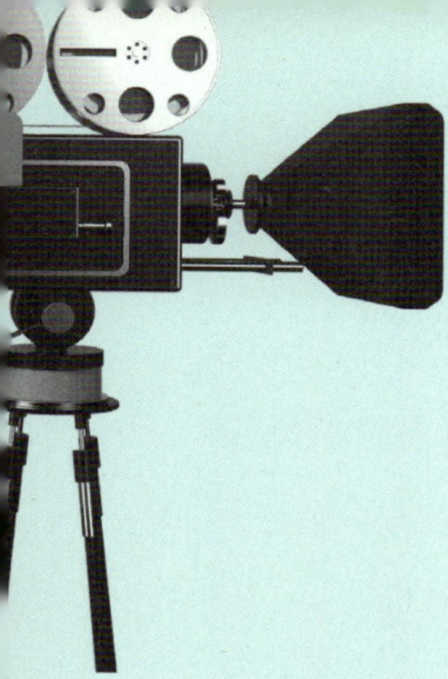

Story_01

〈연인〉과 흉부자상

1987년 붉은 수수밭(红高粱, Red Sorghum)으로 데뷔한 장이머우 감독은 중국 5세대 영화의 대표주자다. 제 5세대 영화란 1982년 북경영화학교 졸업생들을 중심으로 전개된 1980~90년대의 새로운 중국영화 스타일의 한 흐름을 말한다.

영화 연인(戀人)은 이런 장이머우(張藝謀) 감독의 2004년 작품으로 원제는 '십면매복(十面埋伏)'이고 영어 제목은 'House of Flying Daggers'였다. 무협영화라기보다는 애정 영화에 가까운 이 작품은 전편에 걸쳐 장이머우 감독 특유의 색채감이 화면에 화려하게 펼쳐지는 것을 즐길 수 있다.

서기 618년에 건립된 당나라는 중국 역사상 가장 황금기를 이끌었던 왕조였다. 그러나 서기 859년, 당 왕조는 바야흐로 쇠퇴의 길에 들어서게 된다. 황제는 무능하고 조정은 부패하여 민심이 흉흉한 가운데 온 나라에 무장 반란군들이 들끓는다.

당시 반란 세력 중 최대조직으로 비도문(飛刀門)이라는 비밀조직이 있었다. 비도문은 무술 실력을 바탕으로 부패한 관리들과 부자들을 응징하면서 신출귀몰하여 가난한 백성들의 큰 신뢰를 얻게 된다. 그런데 비도문의 본부는 바로 수도 장안성 부근에 있는 봉천(奉天)현에 위치하여, 나날이 커져 가는 그들의 세력을 감안할 때 장안성의 당 조정에게는 직접적인 위협이 아닐 수 없었다. 이에 조정은 봉천현에 비도문 본부를 반드시 찾아 없애라는 명령을 내린다. 이후 봉천현의 관리들과 비도문과의 수년간 싸움이 이어지게 된다.

비도문은 그들의 방주가 전투에서 살해당하자 새로운 방주를 내세우며 봉천현의 압박에 강력히 저항한다.

이 무렵 봉천현의 관리인 리우(유덕화 분)와 진(금성무 분)은 열흘 안에 비도문의 새로운 방주를 잡아오라는 명을 상부로부터 받는다. 리우는 일찍이 모란방이라는 인근 홍등가에 새로 나타난 무희 샤오메이(장쯔이 분)를 비도문 관련 인물로 의심하고 있었다. 실제 비도문의 일원인 그녀는 눈먼 기녀로 위장하여 홍등가에 잠입해 있는 상태였다. 리우는 샤오메이를 체포하여 그녀가 죽은 옛 비도문 방주의 맹인 딸이라는 것을 밝혀낸다. 그러나 정작 그들이 필요한 정보인 신방주의 본거지에 대해서 그녀가 입을 열지 않자 속임수를 꾸민다. 즉 진을 '수풍'이라는 떠돌이 무사로 변장하여 샤오메이를 감옥에서 구출한 뒤 그녀의 신임을 얻어내어 비도문의 은신처를 알아내려는 계획이었다.

계획대로 진은 샤오메이를 감옥에서 구출한 뒤 비도문의 은둔처까지의 긴 여정을 함께 하게 된다. 그런데 그들은 생사를 넘나드는 고비들을 겪으며 점점 서로에게 빠져들게 된다.

그러나 마침내 비도문의 본부에 도착한 진의 앞에는 놀라운 사실들이 기다리고 있었다. 그의 동료 리우는 사실 비도문 소속으로 3년 전부터 옛 방주의 지시에 의해 계획적으로 관가에 위장 잠입한 인물이었다. 이번 일도 대규모 관병들을 비도문 본거지로 끌어들여 일망타진시키려는 그의 계략에 의한 것이었다. 그리고 샤오메이는 리우가 3년 전 관가로 떠나기 전 그의 연인이었다. 그녀는 실제 장님이 아니면서 무술이 서툰 옛 방주의 눈먼 딸을 대신하여 진과 관병들을 속이는 역할을 한 것이었다. 심지어 모란방에서 샤오메이를 데리고 있던 기생어미마저 사실은 비도문의 핵심 간부였다.

어쨌든 비도문의 입장에서는 모든 계획이 예정대로 이루어지고 리우와 샤오메이는 3년 만에 정식으로 포옹한다. 그러나 리우는 이미 진을 사랑하게 된 샤오메이를 보면서 "나는 너를 위해 3년을 기다렸는데 불과 3일을 알게 된 그에게 마음을 뺏기다니…"하고 한탄한다. 비도문 방주는 리우에게는 다시 관아로 돌아가 첩자 역할을 계속할 것을 지시한다. 그리고 이를 위해 진을 처치하여 입을 막을 것을 샤오메이에게 명령한다.

그러나 샤오메이는 진을 풀어 주고 그들은 다시 깊은 사랑을 확인한다. 바람처럼 모든 세상의 갈등에서 벗어나 둘이 함께 떠나 살자는 진의 제안에 샤오메이는 처음에는 거절하지만 뒤늦게 그를 쫓아간다. 하지만 말 위의 그녀에게 리우가 던진 비도(단도)가 가슴 깊이 꽂힌다. 이윽고 진과 리우의 격투가 벌어진다.

긴 격투 끝에 마침내 진을 향해 리우가 비장의 비도를 던져 최후의 일격을 가하려고 한다. 그때 쓰러져 있던 샤오메이가 몸을 간신히 일으키며 리우에게 비도를 던지지 말 것을 부탁한다. 만일 그가 비도를 사용하면 그녀도 자신의 몸에 꽂혀 있는 비도를 빼내 리우의 비도를 막을 것이라고 말한다. 그러자 진은 그녀에게 심장에 꽂혀 있는 칼을 뽑으면 바로 즉사할 것이라고 소리치며 말린다.

과연 리우는 비도를 던질 것인가? 마지막까지 진을 지키려는 샤오메이의 운명은?

이 영화의 종반부에서 진과 리우 사이의 격투 장면이 펼쳐지는 도중에 리우의 비도를 맞고 쓰러져 있던 샤오메이가 자기 가슴에 꽂혀 있는 칼을 빼내어 진을 살리려고 하는 장면이 나온다(사진 1).

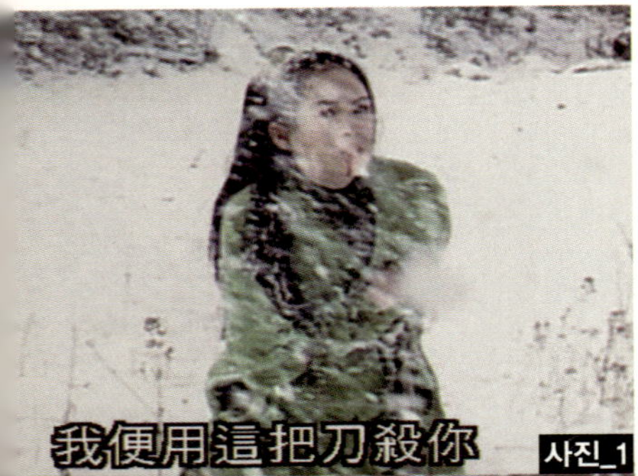

사진_1

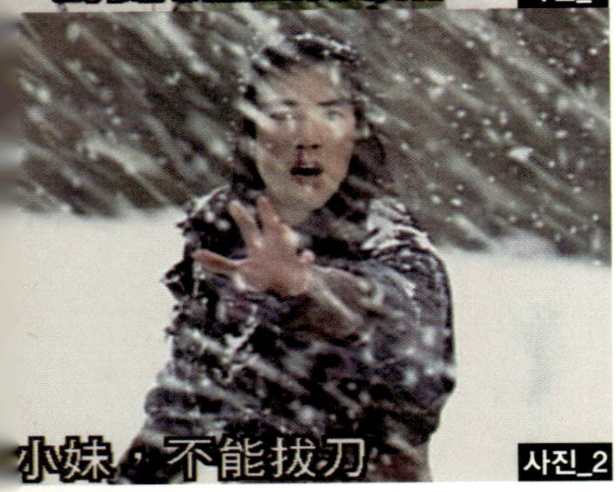

사진_2

이를 본 진이 샤오메이를 향하여 다음과 같이 외친다. - 不能拔刀, 刀一拔出, 你血脈噴張, 必死无疑 (칼을 뽑아서는 안 돼! 칼을 뽑으면 혈맥이 터져 죽고 말 것이야!) (사진 2, 3). 그러나 결국 샤오메이는 진을 위해 자기 가슴의 칼을 뽑아 던지고 이 때문에 과도한 출혈이 일어난다(사진 4).

일견 무술영화의 평범한 한 장면처럼 보이는 이 부분은 흉부외상 특히 영화에서처럼 가슴을 칼에 찔린 응급상황의 경우에 일반인들이 어떻게 대처하여야 하는가에 대한 중요한 메시지를 담고 있다.

영화에서는 혈맥으로 표현되고 있지만

칼에 찔린 위치나 이어지는 장면들을 통해 판단해 보면 칼은 심장 아니면 대동맥을 직접 찌르고 있는 것으로 생각된다. 이런 경우 가장 중요한 것은 현장에서 어떤 방식으로든 칼을 뽑아내려고 시도하여서는 안 된다는 것이다. 왜냐하면 이때 칼은 비록 중요한 장기를 찌르고 있기는 하지만 일단 그 상태에서는 관통부위를 막고 있어 더 이상의 과도한 출혈을 막고 있는 역할도 동시에 하고 있기 때문이다. 물론 칼 주위로 피가 얼마든지 새어 나갈 수는 있지만 아무런 조처 없이 칼이 그대로 제거되는 것과는 비교할 수가 없다.

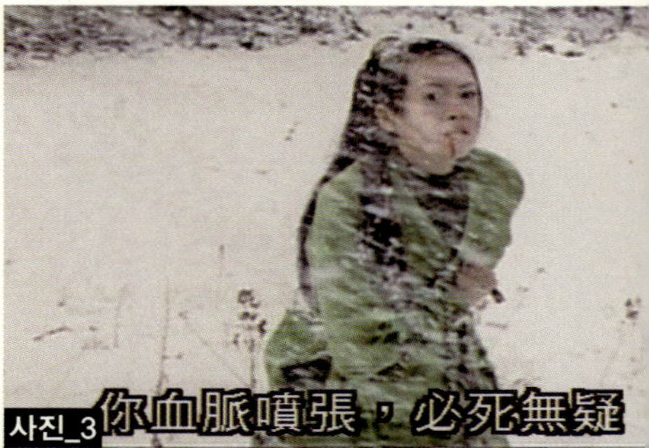

사진_3

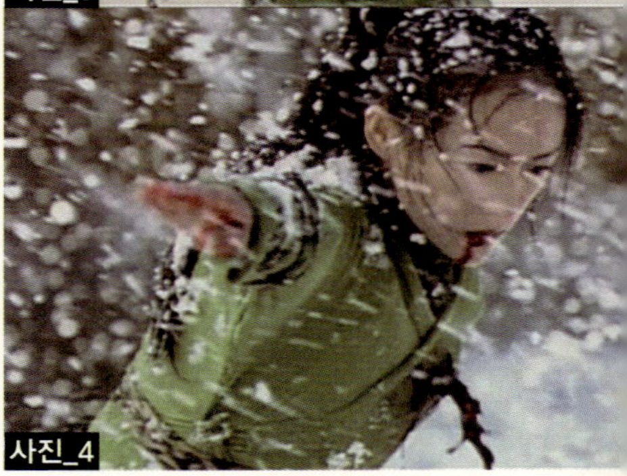
사진_4

따라서 이 경우 환자를 위해서 할 수 있는 최선의 방법은 현장에서 칼을 뽑지 말고 가능한 신속히 병원으로 환자를 이송하는 것이다. 다만 이 영화의 시대 배경을 고려하면 당시 샤오메이가 진의 부탁대로 칼을 뽑지 않았다고 해도 마땅한 후속조처가 있었을 것으로는 생각되지 않는다. 그러나 최종 결과가 어떻든 당장 눈앞에서 사랑하는 연인이 바로 죽어가는 것만은 피하고 싶은 그 심정은 이해할 수 있을 것이다.

또 하나 이 영화에서 흥미로운 장면 하나는 샤오메이가 리우의 비도를 맞고 쓰러진 후 어느 정도 시간이 경과한 후 진을 살리기 위해 다시 정신을 차리고 일어서는 상황이다. 이를 흔히 영화 주인공들은 웬만해서는 쉽게 죽지 않는다는 영화 구성상의 그렇고 그런 설정으로 일축할 수도 있겠지만, 사실은 상당한 의학적 근거를 가지고 있는 장면이다.

영화에서처럼 심장이나 대동맥 등 큰 혈관이 칼에 찔리게 되면 일부 환자들은 과다한 출혈로 바로 현장에서 사망하게 된다. 그러나 이 시기를 간신히 넘긴 환자는 영화 속의 샤오메이와 같은 과정을 밟게 된다. 즉 사망에는 이르지 않았지만 많은 출혈 때문에 혈압이 심하게 떨어지게 된다. 혈압이 낮아지게 되면 추가 출혈에 대한 동력이 떨어지는 한편 피떡이 출혈 부위 주위에 생기면서 추가로 출혈을 막아주는 역할을 하게 된다.

이런 과정을 거치면서 환자는 일시적으로 안정되는 것과 같은 모습을 보인다. 즉 혼수 상태에 있던 의식도 돌아오고 혈압도 다시 조금씩 올라가게 된다. 바로 영화의 샤오메이와 같은 상태까지도 가능해질 수 있는 것이다. 그러나 환자가 안정을 차리는 듯 보이는 이 순간이 사실은 더욱 위험한 순간으로 치닫는 전 단계라는 것을 알아야 한다. 이때 제대로 된 외과적 치료가 시행되지 않으면 상승한 혈압 때문에 이차출혈이 생기면서 다시 상태가 나빠지고 이 경우 대부분 환자는 사망하게 되는 것이다.

참고로 흉부외상은 크게 둔상과 관통상 두 종류로 나누어진다. 둔상은 피부 관통이 없이 외부 충격에 의해 내부 장기가 손상을 입는 경우이고 관통상은 피부의 직접 관통을 동반한 외상을 말한다. 둔상의 가장 흔한 예는 자동차 사고에서 볼 수 있으며 관통상은 자상(刺傷), 총상 등에서 나타난다. 샤오메이의 경우 칼에 의한(자상) 흉부관통상의 전형적인 예에 속한다.

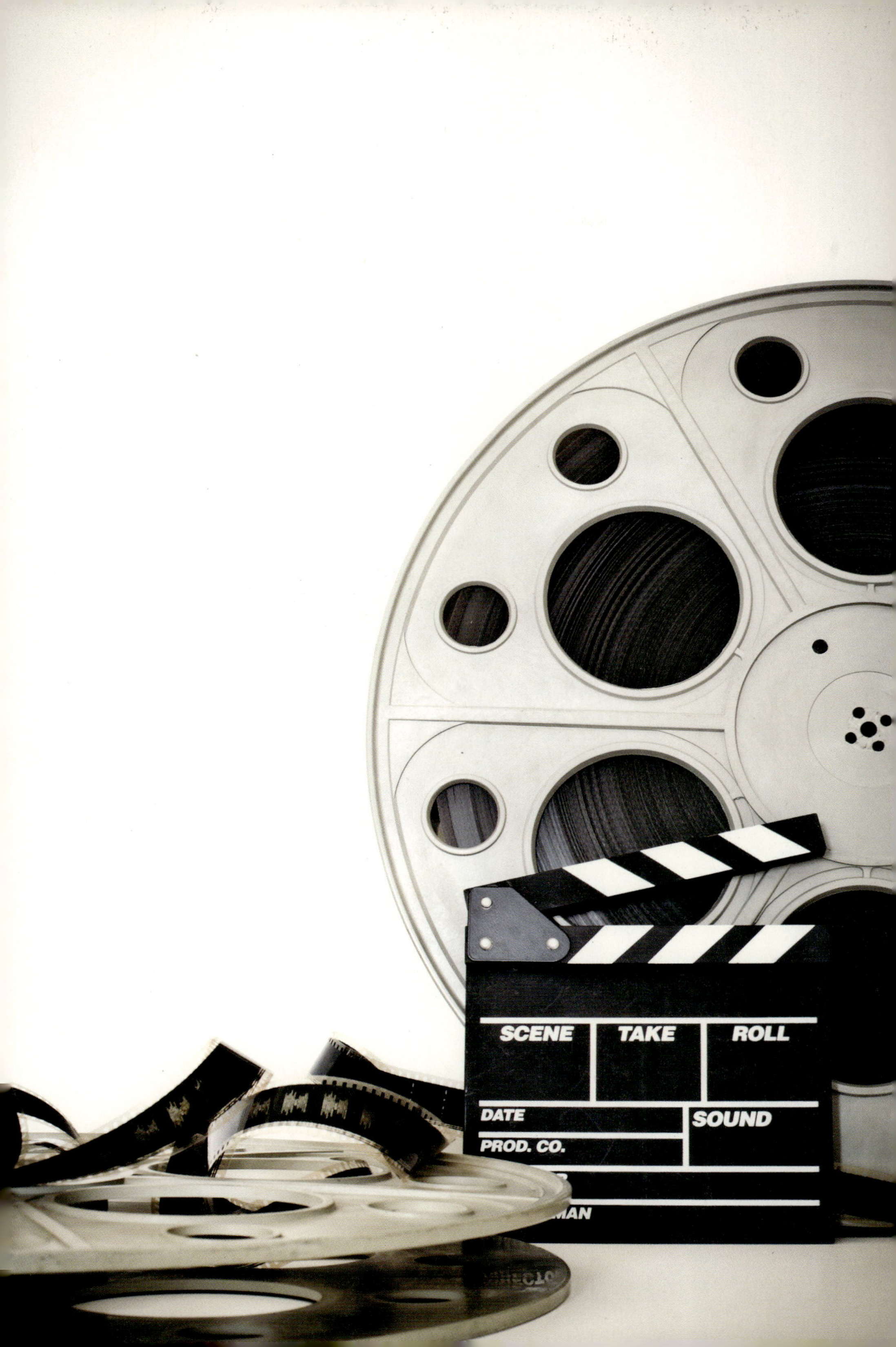
SCENE
TAKE
ROLL
DATE
SOUND
PROD. CO.

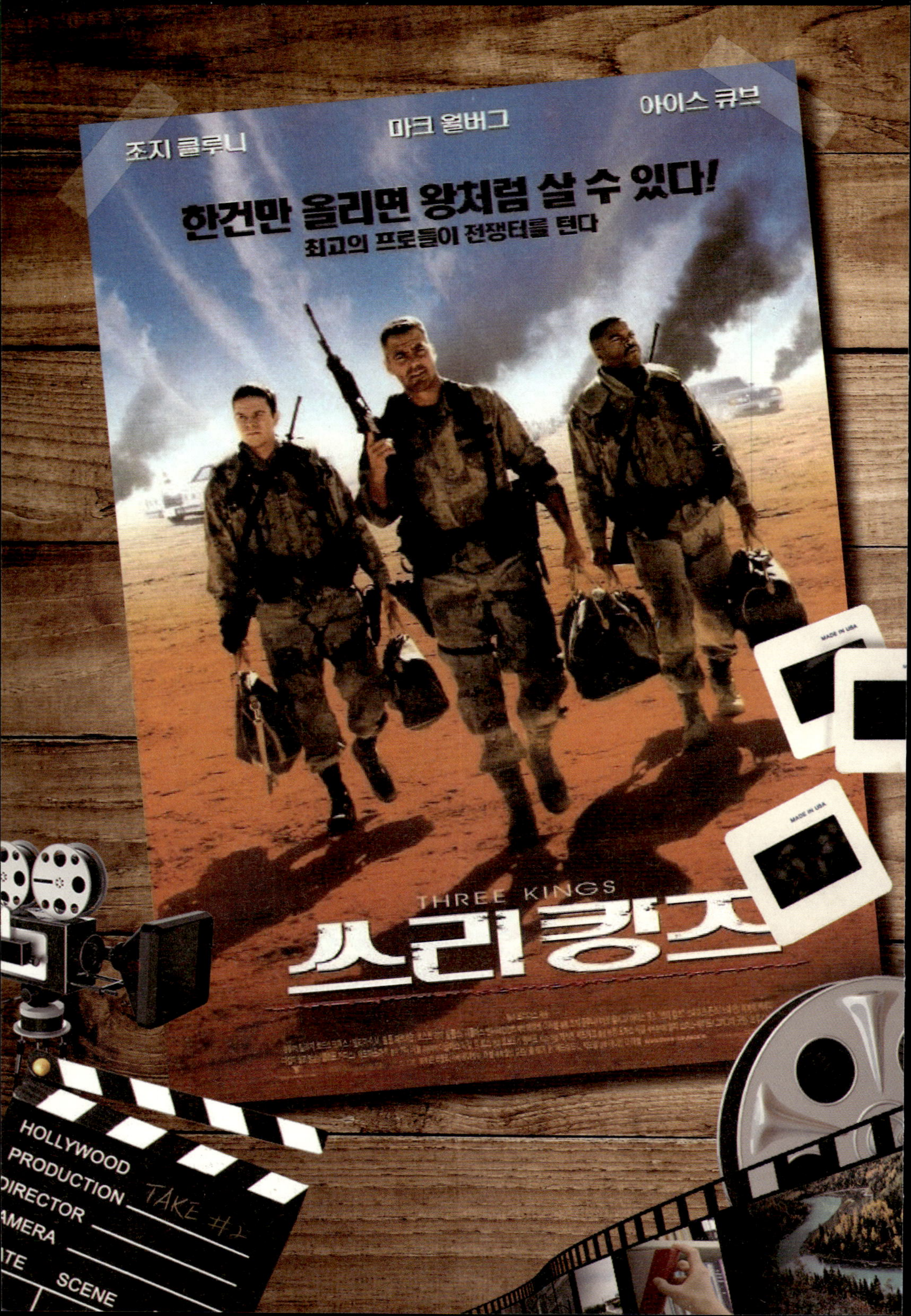
조지 클루니
마크 월버그
아이스 큐브
한건만 올리면 왕처럼 살 수 있다!
최고의 프로들이 전쟁터를 턴다
THREE KINGS
쓰리 킹즈
HOLLYWOOD
PRODUCTION
SCENE

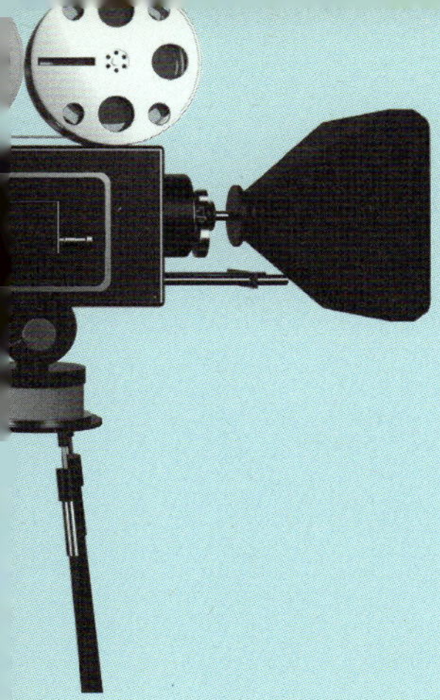

Story_ **02**

〈쓰리 킹즈〉와 긴장성 기흉

제 1차 걸프전쟁을 다소 해학적으로 다룬 전쟁영화 쓰리 킹즈(Three Kings)는 데이비드 O. 러셀 감독의 1999년 작품이다. 러셀 감독은 1958년 미국 뉴욕 출신으로 시나리오 작가도 겸하고 있는데, 최근에는 파이터(The Fighter, 2010), 실버라이닝 플레이북(Silver Linings Playbook, 2012), 아메리칸 허슬(American Hustle, 2013) 등의 작품으로 3차례 연속 아카데미 감독상 후보에 오르기도 하였다.

그렇지만 그를 결정적으로 일류 감독의 반열에 오르게 한 작품은 역시 이번에 소개하는 쓰리 킹즈라는 작품이다. 이 작품은 흥행에도 성공하여 세계적으로 1억 달러 이상의 수익을 거두었다. 그런데 이 영화의 제작 과정에서 러셀 감독이 주연을 맡은 조지 클루니와 몸싸움까지 가는 갈등을 빚은 사건은 유명하다.

다소 괴팍한 성격의 러셀 감독은 영화 촬영 내내 촬영 스텝과 엑스트라들에 대해 모욕에 가까운 언행을 일삼으며 못살게 굴곤 하였다. 이를 지켜 본 클루니는 별다른 대항 능력이 없는 이들에게 그런 식으로 대하는 것은 부당하다고 생각하여 수차례 격렬한 언쟁을 벌였다. 한 목격자에 의하면 한 번은 러셀이 머리로 들이받자 클루니는 그의 멱살을 잡는 등 그야말로 주먹다짐 일보 직전까지 간 적도 있었다고 한다. 어쨌든 우여곡절 끝에 영화 촬영은 끝까지 마쳤지만 클루니의 러셀에 대한 감정적 앙금은 쉽게 가시지 않았다. 그는 공개적으로 "비록 감독으로서 러셀의 천재적 능력은 인정하지만 인격적으로 문제가 있는 그와는 두 번 다시 일하고 싶지 않다." 라고 말하기도 하였다. 그러다가 2012년 초쯤에 클루니의 표현대로라면 서로 나이가 들어가면서 어느 정도 감정이 누그러진 상태에서 화해를 하게 된다.

어쨌든 영화의 내용은 1991년 3월 제1차 걸프전 직후의 이라크를 무대로 펼쳐진다. 정작 영화 촬영은 대부분 아리조나 사막 등 미국에서 이루어졌지만, 영화 속에서 이라크군과 반군 역할을 한 출연진들은 실제 이라크에서 건너 온 피난민들로 구성되었다.

당시 미국은 이른바 '사막의 폭풍' 작전을 펼쳐 사담 후세인이 이끄는 이라크군 점령으로부터 쿠웨이트를 성공적으로 해방시키게 되면서, 이라크와는 정전협상을 체결하게 된다. 그러자 전투에 참여했던 미군 병사들은 곧 고향에 돌아갈 꿈에 잔뜩 부푼다.

그런데 포로로 잡힌 이라크 병사의 몸에서 수상한 지도가 한 장 발견된다. 바로 이라크군이 쿠웨이트에서 탈취한 대량의 금괴가 숨겨져 있는 비밀 벙커의 위치가 표시된 지도였다.

처음 지도를 발견한 트로이 발로 병장(마크 월버그 분)과 그를 충실히 따르는 콘래드 일병(스파이크 걸즈 분)은 상급자인 엘진 상사(아이스 큐브 분)와 함께 지도를 어떻게 처리할까에 대해 궁리한다. 마침 이 소식을 듣고 달려 온 아치 게이츠 소령(조지 클루니 분)은 그들에게 이 사실을 상부에 알리지 않고 함께 몰래 금괴를 탈취할 것을 제안한다. 아치는 전역을 불과 2주 남긴 상태였다.

다음날이 되자 아치, 엘진, 발로는 콘래드 일병과 함께 지프차를 타고 연합군 점령 지역에서 북쪽으로 수십 킬로 떨어진 이라크군 지역으로 들어간다. 그런데 긴장 속에서 지도에 표시된 장소에 도착해 보니 그곳에서는 사담 후세인의 폭정에 반대하는 이라크 민중 반군들과 이라크 정부군 사이에 치열한 반목이 진행되고 있을 뿐, 정작 미군들이 금괴를 탈취하여 가는 것에는 우왕좌왕하여 그다지 큰 저항이 없었다.

이를 틈타 아치 소령 일행은 우여곡절 끝에 일단 금괴를 훔치는 데는 성공한다. 그러나 이라크군의 뒤늦은 추격에 도주 차량을 모두 잃으면서 트로이 병장은 사로잡히고 만다. 아치 소령과 엘진 상사, 콘래드 일병은 다행히 마침 나타난 반군들에 의해 구조된다. 나름 의리로 가득 찬 아치는 위험을 무릅쓰더라도 트로이를 구하고자 한다.

반군들은 아치에게 만일 그들에게 약간의 금괴와 함께 이란 국경까지 안전하게 망명시켜 주기로 약속한다면 아치 일행을 도와 트로이를 구해주겠다고 제안한다. 제안에 응한 아치는 가는 도중 후세인에 반대하는 병력들의 추가 도움까지 받으면서 마침내 고문에 시달리던 트로이 병장을 구해내는 데 성공한다.

그러나 그 와중에 이라크군 저격수의 총탄에 콘래드 일병은 사살되고 트로이마저 가슴에 폐를 관통하는 심각한 총상을 입는다.

과연 아치 소령, 엘진 상사, 트로이 병장 등 쓰리킹즈의 운명은 어떻게 될까? 치명적인 흉부관통상을 입은 트로이는 제대로 된 의료시설이 있을

리가 없는 전투 현장에서 생명을 부지할 수 있을까?

또 어마어마한 양의 금괴의 행방은? 그리고 이란 망명을 갈망하는 반군 주민들의 앞날은 과연 어떻게 될까?

이 영화에서 흉부외과와 관련된 상황은 바로 앞에서 설명한 대로 트로이 병장이 이라크군에 사로잡힌 뒤 구출되는 과정에서 흉부를 관통하는 총상을 입는 장면에서부터 등장한다(사진 1).

총알은 트로이의 가슴을 통과하면서 허파를 바로 관통한다. 그러자 바로 허파 속의 공기가 밖으로 새어 나오게 되고, 그 결과 사진에서와 같이 허파를 쪼그려 들면서 압박하게 되는 기흉이라는 병이 발생하게 된다(사진 2).

기흉(氣胸)에는 크게 특별한 외부 충격 없이도 저절로 발생하는 자연성 기흉(spontaneous pneumothorax)과 트로이 병장의 경우처럼 외상에 의해 발생하는 외상성 기흉(traumatic pneumothorax)의 두 종류

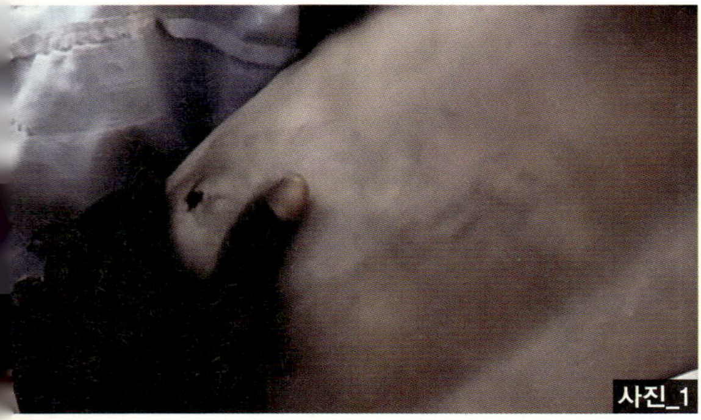
사진_1

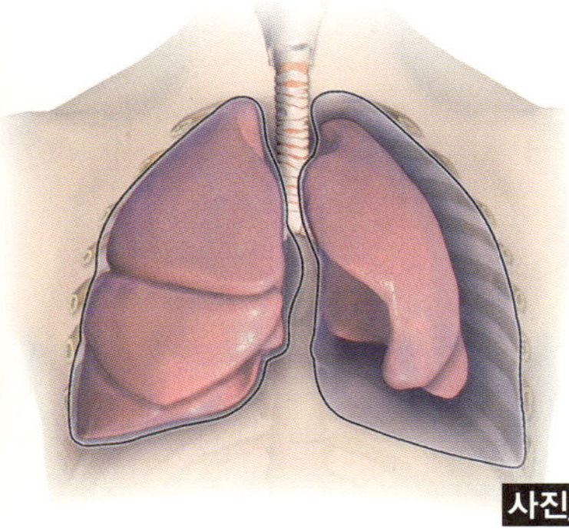
사진_2

가 있다.

자연성 기흉은 다시 일차성과 이차성의 두 종류로 세분될 수 있는데, 일차성 자연 기흉은 젊으면서(20~30세) 키가 크고 야윈 남자에서 잘 생기는 특징이 있다. 반면 이차성 자연 기흉은 만성폐쇄성폐질환과 같은 선행 폐질환을 가진 환자에서 이차적으로 발생하는 경우를 말한다. 이 때문에 20대에 주로 발생하는 일차성 자연 기흉에 이어 40대 이상에서 자연성 기흉이 생기는 중요 원인이 된다. 외상성 기흉은 외상으로 인한 것이기 때문에 연령에 관계없이 누구에게든 생길 수 있다.

그런데 이 영화에서는 트로이 병장이 단순한 기흉이 아니라 긴장성 기흉이라는 특수한 상황에 처하는 것으로 설정되고 있다.

긴장성 기흉(tension pneumothorax)은 기흉의 심한 형태로 자연성 기흉이나 외상성 기흉 모두에서 다 올 수 있는데, 일반적인 기흉과는 달리 허파에서 빠져 나온 공기로 가슴 속에 지나치게 과도한 압력이 축적되면서 나머지 허파를 심하게 압박하는 상태를 말한다. 이렇게 되면 허파가 지나칠 정도로 쪼그라들면서 호흡이 매우 힘들어지게 되고 그대로 방치되면 자칫 생명을 잃게 된다.

이 때문에 긴장성 기흉은 발견되는 즉시 적절한 응급조처가 취해지지 않으면 안 되는 초응급상황의 병이다. 응급조처의 기본 원칙은 어떤 날카로운 기구를 사용해서라도 가슴을 찔러 가슴 속에 가득 찬 과도한 공기 압력을 해소시켜 주는 것이다. 물론 긴장성 기흉 상태인지를 정확하게 판단하는 데에는 상당한 전문지식이 필요하지만 일단 확진만 된다면 이런 간단한(?) 조처로도 금방 죽을 것과 같은 환자의 상태를 순식간에 반전시킬 수가 있는 것이다.

본 영화에서도 비록 전문 의사는 아니지만 오랜 현장 경험으로 트로이

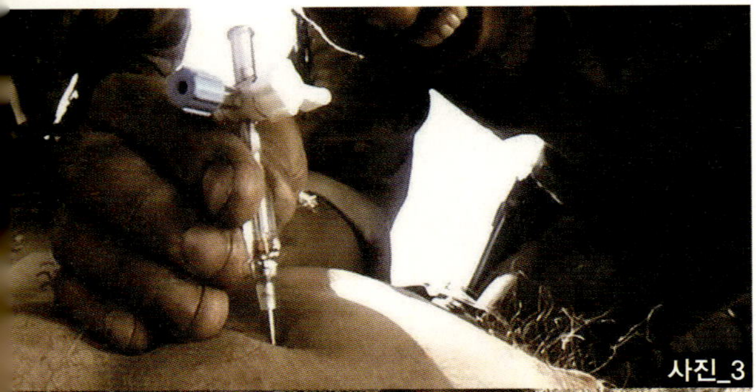

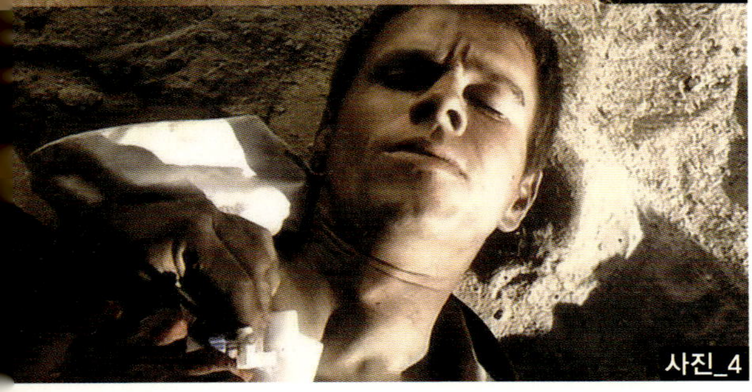

의 상황이 긴장성 기흉이라는 것을 직감한 아치 소령이 가지고 있던 주삿바늘로 트로이의 가슴을 찔러 목숨을 건져 내는 장면이 나온다(사진 3, 4).

특히 이 상황에서 감독은 특유의 재치를 발휘하여, 트로이 병장의 총상이 어떻게 긴장성 기흉을 일으키고 또 아치소령의 응급조처로 극적으로 회복되는지를 마치 의학영화를 보듯이 가슴 속 허파의 변화를 생생하게 보여 주면서 보는 이들의 흥미를 더해 주고 있다. 사실 이런 장면은 병이나 치료의 성격상 실제 시술을 경험했던 의사들도 직접 눈으로 목격할 수 있는 것은 아니기 때문에 영화에서 그려지는 모습들이 더욱 그럴 듯하게 여겨진다.

구체적으로 사진에서와 같이 총상을 입은 우측 허파에서 공기가 새어 나오는 장면을 사실적으로 표현하면서(사진 5), 그 다음 사진에서는 이로 인해 형성된 긴장성 기흉으로 인해 우측 허파가 심하게 쪼그라든 모습을 잘 나타내고 있다(사진 6).

그런 뒤에 아치 소령이 주삿바늘로 가슴 속에 과도하게 축적되어 있던 공기를 응급조처로 빼내자 쪼그려져 있던 트로이의 우측 허파가 일순간 쭉 펴지면서(사진 7), 결국 완전히 정상으로 돌아가는 모습도 아주 실감나게 보여 주고 있다(사진 8).

참고로 앞으로 30번째 이야기에서 소개되는 〈저스트라이크헤븐〉에서의 긴장성 기흉 장면은 〈쓰리 킹즈〉에서의 외상성 기흉과 달리 자연성 기흉에서 발생한 긴장성 기흉 상황을 묘사하고 있다.

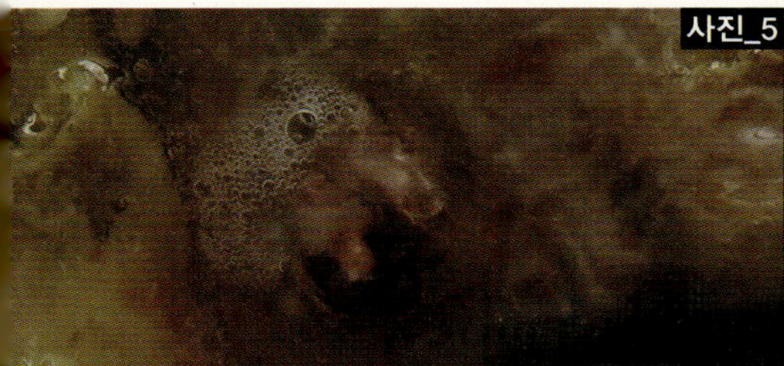
사진_5

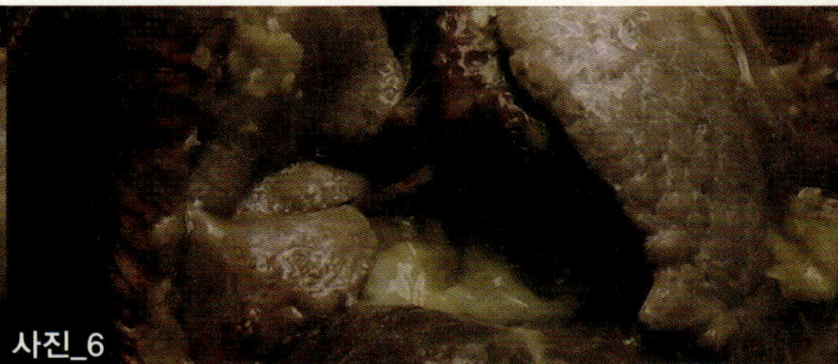
사진_6

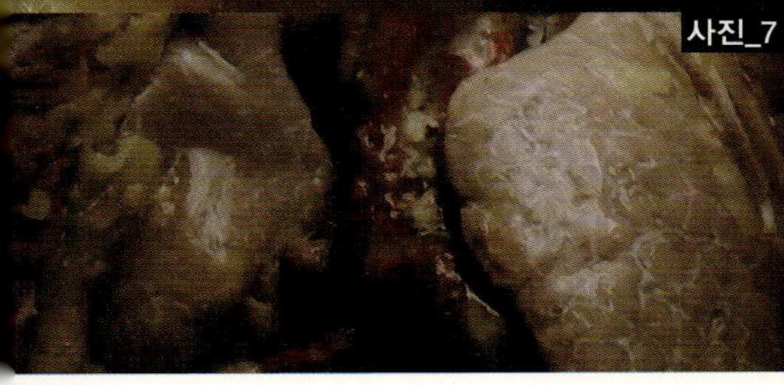
사진_7

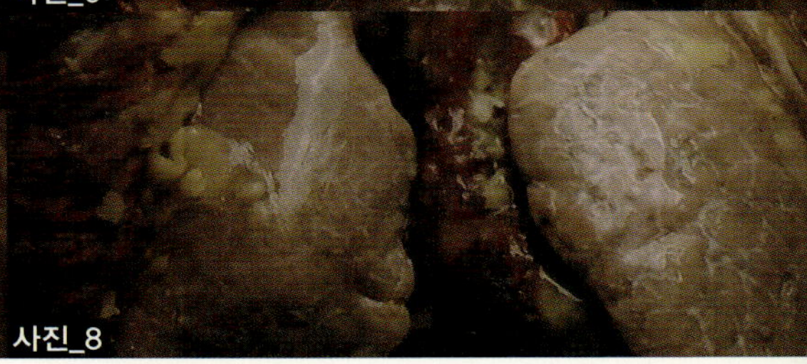
사진_8

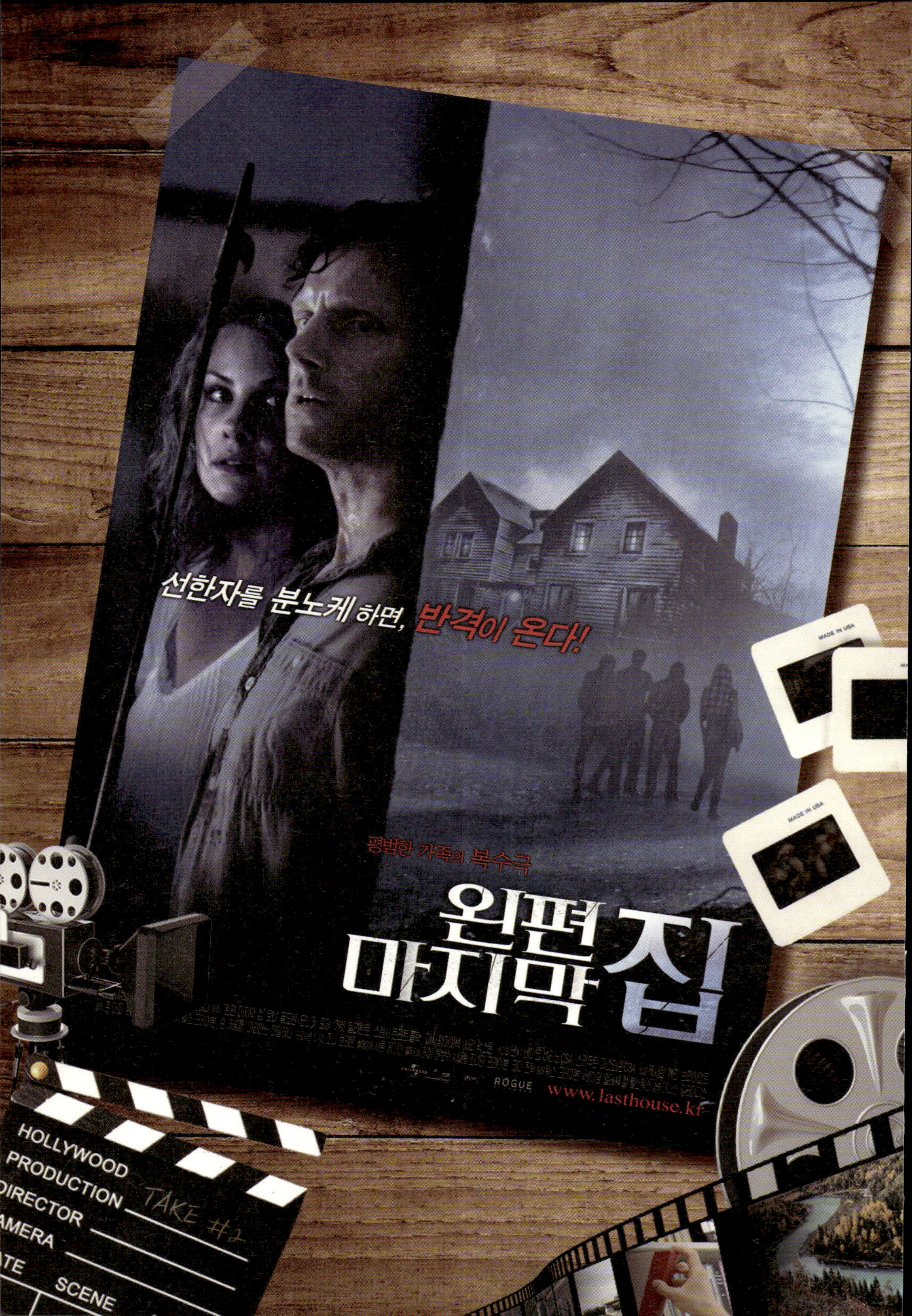
선한자를 분노케 하면, 반격이 온다!
평범한 가족의 복수극
왼편 마지막 집
ROGUE
www.lasthouse.kr
HOLLYWOOD
PRODUCTION
TAKE #2
SCENE

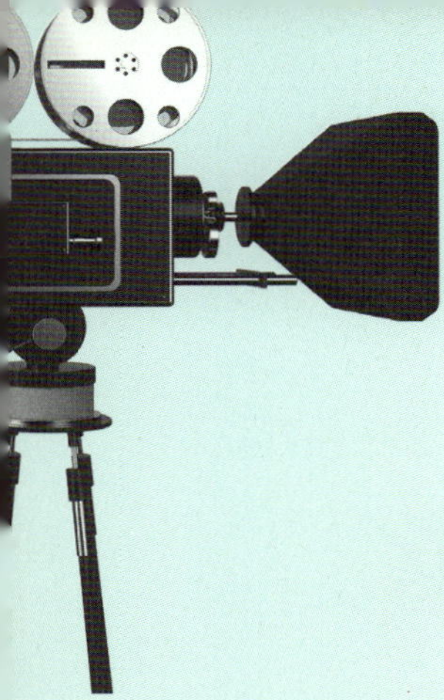

Story_03

〈왼편 마지막집〉과 외상성 혈기흉

영화 '왼편 마지막 집(The Last House on the Left)'은 데니스 일리아다스 감독의 2009년 작품으로 1972년 웨스 크레이븐이 감독한 동명 영화의 리메이크작이다. 1972년 상영 당시 이 영화는 공포영화의 한 획을 긋는 걸작으로 평가되었다.

영화의 처음은 흉악범 크러그(가렛 딜라헌트 분)를 호송하고 있는 경찰차에서 시작된다. 이때 동생 프랜시스(조슈아 콕스 분)와 크러그의 애인 새디(리키 린드홈 분)가 경찰차를 습격하여 호송 경찰관 두 명을 잔인하게 죽이고 크러그를 탈출시킨다.

한편 1년 전 아들을 잃고 수영 선수인 딸 마리(사라 팩스톤 분)에게 모든 애정을 쏟으며 살아가던 의사인 존 콜링우드(토니 골드윈 분)와 엠마(모니카 포터 분) 부부는 새로운 출발을 위해 호숫가에 있는 그들의 산장으로 휴가를 떠난다.

그런데 근처에 사는 친구 페이지를 만나러 마을 중심가로 나간 딸 마리로부터 연락이 두절되는 사태가 발생한다.

그 날 마리는 페이지가 일하는 식료품 가게에서 우연히 저스틴(스펜서 트리트 클라크 분)이라는 순진하게 생긴 틴에이저 소년을 만나게 되는데, 그가 대마초를 가지고 있다는 이야기를 듣고 솔깃해진 페이지를 따라 그의 모텔로 가게 된다.

마리는 썩 내키지 않았지만 페이지 때문에 어쩔 수없이 저스틴이 머무는 모텔 방으로까지 들어가게 된다. 그러나 착한 성격의 저스틴 때문에 마음이 약간 풀어진 마리는 페이지와 함께 장난을 치며 즐거운 기분이 된다.

그런데 그때 앞서 말한 크러그 일당이 모텔 방으로 들어온다. 크러그는 사실 저스틴의 아버지로 그를 구하기 위해 이곳에 진을 친 삼촌 프랜시스와 아버지의 정부 새디와 함께 모텔에서 잠시 머물고 있던 중이었다. 잔인한 성격의 크러그는 착한 저스틴과는 대조적인 아버지였다.

크러그는 마음대로 외부 사람들을 모텔 방으로 들인 저스틴을 몹시 나무라며 자기의 탈출 관련 사진이 크게 실린 지방 신문을 보여 준다. 그러면서 그들의 얼굴을 이미 본 마리와 페이지를 그냥 보내기에는 너무 위험하다며 그녀들을 강제로 차에 태워 납치한다.

차를 몰던 크러그가 길을 잃자 마리는 길을 가르쳐 주겠다며 의도적으로 호숫가에 있는 가족 별장이 있는 쪽으로 유도한다. 그리고는 틈을 이용하여 차에서 탈출을 시도하나 이를 막으려는 일당들과 차 안에서 몸싸움을 벌이면서 차가 나무에 충돌하고 만다.

차가 충돌하면서 차 안에 있던 모든 사람들이 어느 정도 부상을 입기는 하였으나 생명에 지장이 있는 사람은 없었다. 그런데 이 와중에 페이지는 크러그의 칼에 찔려 죽고 마리는 폭행과 함께 그에게 강간을 당한다. 착한 저스틴은 이 모든 것을 불가항력으로 지켜보면서 괴로워한다.

얼마 후 다시 틈을 노리던 마리는 필사적으로 탈출을 시도하여 집 별장이 있는 호숫가 반대쪽에 이른다. 평소의 수영 실력으로 호숫가를 헤엄쳐 가던 마리는 반대쪽 끝에 닫기도 전에 크러그가 쏜 총에 맞아 피를 흘리며 호수 수면에 뜨고 만다. 마리가 완전히 죽은 것으로 판단한 크러그 일당은 그곳을 떠나지만, 마침 닥쳐 온 폭우로 크러그 일당은 잠시 몸을 피할 곳을 찾다 호숫가에서 한 집을 발견한다. 바로 왼편 마지막집으로 콜링우드 부부가 애타게 마리를 기다리고 있던 그 별장이었다. 그동안 사랑하는 딸 마리에게 벌어진 상황을 전혀 알리가 없는 그들 부부는 크러그와 아들 저스틴, 프란시스, 새디 4명을 따뜻하게 맞아들인다.

그런데 크러그 일당을 별채 방으로 안내하고 나서 돌아온 콜링우드 부부는 현관 앞에서 그곳까지 간신히 기어 온 비참한 상태의 딸을 발견한다. 그리고 곧 그들은 모든 정황을 파악하게 되면서 크러그 일당에 대한 철저한 복수극을 펼치게 되는데….

영화에서 마리는 크러그 일당에게 납치당한 후 탈출을 시도하여 필사적으로 호숫가를 헤엄쳐 건너가던 중 크러그가 쏜 총에 맞는다. 이후 간신히 정신을 차린 마리는 기다시피 하여 집 별장 현관에 도착하여 아버지, 어머니의 보호를 받게 된다.

그런데 탈진 상태의 마리가 숨쉬기가 매우 힘들다고 호소한다. 의사인 아버지 존은 즉각 총상에 의한 '외상성 혈기흉'이 호흡곤란의 원인인 것

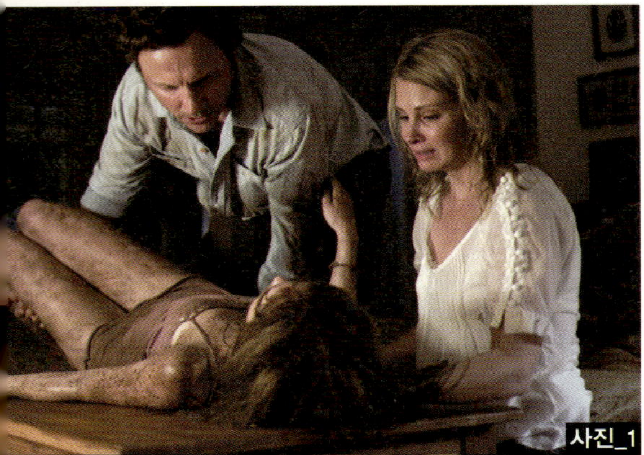
사진_1

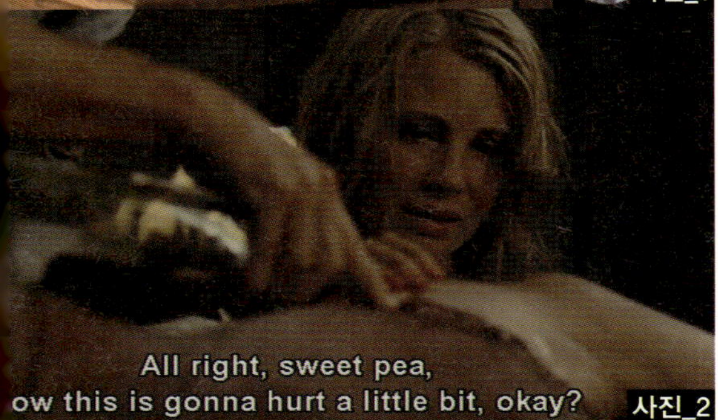

사진_2

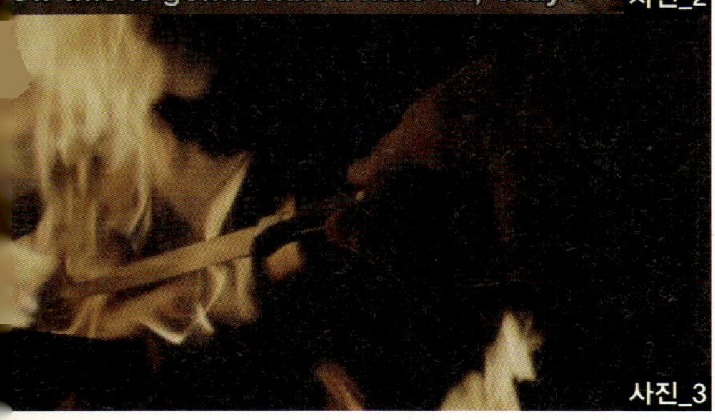
사진_3

을 알아차리고 즉시 응급조처에 나선다(사진 1).

이후 이어지는 장면들은 충실한 자문 탓인지 의학적으로도 대체적으로 잘 다듬어진 것으로 생각된다. 존은 먼저 위스키로 딸의 예상 절개부위를 소독한다(사진 2). 그리고 절개에 쓸 칼은 벽난로의 불에 넣어 멸균시킨다(사진 3).

비단 이 영화에서뿐만 아니라 많은 영화에서 병원 밖 환경에서 응급 수술을 필요로 하는 경우 술을 이용하여 소독을 하는 장면들을 흔히 볼 수 있다. 그러면 과연 술을 이용한 국소 소독은 얼마나 효과가 있는 것일까? 여기에 관해서는 과학적으로 술을 이용한 직접적인 실험결과는 없지만 일반적으로 60% 이하의 알코올 농도로는 제대로 된 소독 효과를 볼 수 없는 것으로 되어 있다. 따라서 위스키든 보드카든 간에 40~45% 정도의 알코올 농도로는 의학적 목적을 달성할 수 없다고 보는 것이 타당할 것이다. 그러나 이와 무관하게 아무 처치 없이 바로 절개를 하는 것보다는 무엇인가 소독을 하는 과정을 거치는 것은 심리적인 측면에서 볼 때 가볍게 볼 수는 없을 것이다.

그리고 영화에서 가슴 속 공기와 혈액을 배출하는 역할을 하는 흉관(胸管)으로 가정용 용기 내에 있는 플라스틱 튜브를 이용하는 장면은 흥미롭다(사진 4). 의학적으로 더욱 중요한 것은 이후 유리컵에 물을 채워 여기에 흉관을 연결함으로써 수봉(水封, water seal) 장치를 만들어 주는 장면이다(사진 5). 이것은 흉관을 넣을 때 공기가 가슴 안에서 밖으로만 배출이 되게 하고 몸 바깥쪽 공기는 더 이상 가슴 안으로 들어가지 않게 하도록 하기 위한 필수적인 장치다.

마지막으로 흉관을 타고 흉막강 내의 피가 흘러내려 유리컵에 떨어지는 장면에서 함께 배출되는 공기 방울까지 묘사한 장면은 흉부외과 의사 입장에서 볼 때 감독의 섬세함이 엿보이는 장면이라 할 수 있다(사진 4, 5).

다만 영화에서 존이 시술을 하기 전에 딸을 옆으로 누이는 장면이 나오는데, 특히 혈액의 경우 이 위치로는 대부분 혈액이 흉막강 아래로 모이게 되어 영화에서처럼 위쪽에서 찌르는 작은 흉관으로는 효과적이지 않을 수 있기 때문에 필요한 자세는 아니다.

외상성 혈기흉(外傷性 血氣胸, traumatic pneumothorax)이란 병은

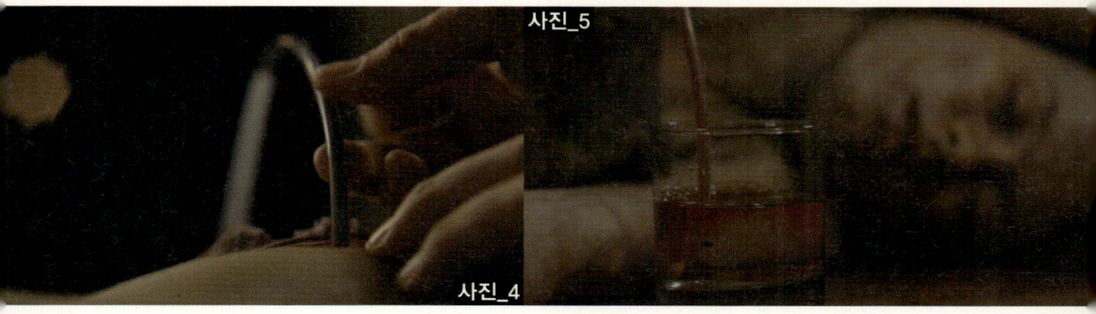

사진_5

사진_4

외상에 의해 가슴 속 흉막강 내에 피와 공기가 동시에 차 있는 상태를 말한다. 이 병은 칼, 총에서와 같은 관통성 외상에서 흔히 볼 수 있고 자동차 사고와 같은 둔상에서도 갈비뼈 골절이 있는 경우 종종 합병되어 나타난다. 외상성 혈기흉이 발생하면 즉시 흉관을 삽입하여 흉막강에 차 있는 공기와 혈액을 배출시켜 주어야 한다. 그렇지 않으며 흉막강 내의 혈액과 공기가 폐를 압박하여 환자는 점점 호흡곤란이 심해지게 된다.

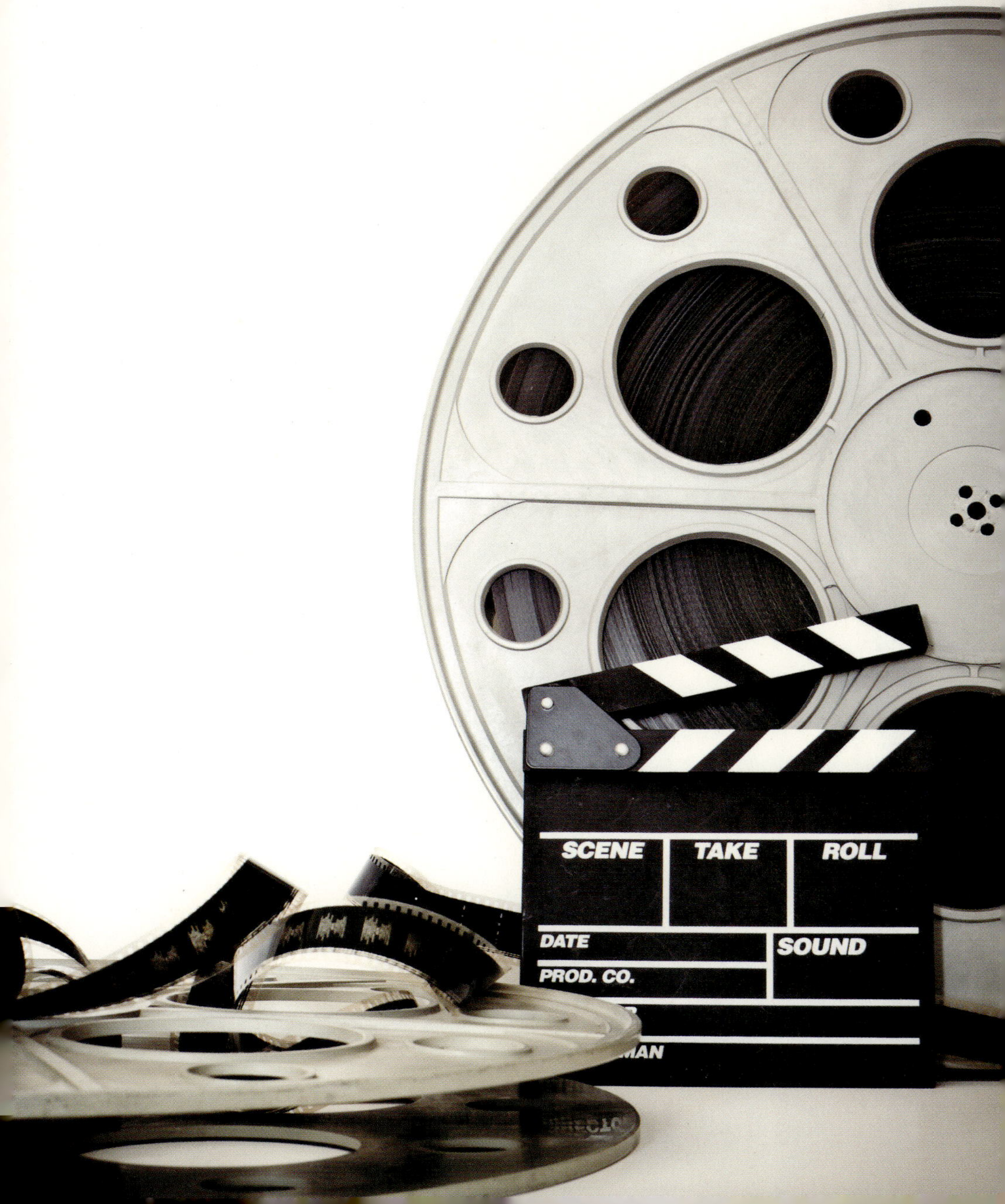
SCENE
TAKE
ROLL
DATE
SOUND
PROD. CO.

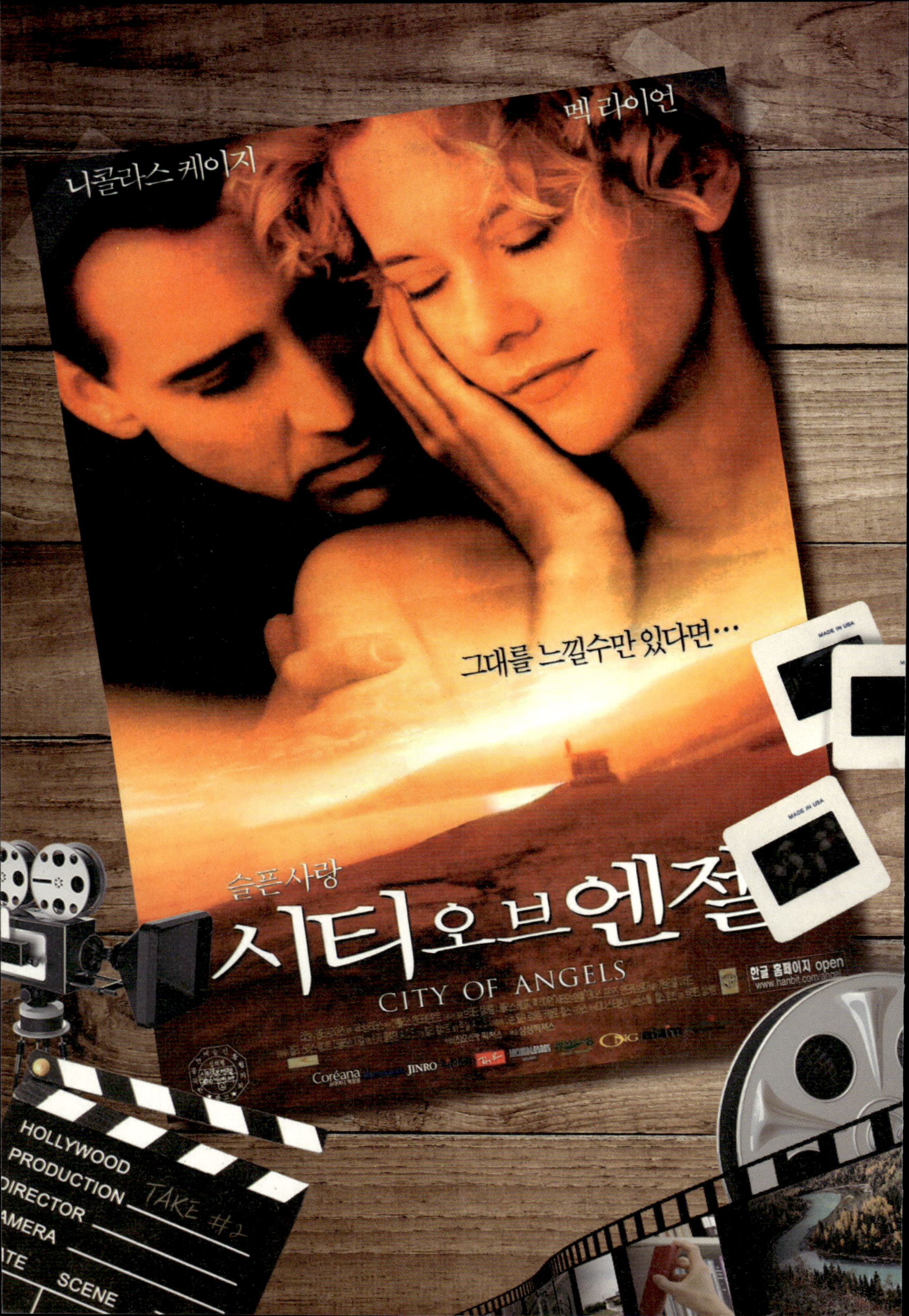
멕 라이언
니콜라스 케이지
그대를 느낄수만 있다면…
슬픈사랑
시티오브엔젤
CITY OF ANGELS
한글 홈페이지 open
HOLLYWOOD
PRODUCTION
DIRECTOR
SCENE
TAKE #2

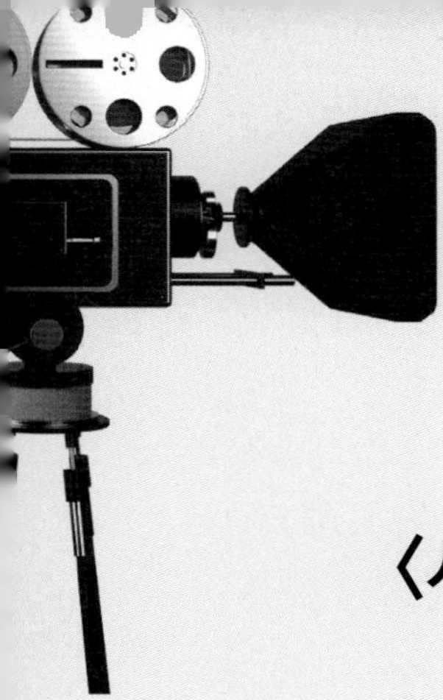

Story_04

〈시티오브앤젤〉과 심장수술(개심술)

영화 '시티오브엔젤(City of Angels)'은 브래드 실버링 감독의 1998년 작품으로 1987년 독일 베를린을 무대로 펼쳐지는 독일 영화의 리메이크 작이다. 천사의 도시라는 뜻의 시티오브엔젤은 영화의 제목이기도 하지만 이 영화의 무대가 되고 있는 로스앤젤레스의 실제 별칭이기도 하다. 스페인어에서 유래된 로스앤젤레스(Los Angeles)가 바로 천사들이라는 의미이기 때문이다.

영화에 의하면 사람이 죽으면 그 영혼을 하늘나라로 데려다 주는 천사들이 우리 주위에 존재한다. 그들은 비록 우리 눈에 보이지는 않지만 우리 곁에 항상 함께 하고 있으면서 때로는 눈에 보이지 않는 도움을 주기도 한다. 물론 천사들은 마음만 먹으면 사람 앞에 그 모습을 드러낼 수는 있지만 정작 그런 경우는 매우 드물다.

천사 세스(니콜라스 케이지 분) 역시 동료 카시엘(안드레 브라우프 분)

과 함께 미국 로스앤젤레스 지역을 담당하는 많은 천사들 중의 하나다.

세스는 평소 사람들의 일에 관심이 많았지만 인간의 감정과 느낌 등을 진정으로 이해할 수는 없었다. 그러던 어느 날 그는 한 병원에서 심장 전문 여자 외과의사인 매기 라이스(멕 라이언 분)가 심장수술을 집도하던 도중 죽어 가는 환자를 살리기 위해 혼신의 힘을 다하는 모습을 보게 된다. 그러나 매기의 노력에도 불구하고 환자는 결국 사망한다. 이 일 때문에 그녀는 비록 의학적으로는 잘못은 없었지만 도덕적 자책감 때문에 말할 수 없는 심리적 고통에 빠진다. 세스는 아름다운 그녀의 번민하는 모습을 보고 어느덧 사랑에 빠지게 된다.

세스는 매기를 보다 실질적으로 위로해 주기 위해 어느 날 병원 복도에서 야간 당직을 서고 있는 그녀 앞에 처음 모습을 드러낸다. 매기 역시 무어라 표현할 수 없는 신비한 매력을 지닌 세스에게 호감을 가진다.

세스는 그 후에도 사랑하는 매기 앞에 종종 나타나지만 자기의 정체를 궁금해 하는 매기에게 모든 것을 다 말해 줄 수는 없었다. 이 때문에 사는 곳은 어디며 직업이 무엇인지에서부터 심지어 성이 무엇인지조차 가르쳐 주지 않는 세스에게 매기는 궁금증만 더해 간다. 매기는 그녀의 직장 동료 중의 하나인 같은 흉부외과의사 조던과 동거 중에 있는 상태였으나 그럼에도 불구하고 세스에게 점점 마음을 빼앗겨 가는 자신을 발견한다.

그런 가운데 어느 날 세스는 매기의 환자 중에서 자신을 의도적으로 드러내지 않았는데도 자신의 존재를 알아보는 사람을 만나게 된다. 그는 며칠 전에 매기에게서 심장판막 수술을 받은 환자로 사실은 과거 세스처럼 천사였던 나타니엘 메신저(데니스 프란츠 분)라는 사람이었다. 그는 감정을 느끼는 인간이 되고 싶어 천사의 신분을 버리고 스스로의 의지로 인간이 되었던 것이다. 나타니엘은 세스에게 천사도 진정한 자신의 의지로 원한다면 지상으로 떨어지는 의식을 통해서 인간이 될 수 있다고 알려 준다.

한편 매기는 한 파티에서 세스가 아이와 함께 찍은 사진에서 그의 모습이 사진에 보이지 않은 것을 보고 놀란다. 그리고 그날 저녁 세스가 부엌칼에 손이 베였음에도 불구하고 아무런 상처도 나지 않는 것을 보고 본격적으로 이상한 점을 느끼고 세스에게 자기 곁에서 사라지라고 고함을 친다. 그러나 그렇게 헤어지고도 그녀의 세스에 대한 사랑의 감정은 점점 커진다. 그리고 마침내 나타니엘을 통해서 세스의 진정한 정체에 대해 완전히 파악하게 된다.

그러던 중 조던이 매기에게 정식으로 청혼한다. 그는 로스앤젤레스 근처의 호수마을 타호로 같이 가서 휴식을 취하면서 결혼을 하자고 하지만 매기는 쉽게 결정을 하지 못한다.

세스는 마침내 매기에 대한 사랑을 실현하기 위해 한 고층건물 옥상에서 떨어지는 의식을 통해 평범한 인간이 된다. 그에게는 천사로서의 영원한 삶에 대한 포기조차도 매기를 위해서라면 전혀 중요하지 않았던 것이다.

그는 우여곡절 끝에 조던과 함께 타호로 떠난 매기를 좇아간다. 조던과는 결국 결혼할 수 없었던 매기를 만난 그는 그의 심정을 고백한다. 그리고 그날 저녁 그들은 한몸이 된다.

이제 그들의 앞날에는 어떤 운명이 기다리고 있을까?.

최근 수년간 방영된 국내 의학드라마에서의 수술 장면들은 과거에 비해 비교가 되지 않을 정도로 사실에 가깝게 묘사되고 있다. 이는 실제 현장의 외과의사들의 자문을 받아 가며 보다 현실감 있는 화면을 시청자들에게 제공하려는 제작진들의 부단한 노력의 결과로 생각된다. 그러나 이런 노력에도 불구하고 수술이라는 전문 영역의 특성상 모든 장면들을 빈틈없이 표현하기는 어려운 것도 사실이다.

이런 측면에서 볼 때 영화 '시티오브엔젤'에서의 심장수술 장면은 그 묘사의 정확도에서 상당한 평가를 받을 만하다. 영화의 도입부에서 그려지는 심장외과의사 매기 라이스의 심장수술 즉 개심술(開心術, open heart surgery) 장면은 매우 세밀한 부분까지 잘 그려지고 있다.

우선 다른 영화의 심장수술 장면에서 흔히 간과되는 인공심폐기(人工心肺器, heart-lung machine)에 대한 묘사나 수술실의 전반적인 풍경들이 실제 상황에 크게 어긋나지 않으며 자연스럽게 표현되고 있다.

여기에다 심장수술 시 환자의 체온을 낮추기 위해 심장 주위에 얼음을 넣은 것을 표현하기 위해 집도의의 수술 장갑에 얼음이 묻어 있는 것을 보여 준다든지(사진 1), 봉합사를 묶을 때 실이 잘 미끄러지게 하기 위해 옆에서 물을 뿌려주는 장면 등은 실제 수술 상황과 일치하는 매우 세밀하면서 정확한 묘사다(사진 2).

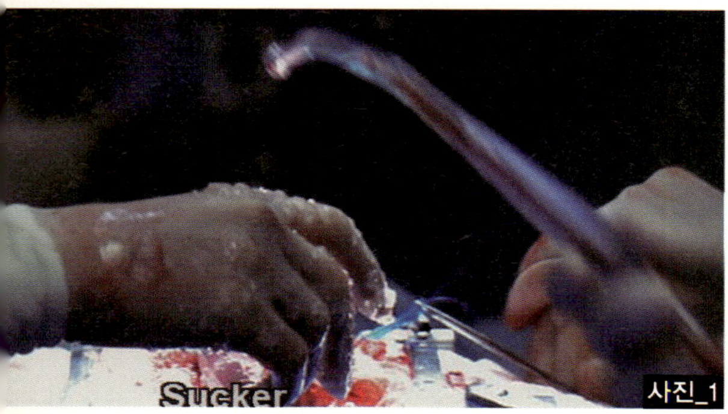

사진_1

그리고 수술의 주요 과정이 끝나고 집도의 매기 라이스가 수술장을 나간 뒤 조수들이 환자의 가슴을 닫고 있는 도중에 환자의 심장 상태가 나빠지는 장면이 나온다. 이때 환자를 소생시키

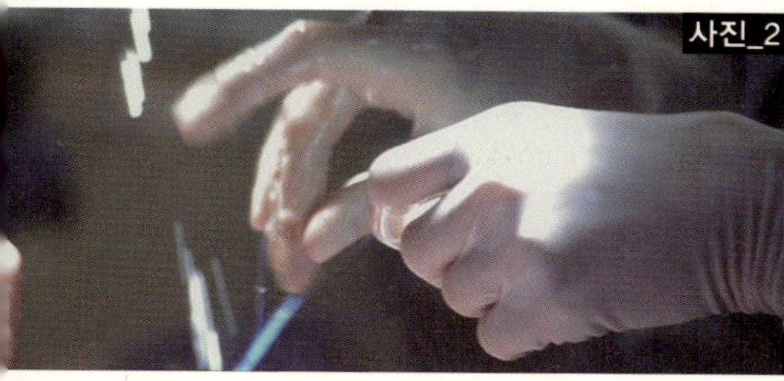

사진_2

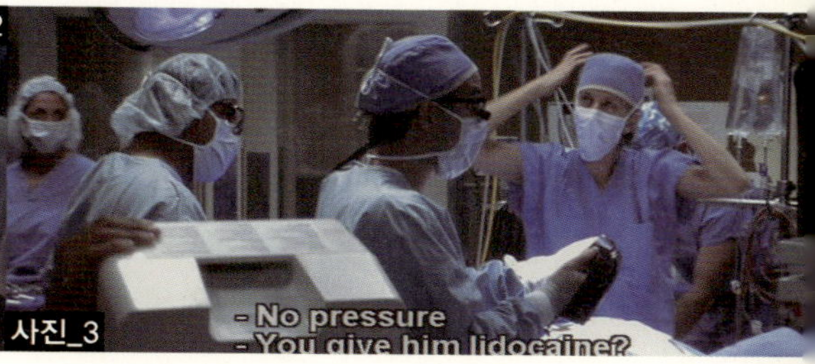

사진_3

기 위해 벌어지는 일련의 시술 과정 역시 현장감 있게 매우 잘 표현되고 있다. 즉 다시 호출되어 들어 온 매기가 먼저 투약을 지시한 뒤 환자의 반응이 없자(사진 3) 즉시 손을 닦고 다시 수술대에 서면서 심장수술에 필요한 인공심폐기를 재가동할 준비를 시키는 장면이라든지, 이어서 벌어지는 전기충격 즉 제세동(除細動, defibrillation) 장면(사진 4), 직접 심장마사지 장면(사진 5) 등도 매우 사실감이 있다.

또 환자의 심정지로 모니터 알람 장치의 경보음이 요란스럽게 계속 울리자 신경질적으로 소리를 끄라고 소리치는 장면도 현장감이 있다.

여기서 매기가 환자를 소생시키기 위해 최후의 수단으로 시행하는 직접 심장마사지는 일반적인 응급소생술에서 보는 가슴 밖에서 손으로 누르는 외부 심장마사지와 달리 심장을 손으로 직접 잡고 짜듯이 심장을 마사지하는 방법을 말한다. 이는 흉부외과의사가 아니고는 그 어떤 의사도

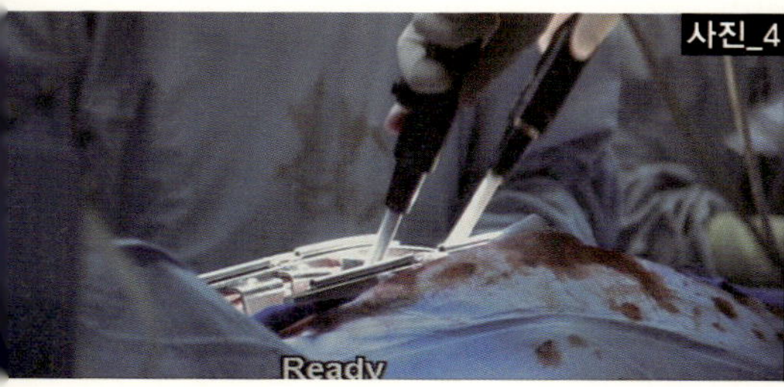

사진_4

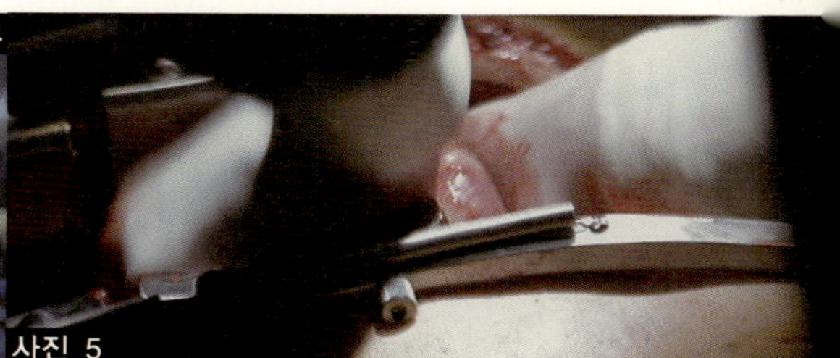

사진_5

일생 동안 경험해 볼 수 없는 대단한 응급소생술로 영화에서 그 정황이 잘 묘사되고 있다.

결국 모든 노력에도 불구하고 환자가 사망하자 심한 자책감에 시달리는 매기의 모습 역시 이런 경우 볼 수 있는 전형적인 흉부외과의사의 모습이기도 하다.

심장수술의 실제 장면 분위기를 가감 없이 비교적 정확하게 보기를 원하는 사람들에게는 이 영화를 추천하고 싶다.

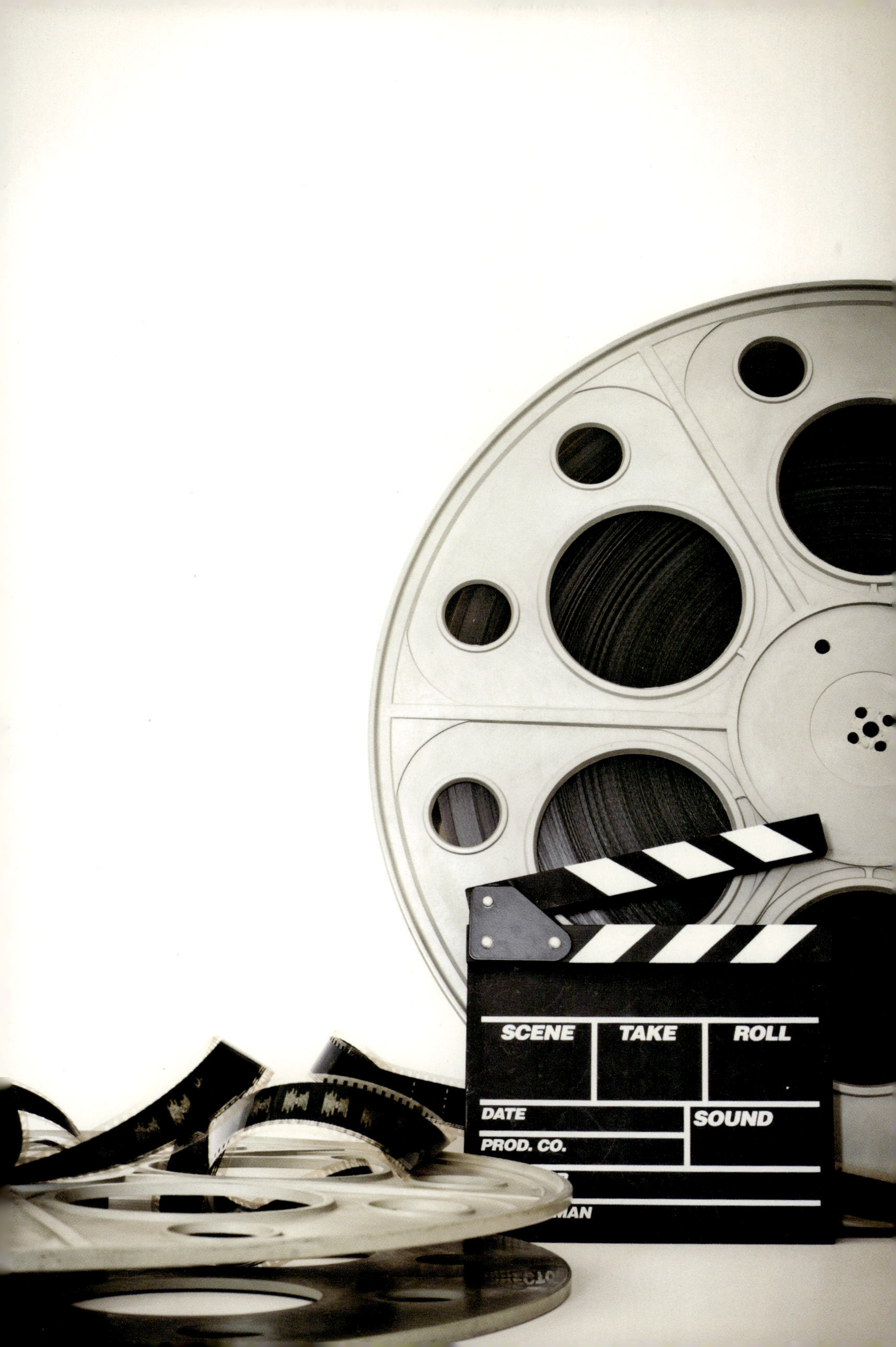
SCENE
TAKE
ROLL
DATE
SOUND
PROD. CO.

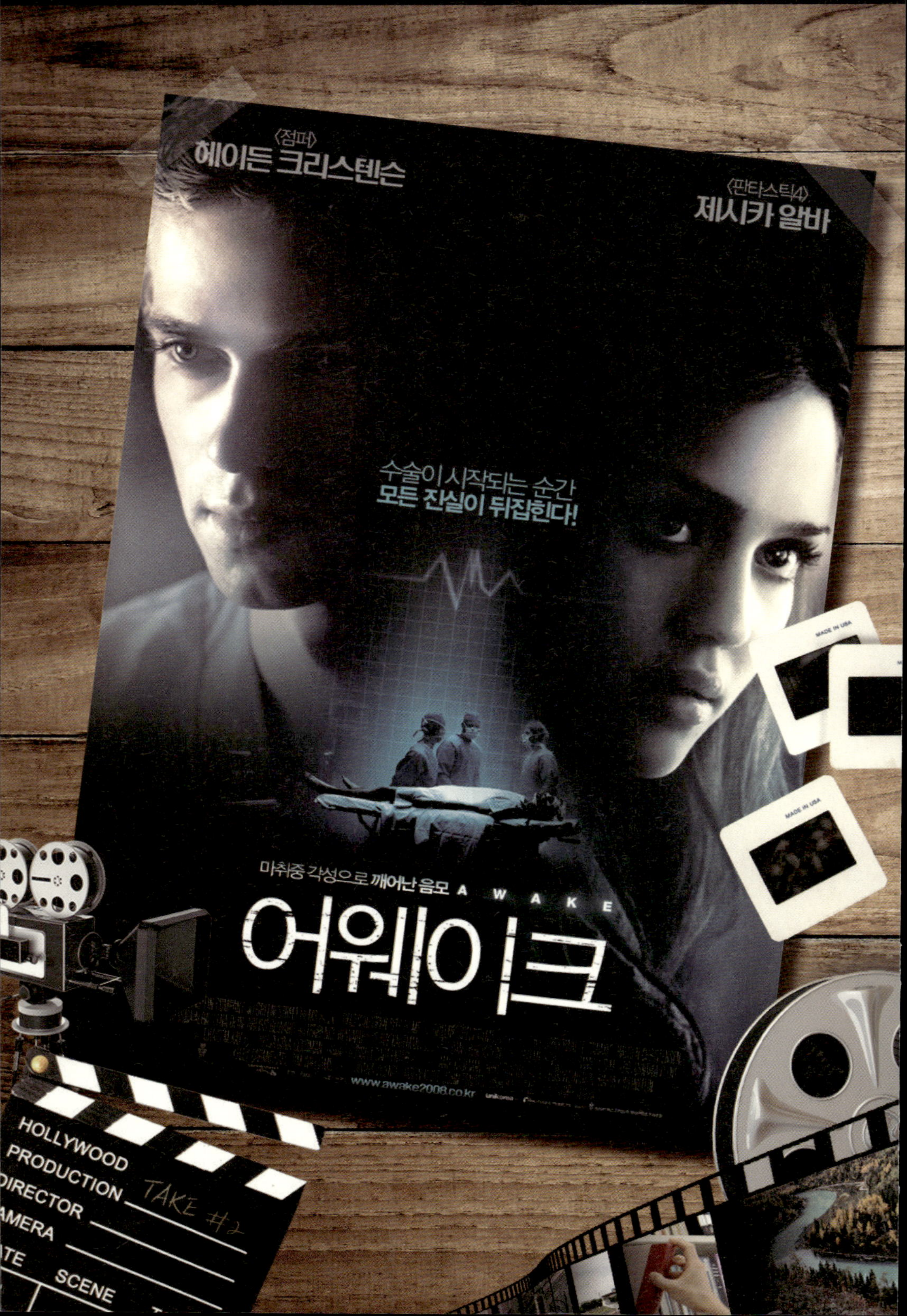
〈점퍼〉
헤이든 크리스텐슨
〈판타스틱4〉
제시카 알바
수술이 시작되는 순간
모든 진실이 뒤집힌다!
마취중 각성으로 깨어난 음모 AWAKE
어웨이크
www.awake2008.co.kr
HOLLYWOOD
PRODUCTION
DIRECTOR
TAKE #2
SCENE

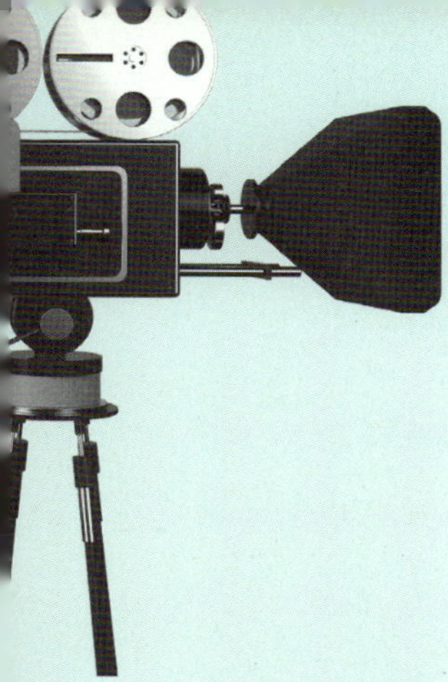

Story_**05**

〈어웨이크〉와 심장이식 그리고 마취 중 각성

조비 해롤드(Joby Harold) 감독의 2007년 작품으로 국내에는 2008년 3월에 개봉되었다. 이 영화는 심장이식 동안 '마취 중 각성(anesthesia awareness)'이라는 비교적 흥미 있는 주제를 다루었지만 전반적으로 좋은 평을 받지는 못하였다. 특히 많은 부분에서 의학적 오류가 있다는 비판이 컸다.

클레이(헤이든 크리스텐슨 분)는 미국 뉴욕의 대부호다. 그는 비록 젊은 나이지만 부친이 불의의 사고(실제는 술주정을 부리다 어머니에 의해 실수로 집 난간에서 떨어져 죽음)로 돌아가자 막대한 재산을 이어받게 된다.

그런 클레이지만 그는 어머니의 비서인 가난한 샘(제시카 알바 분)과 몰래 동거를 하고 있다. 심한 심근병증(cardiomyopathy)을 앓고 있는 클레이는 심장을 이식을 받아야만 살 수 있기 때문에 이를 위해 O(−)형의 공여심장을 기다리고 있는 상태다.

그런데 그는 어머니의 반대에도 불구하고 여러 건의 의료소송으로 궁지에 몰려있는 심장외과의사인 친구 잭(테렌스 하워드 분)에게 수술을 받기로 결정한다. 어머니는 자기와 각별한 관계에 있으면서 관련 참고서를 집필할 정도로 심장이식의 권위인 닥터 네이어(알리스 하워드 분)에게 수술받기를 강력히 희망하지만 소용이 없다.

클레이는 가정환경의 차이에 관계없이 샘을 진정으로 사랑한다. 그들은 어느 날 몰래 결혼식을 올리는데, 그 날 저녁 클레이는 기다리던 공여심장이 나타났다는 반가운 연락을 받는다.

마침내 클레이는 잭의 집도하에 심장이식 수술을 받게 된다. 그러나 그는 수술 도중 이른바 '마취중 각성'이라는 끔직한 경험을 하게 된다. 즉 수술 도중 의식이 명료한 상태에서 극심한 육체적 고통을 그대로 느끼게 된 것이다. 그런데 더 기가 막힌 것은 수술장에서 잭과 의료진들의 대화를 통해 그에 대한 충격적인 음모에 대해 알게 된 것이다. 알고 보니 그의 수술에 관련된 모든 일이 사실은 잭과 샘이 공모하여 그의 생명과 돈을 노린 계획이었던 것이다. 이를 알아챈 클레이는 조용히 눈물을 흘리지만 의식만 있을 뿐 몸을 움직일 수 없는 그로서는 달리 방도가 없었다.

이윽고 샘이 준비한 아드리아마이신(심장에 치명적인 주사약)을 잭이 클레이의 심장에 다량 주입하자 심장은 곧 박동을 멈추고 정지 상태(의학적으로는 심실세동 상태)에 들어간다. 뒤늦게 잭이 심장 박동 재개를 위해 응급소생술(제세동)을 시도하지만 효과가 있을 리가 없었다.

수술장 밖에서 대기하고 있던 클레이의 어머니는 가망이 없다는 의료진의 통고에 넋을 잃는다. 그러나 곧 현재 클레이의 생명은 인공심폐기

(人工心肺器, Heart-Lung Machine)에 의해 유지되고 있기 때문에 아직 완전한 사망 상태는 아니라는 것을 알게 된다.

순간 그녀는 새로운 공여심장만 있으면 아직은 가능성이 있다고 생각하고, 아들을 위해 자기를 희생하기로 결심한다. 닥터 네이어는 즉시 수술 준비를 하고 스스로 죽음을 선택한 그녀의 심장을 적출한 뒤 클레이에게 재이식 수술을 시행한다.

과연 잭과 샘의 음모의 종말은?

이 영화는 마취 중 각성을 주제로 한 영화이지만 수술 대상은 심장이식을 다루고 있다. 그런데 이 영화는 흥미 있는 주제에도 불구하고 앞서 말한 대로 수술장을 중심으로 한 의학연출에 많은 허점들을 보이고 있다.

우선 주인공 클레이의 경우 심장이식을 절실히 기다리고 있는 말기 심장질환 환자로는 지나치게 건강한 모습을 유지하고 있다. 심장이식 대상자의 경우 공여심장이 나타나지 않으면 대개 3년 내에 사망한다는 국내의 통계를 보더라도 일반인과 거의 같은 외면적 건강 상태를 보이는 클레이의 모습은 아무래도 현실감이 떨어진다.

그리고 수술장 장면에서는 수술 내내 심장수술에 반드시 필요한 기계장치인 인공심폐기를 다루는 기사가 보이지 않는다든지, 그밖에 수술대의 모습, 모니터 숫자 등의 허점 등이 쉽게 눈에 띈다.

이를테면 마취의사가 클레이를 마취한 후 환자 상태가 좋다고 이야기할 때 모니터를 보면 심장 박동수가 30, 혈압은 17/16으로 그야말로 거의 사망 상태에 있는 것을 볼 수 있다(사진 1).

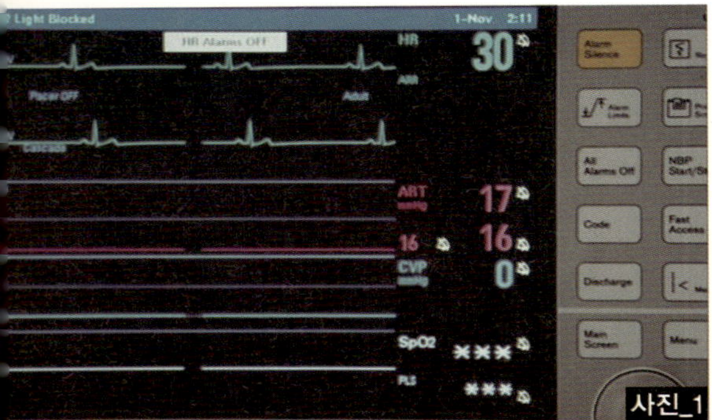

사진_1

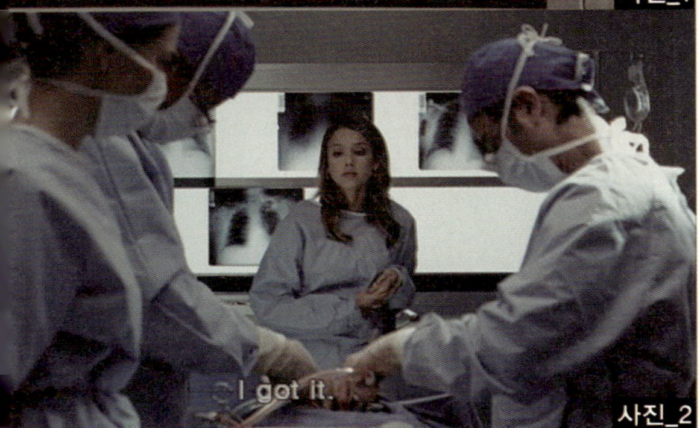

사진_2

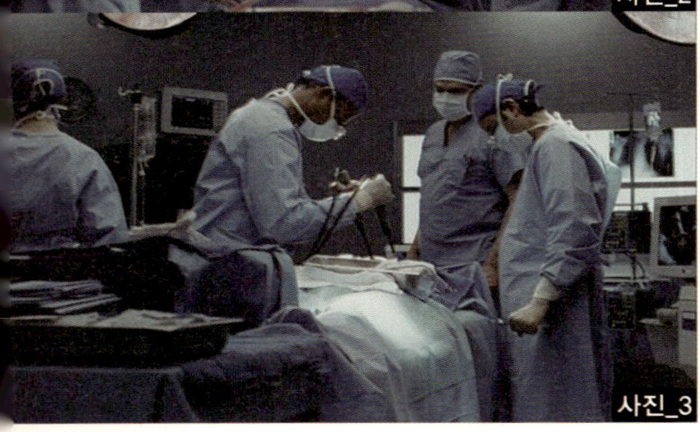
사진_3

또 샘이 아드리아마이신 주사를 잭에 건네줄 때 마스크나 수술 모자를 쓰지 않고 자유롭게 수술장에 출입하는 장면도 상식적으로 있을 수 없는 장면이다(사진 2). 아드리아마이신(Adriamycin)은 독소루비신(Doxorubicin)의 상품명으로 항암치료제의 일종이다. 특징적인 붉은 색깔을 띄고 있다. 아드리아마이신의 가장 치명적인 합병증이 용량이 과할 경우 심장 손상을 일으켜 사망에 이를 수 있는 것이다. 영화에서는 아드리아마이신의 이런 부작용을 이용하여 수술 중 클레이의 심장을 치명적으로 망가뜨리는 수단으로 사용하고 있다.

그리고 영화에서 클레이의 이식심장이 정지된 후 잭이 전기충격으로 이를 소생시키려는 장면이 나온다. 이때 앞에 선 조수가 팔을 아래쪽으로 떨어뜨리고 있는 모습이 보이는데 이는 수술을 잘 모르는 경우에나 할 수 있는 표현이다(사진 3). 수술장에서 외과의사들은 수술이 끝난 후가 아니면 어떤 경우에서도 감염 방지를 위해 손을 아래로 내리지는 않는다.

그리고 아들을 위해 방금 사망한 어머니의 심장을 그 현장에서 바로 적출하여 심장이식수술을 한다는 설정은 의료 현장에 대한 지식이 조금이라도 있는 사람이라면 얼마나 황당한 설정인가를 곧 알 수 있는 오류라고 하겠다.

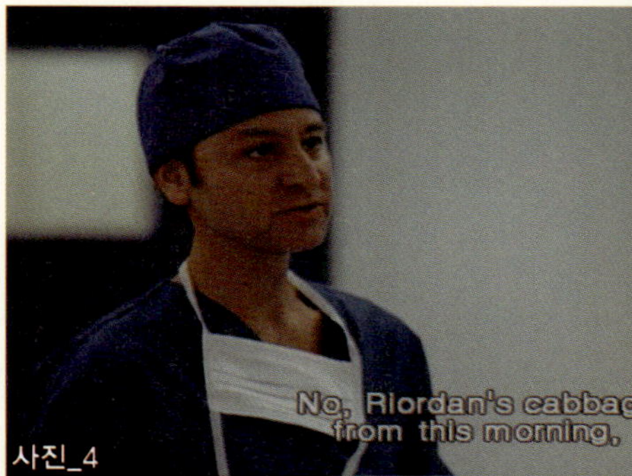

사진_4

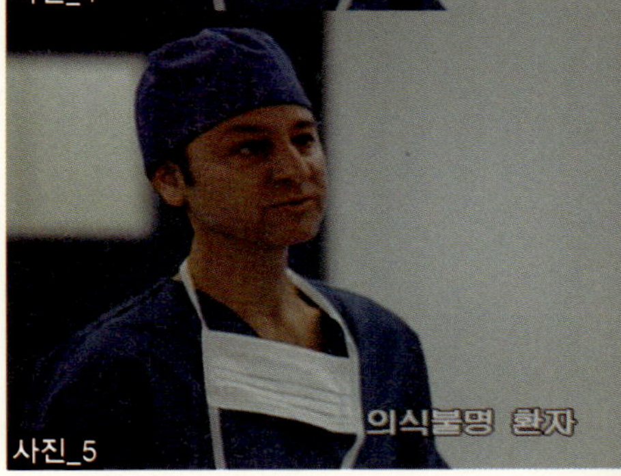

사진_5

그리고 이 영화에서 빼놓을 수 없는 재미있는 부분 하나는 잭의 조수 외과의사가 중환자실에 있는 환자에 관해 이야기하면서 'CABG'를 받은 환자라고 말하는 장면이다. 이 단어는 관상동맥우회이식술(Coronary Artery Bypass Grafting)의 약자로 임상에서는 '캐비지'라고 발음하고 있다. 그런데 이 영화의 영어 자막을 담당한 사람이 이 캐비지라는 의학용어를 알지 못해 그만 'cabbage'라고 엉뚱한 자막이 나오게 한 것이다(사진 4). 더욱 재미있는 것은 이를 한글 자막으로 만든 사람은 스스로도 혼란스러웠는지 이를 '의식불명'으로 번역한 점이다(사진 5).

마지막으로 이 영화의 주제라고도 할 수 있는 마취 중 각성에 대한 언급이 없을 수 없다. 영화가 시작하면서 해마다 21,000,000건의 전신마취 수술이 이루어지는 가운데 약 30,000명이 마취 중 각성을 경험한다는 설명이 나온다. 이는 미국의 통계로 매년 20,000,000 마취 중 20,000~40,000명 즉 0.1~0.2%에서 마취중 각성이 생긴다는 한 논문의 결과를 인용한 것으로 생각된다(Sebel PS: The incidence of awareness during anesthesia: A multicenter United States study. Anesth Analg 2004;99:833-9).

이와 연관하여 마취 중 각성이 발생하는 경우 42%에서 수술 중 통증을 경험하며 70%에서는 정신 증상이 남는다는 보고도 있다. 그러나 마취 중 각성의 진정한 실체와 현황에 관해서는 여전히 논란이 많다.

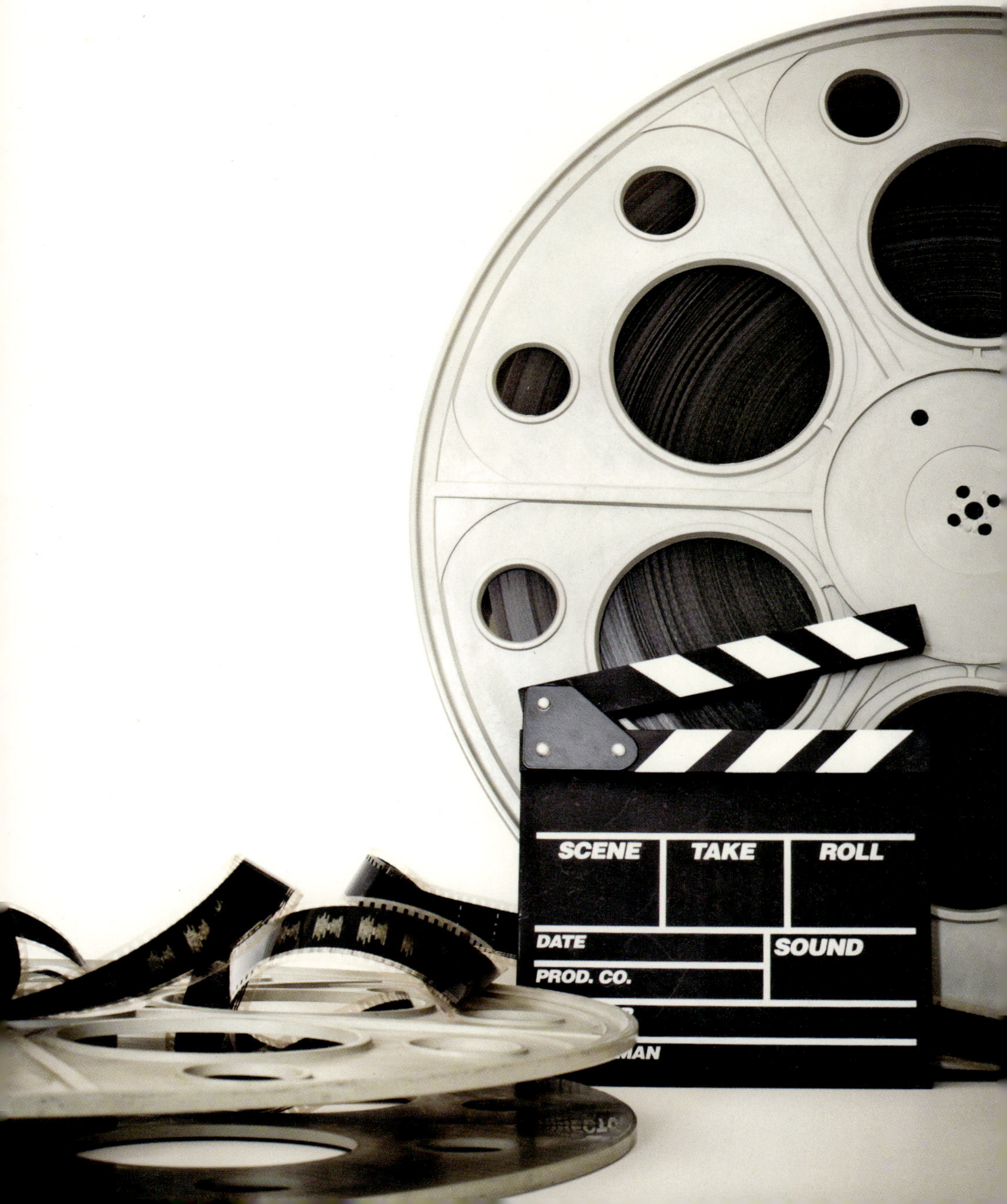
SCENE
TAKE
ROLL
DATE
SOUND
PROD. CO.

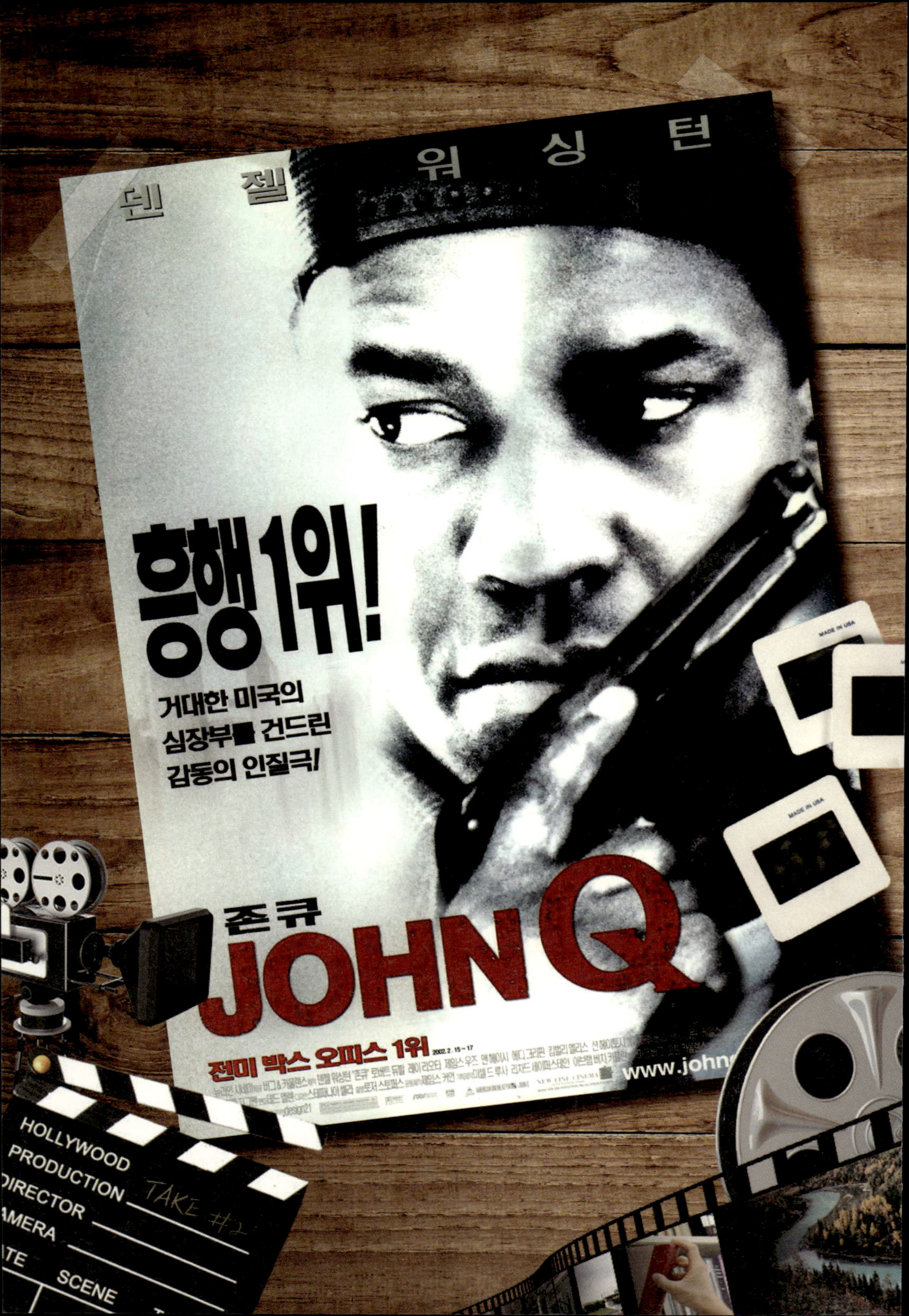
덴 젤 워 싱 턴
흥행1위!
거대한 미국의
심장부를 건드린
감동의 인질극!
존 큐
JOHN Q
전미 박스 오피스 1위
2002.2.15~17
HOLLYWOOD
PRODUCTION
DIRECTOR
TAKE #2
SCENE

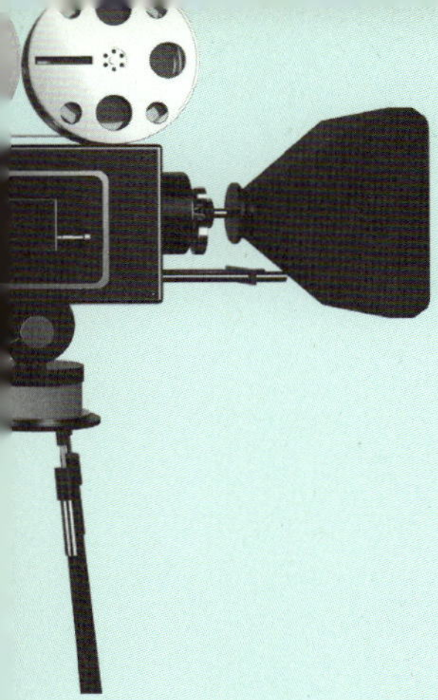

Story_06
〈존 큐〉와 심장이식

영화 '존 큐, John Q'는 닉 카사베츠 감독의 2002년도 작품이다. 우리나라에서는 거의 알려지지 않은 카사베츠 감독의 세 번째 영화로 미국 의료보험제도의 문제점을 심장이식 수술이라는 과정을 통해 파헤치는 내용이다. 흥행 성적이나 평에서 큰 반응을 얻지는 못하였다.

미국의 평범한 시민 존 퀸시 아치볼드(던젤 위싱톤 분) 즉 존 큐는 실직 상태로 겨우 임시직 노동자로 일하고 있다. 경제적으로는 매우 힘들 수밖에 없다. 그러나 사랑하는 아내 데니스(킴벌리 엘리스 분)와 초등학교에 다니는 프로레슬링을 좋아하는 귀여운 아들 마이크와 함께 단란한 가정을 이루고 있다.

어느 날 아들 마이크는 존 큐 부부가 지켜보는 가운데 야구 시합을 하다. 갑자기 쓰러져 병원으로 실려 간다. 정밀 검사 결과 병원의 심장외과 전문의 레이몬드 터너(제임스 우즈 분)로부터 말기심장병으로 당장 심장이식 수술을 하지 않으면 앞으로 살날이 얼마 남지 않았다는 이야기를 듣는다.

그런데 문제는 엄청난 수술비용이었다. 믿고 있던 의료보험은 존이 정규직을 잃으면서 약관 변경 사유가 생겨 심장이식 같은 고비용 수술은 적용 대상이 되지 않는다는 사실을 뒤늦게 알게 된다. 병원의 원무과장은 의료보험의 보장이 없이는 마이크를 심장이식 대기자 명단에 올려 수술을 진행하는 것이 불가능함을 통보한다.

그때부터 존 큐 부부는 아들의 수술비용을 구하기 위해 갖은 방법을 동원하여 노력을 다한다. 그러나 수술비용을 충당하기에 충분한 돈을 모으기에는 역부족이었다.

마침내 존 큐의 아내 데니스는 병원으로부터 돈이 마련되지 않으면 아이를 당장 퇴원시켜야 된다는 통고를 받는다. 데니스는 전화로 존 큐에게 절박한 사정을 이야기하면서 당장 무슨 방법이라도 강구하라고 호소 반, 역정 반의 어조로 말한다.

결국 존 큐가 결심한 것은 병원에서 총으로 인질극을 벌여 협상 대상으로 자기 아들을 수술 대상으로 등록시키는 것이었다.

이후 존 큐가 닥터 터너를 총으로 위협하는 것을 시작으로, 응급실을 무대로 관련 의료진과 환자들을 인질로 잡으면서 복잡한 상황이 전개되기 시작한다. 경찰은 즉각 응급실 부위를 폐쇄시키는 동시에 인질의 피해를 최소화하기 위해 노력한다. 경찰의 현장책임자인 고령의 프랭크 그라임(로버트 듀발 분)은 오랜 경험을 통한 노련함과 인간미로 존과 대화를 계속해 나가나 여러 가지 변수 때문에 우여곡절을 겪는다.

한편 인질 사태에 대한 방송국 간의 취재 경쟁이 벌어지면서 인질 현장인 응급실 상황이 TV 방송을 통해 외부로 그대로 노출되는 일이 생긴다.

이 때문에 존 큐와 아들 간의 인간적인 대화가 전파를 타게 되면서, 존 큐의 절박한 심정을 이해하게 된 인근 주민들의 성원이 이어진다.

그런 와중에 존 큐는 병상에 있는 아들의 생명이 얼마 남지 않았다는 것을 알게 된다. 마지막 수단으로 존 큐는 심장이식을 위한 공여심장 확보를 위해 자신이 자살하여 심장제공자가 되겠다는 의사를 밝힌다. 닥터 터너는 처음에는 의료 윤리에 어긋나는 일이라고 강력히 거부하나 결국 어쩔 수없이 존이 자살을 한 후에 그 심장을 이용하여 아들 마이크의 심장이식수술을 해 줄 것에 동의한다.

과연 존 큐의 운명은?

이 영화는 미국 의료보험 제도의 문제점을 심장이식수술이라는 대상을 통해 고발하는 내용이다. 의료보험 문제는 이 책의 주제가 아니기 때문에 자세한 언급은 하지 않겠지만 이 영화만 보더라도 환자의 입장에서는 우리나라 의료보험이 여러 가지 면에서 얼마나 유리한 제도인가를 느낄 수 있다.

영화에서 존의 아들 마이크는 선천성 심장질환으로 생긴 심근병 때문에 말기 심부전 상태가 되어 심장이식수술을 받아야 되는 것으로 설정되어 있다. 그런데 닥터 터너가 마이크의 상태를 존 큐 부부에게 설명하면서 마이크의 병은 중격결손(中隔缺損, septal defects)으로 이로 인해 심근병증이 생긴 것으로 이야기하는 장면이 나온다(사진 1). 중격결손이라는 선천성 심장병은 심장 내에서 좌심과 우심을 경계 짓는 중간 벽 즉 중격에 구멍(결손)이 나 있는 상태를 말한다. 여기에는 좌 · 우 심방 사

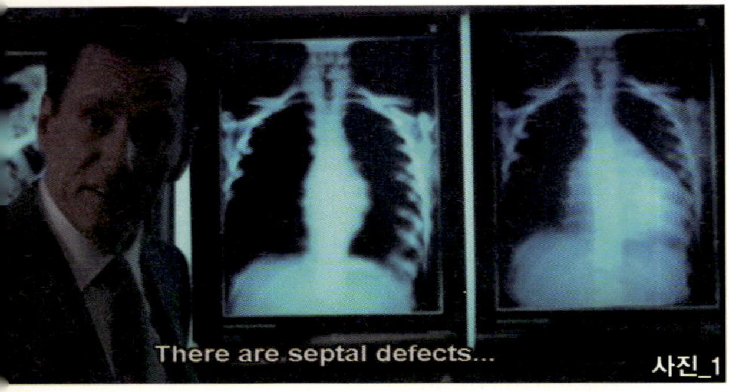

사진_1

이에 구멍이 생기는 심방중격결손과 좌, 우 심실 사이에 구멍이 생기는 심실중격결손의 두 종류가 있다. 두 종류 모두 가장 흔한 선천성 심장병에 속한다.

그런데 중격결손은 그 자체로는 심장이식수술의 대상이 되는 경우는 없다고 볼 수 있다. 심방중격결손은 비교적 증상이 심하지 않은 과정을 거친다. 큰 심실중격결손의 경우 치료를 하지 않고 내버려 두면 아이젠멩거 증후군이라는 심각한 합병증이 생길 수 있다. 그렇지만 이 경우에도 굳이 이식수술을 한다고 하더라도 심장과 폐를 동시에 이식하는 수술의 대상이지 영화에서처럼 심장이식의 대상은 되지 못한다. 다만 다른 복잡 심장기형에 중격결손이 합병된 경우라면 가능할 수도 있는데 영화에서의 이야기는 줄거리의 전개 편의상 너무 복잡한 의학적 이야기를 피하기 위한 한 방편으로 이해된다.

영화 〈존 큐〉에서는 주제의 전개상 의료보험에 관련된 내용이 주를 이루고 실제 마이크의 심장이식수술에 관한 장면은 영화 종반부에서 짧게 비친다.

그런데 별로 길지 않은 이 수술 장면에서 몇 가지 눈에 띄는 허점들이 관찰되고 있다.

먼저 수술대 장면에서 환자의 머리와 수술의사들 사이에 아무런 차단막이 없이 환자의 머리가 집도의 옆에 그대로 노출되고 있는 것이 보인다(사진 2). 이는 실제 수술 장면과는 매우 거리가 있는 장면으로 실제로는 차단막 때문에 마취과의사가 아닌 외과의사들은 차단막 위로 건너 보

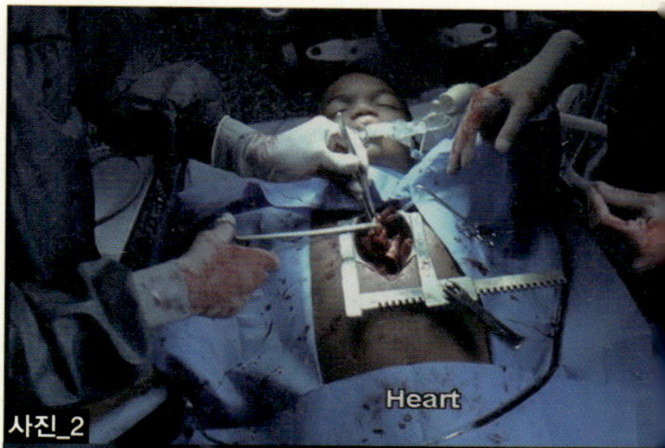

사진_2

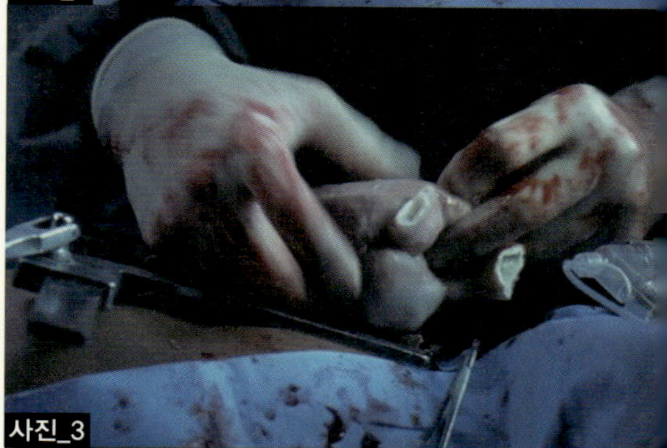
사진_3

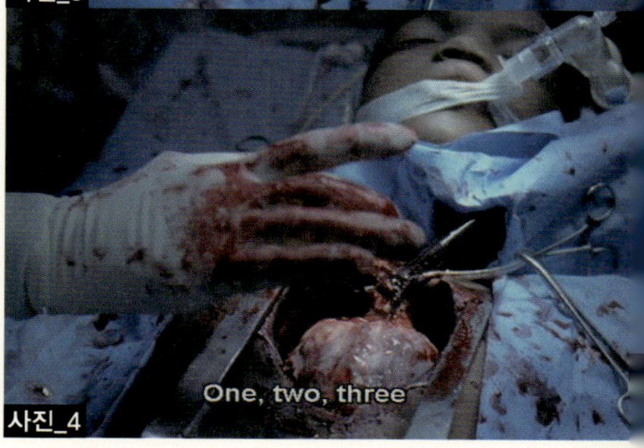

사진_4

지 않으면 수술 중에 환자 얼굴을 볼 수가 없다.

그 다음 수술대 설정의 결정적인 오류 장면은 집도의가 훤히 노출된 환자의 팔 바로 위쪽에서 팔에 붙어 수술을 하고 있는 부분이다(사진 2). 이 장면은 수술장에서의 소독 개념에 대해 조금의 상식을 가지고 있는 사람이라면 그냥 지나칠 수 없는 오류이다. 심지어 마취를 위해 환자의 입을 통해 기관에 삽관한 튜브가 외과의사의 수술 장갑에 거의 닿고 있는 모습도 관찰된다(사진 3).

또 하나 눈에 띄는 오류 하나는 집도의의 위치가 환자의 오른쪽인데 어떤 화면에서는 환자의 왼쪽에 있는 장면이 보이는 것이다.

마지막으로 잘못된 묘사라기보다는 재미있게 생각되는 장면 하나를 지적하고 싶다. 영화에서 공여심장을 이식하고 난 직후 닥터 터너가 심장을 가볍게 한 번 톡 쳐서 심장 박동을 재개시키는 장면이 나온다(사진 4). 물론 심장수술 후에는 대부분 혈류가 재개되는 순간 박동

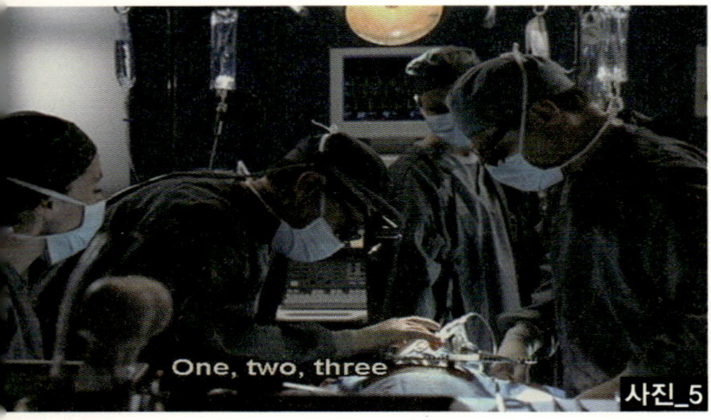

사진_5

이 시작되지만 간혹 그렇지 않은 경우에는 실제로도 심장 박동을 자극하기 위해 심장을 톡 치는 경우가 있기 때문이다. 그러나 이때도 모니터 화면의 심전도상에는 환자의 심장은 이미 정상 박동을 하고 있는 모순이 관찰된다(사진 5).

새삼 영화에서 의학적 전문 영역에 관해 정확하게 표현한다는 것이 얼마나 어려운 일일 것인가에 대해 생각하게 된다.

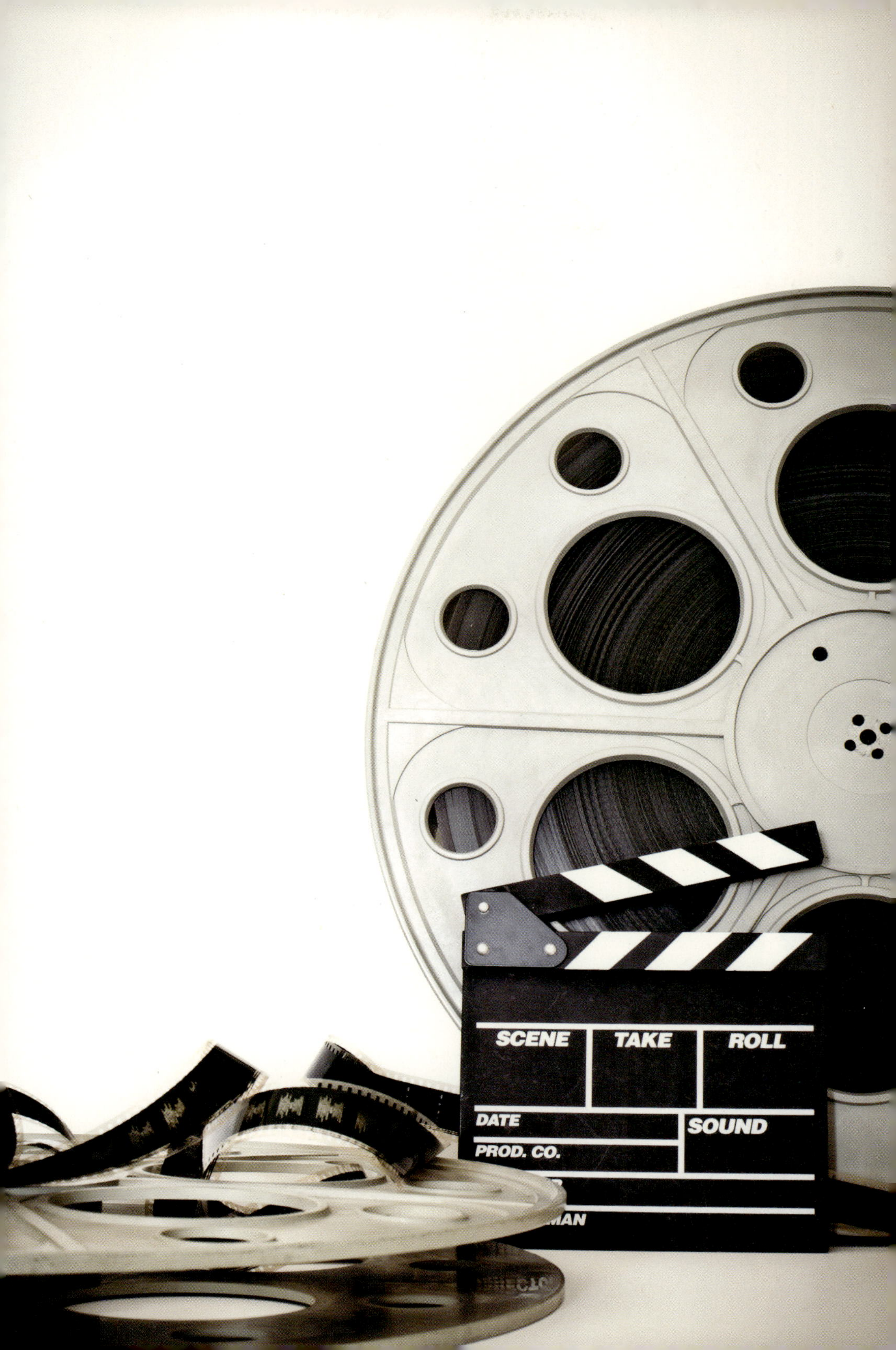
SCENE
TAKE
ROLL
DATE
SOUND
PROD. CO.

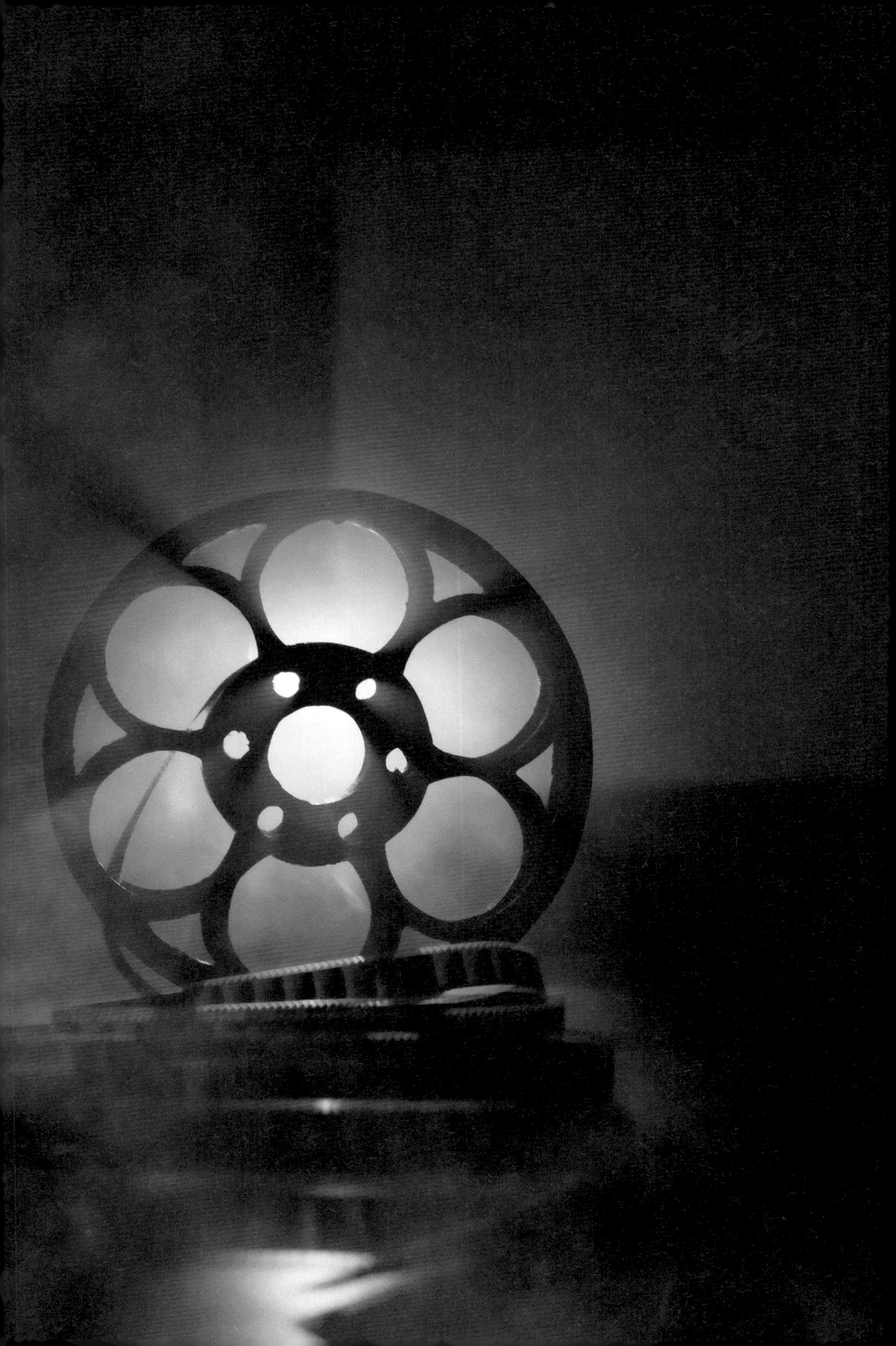

자발적 변화

It is not by spectacular achievements that man can be transformed,
but by will.
인간은 위대한 업적에 의해 변하는 것이 아니라 자신의 의지로 변한다.

헨리크 입센 Henrik Ibsen

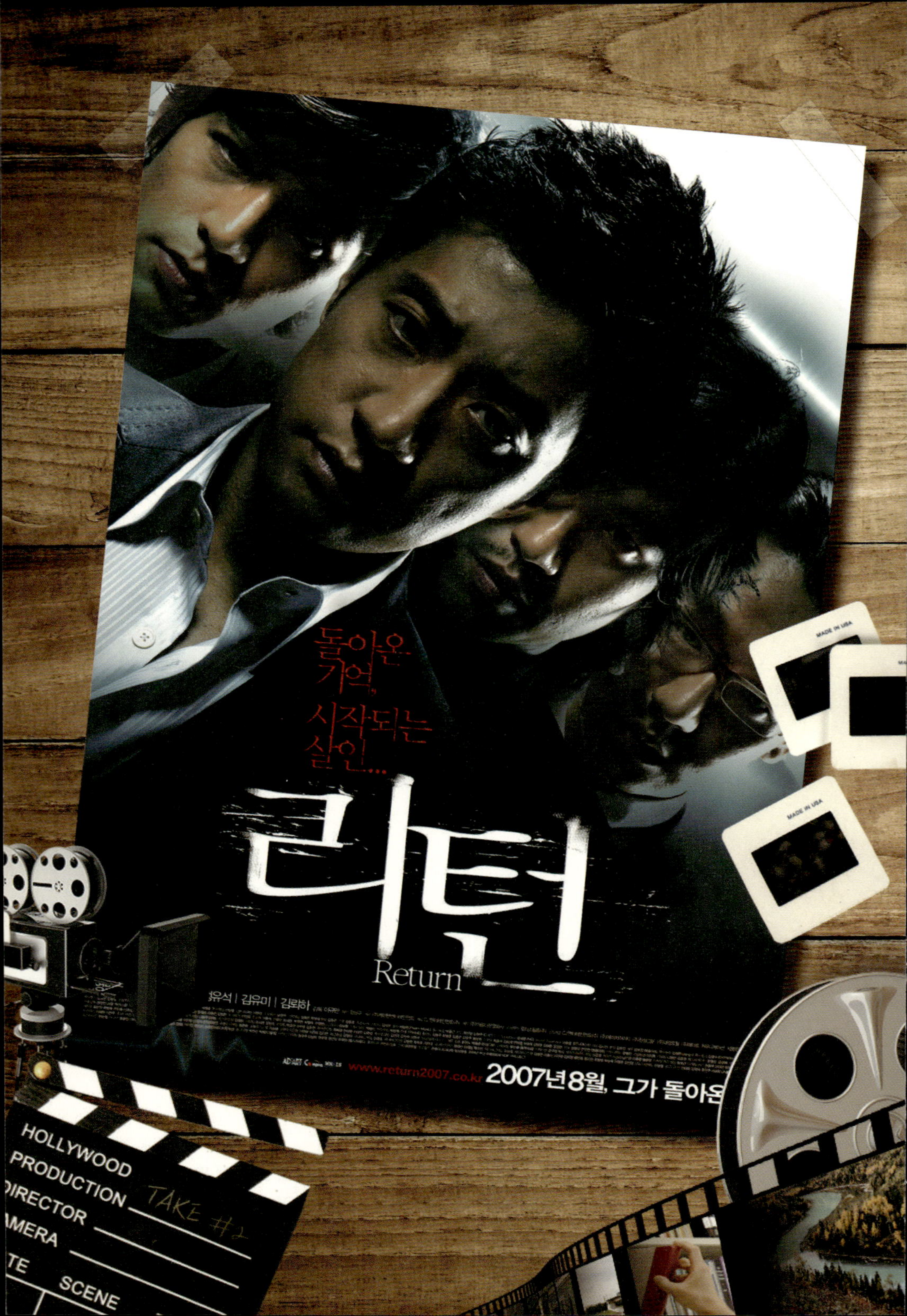
돌아온 기억,
시작되는 살인...
리턴
Return
김유미 | 김뢰하
www.return2007.co.kr
2007년8월, 그가 돌아
HOLLYWOOD
PRODUCTION
TAKE #2
SCENE

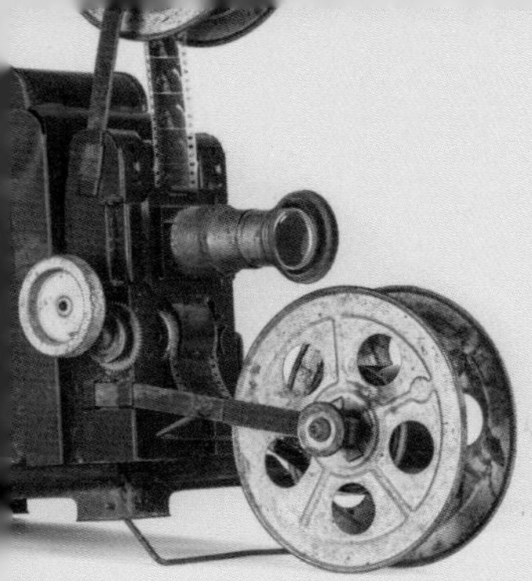

Story_07

〈리턴〉과 선천성 심장수술 그리고 마취 중 각성

영화 '리턴'은 이규만 감독의 2007년 작품으로 2008년 45회 대종상영화제에서 남우조연상(유준상)을 수상하였으며 후보음악상(최승현)에도 올랐다. 이 영화는 마취 중 각성을 주제로 한 의학드라마인데 역시 2007년 똑같은 주제로 미국에서 제작된 영화 '어웨이크(Awake)'와의 관계가 흥미롭다. 그러나 이 두 영화는 중심 주제만 같을 뿐 줄거리 등 모든 면에서 완전히 다른 영화다.

영화는 1982년 상록수병원이라는 한 지방 병원에서 진행된 심장수술에서부터 시작된다. 선천성 심장병으로 수술을 받게 된 10살 된 나상우는 이른바 '수술마취 중 각성'을 겪으면서 수술 내내 의식이 있는 상태에서 극심한 고통을 경험하게 된다. 수술 후 나상우는 그때의 기억으로 이상행동을 보이게 되나 어른들은 서둘러 상우의 아픈 기억을 봉인한다.

무대는 어느덧 2007년으로 바뀌고 엘리트 외과의사인 류재우(김영민 분)는 옛 친구 강욱환(유준상 분)의 갑작스러운 방문 이후 자신을 둘러싼 인물들이 의문의 죽음을 맞고 있음을 알게 된다.

이후 강욱환 이외에도 의료사고 문제로 그를 협박해 온 이명석, 그와 같은 병원에서 근무하는 친구인 마취과의사 장석호(정유석 분), 그리고 정신과 전문의 오치훈(김태우 분) 등이 여러 가지 상황에서 복잡하게 얽히면서 사건은 점점 미궁에 빠진다.

마침내 류재우는 계속되는 의문의 사건 중심에는 25년 전 '마취 중 각성'을 겪은 나상우가 연관되어 있음을 알게 된다.

이 와중에 그의 아내 희진(김유미 분)이 알 수 없는 일로 갑자기 심한 복통을 앓는다. 생명을 구하기 위해서는 시급히 응급 개복수술을 하지 않으면 안 되는 상황이다. 그런데 병원의 모든 정황은 그가 직접 수술을 할 수밖에 없게 만든다.

그러나 수술 중 마취과의사 장석호는 정신과의사 오치훈으로부터 최면 암시를 받는다. 결국 장석호는 근육이완제만 투여한 채 수술 중 환자의 고통을 잊게 하는 신경마취제 투약을 하지 않는다. 희진은 수술 중 말할 수 없는 엄청난 통증을 느끼게 되고 그 결과 그녀는 격심한 고통 속에서 통증으로 인한 쇽(shock)으로 숨지고 만다.

류재우는 수술장에서 그녀를 소생시키기 위해 온갖 노력을 다하지만 소용이 없다. 그는 자기 손으로 아내를 죽였다는 생각에 형언할 수 없는 아픔을 느끼고 오열한다. 그러던 중 그는 수술장 기록 비디오에서 수술 중에 수술대에 누워 있는 아내의 발바닥을 간질이고 있는 장석호를 발견하고는 이 모든 것이 그의 소행 때문이라고 생각한다.

과연 이 모든 사건을 그가 저지른 것일까? 아니면 또 다른 진범이 있는 것일까?

마취 중 각성을 다룬 이 영화에서는 처음 이에 대한 간략한 설명이 나온다. 즉 수술 중 각성은 〈전신마취 수술 시, 외형적으로는 정상적인 마취상태로 보이지만 환자 의식이 깨어나서 수술의 전 과정을 그대로 경험하는 현상〉이라고 설명한다. 그리고 〈수술 중 각성이 발생한 환자는 수술 중 고통을 고스란히 경험한다. 하지만 근이완제를 투여 받은 상태이므로 자신이 깨어있다는 것을 어떤 방식으로도 표현하지 못한다. 이런 끔찍한 경험은 당사자들에게 심각한 정신적 장애를 일으켜서 절반 이상이 '외상 후 스트레스장애(PTSD)'를 겪는다.〉라고 덧붙인다.

영화의 중심을 이루는 마취 중 각성이 일어나는 수술 장면은 두 부분으로 나누어진다.

첫 번째는 나상우가 선천성 심장병 수술을 받을 때 경험하는 부분이고 두 번째는 류재우가 집도하던 그의 아내의 복부수술 중에 일어난다. 흉부외과와 관련된 부분은 당연히 첫 번째인 심장수술 부분이다.

1982년 상록수병원이라는 가상의 지방병원이 그 무대인데 당시 나상우가 구체적으로 어떤 선천성 심장병을 가지고 있었느냐에 대해서는 특별한 설명은 없다. 어쨌든 영화에서 그려지고 있는 수술장의 전체적인 모습은 그 당시 있었음직한 수술장 분위기를 무난히 연출하고 있다고 볼 수 있다(사진 1).

그러나 세부적인 부분에 들어가서는 환자의 수술대가 지나치게 낮게 설정되어 있다든지 간호사의 수술 장갑이 지나치게 올라가 있다든지 하

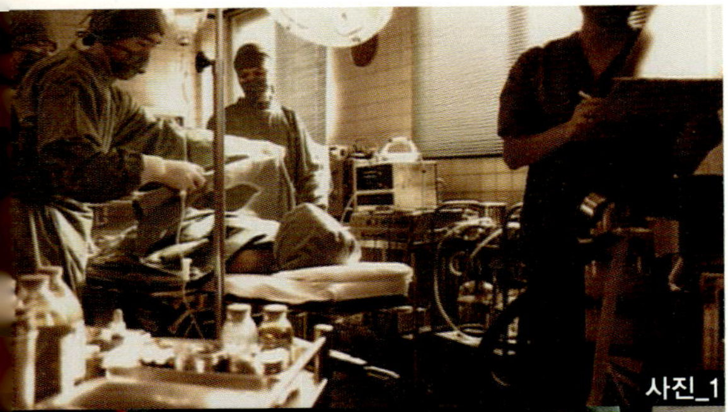
사진_1

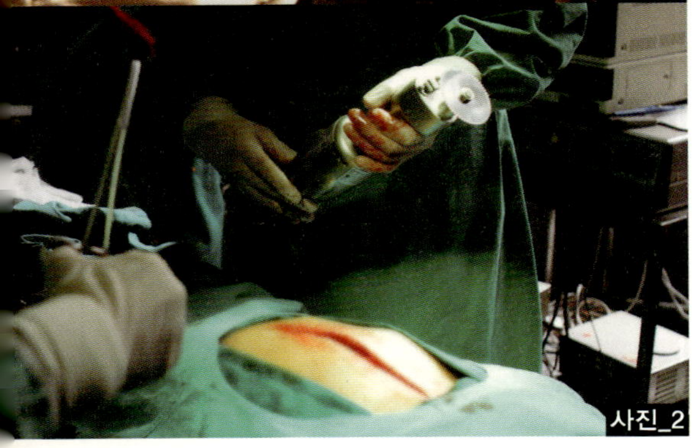
사진_2

는 허점 등이 쉽게 관찰된다.

그리고 흉골을 절개할 때 사용하는 전기톱이 실제 사용되었던 것에 비해 지나치게 크고 둔중한 느낌이 있다(사진 2). 이 전기톱은 영화에서 나상우가 수술 중 고통을 느끼는 장면을 가장 상징적으로 표현하는 데 사용되는 중요한 도구다. 따라서 아마 연출 목적상 보다 자극적인 분위기를 연출하기 위해 시각적으로 좀 더 강력한 느낌을 주는 전기톱을 사용하였을 것으로 생각된다.

어쨌든 일반적인 심장수술을 위해서는 가슴의 정중앙에 위치한 흉골(胸骨)의 절개가 필수적이다. 매우 단단한 이 뼈를 절개하기 위해서는 전기톱과 같은 강력한 도구가 필요할 수밖에 없는데, 실제 이를 사용하여 흉골을 절개하는 장면은 심장수술을 처음 목격하는 사람에게 강렬한 인상으로 다가오게 마련이다. 만일 그 누구라도 영화에서처럼 의식이 명료한 가운데서 전기톱이 돌아가는 소리와 함께 자신의 흉골이 절개되는 고통을 경험하게 된다면 심각한 '외상 후 스트레스 장애'를 면하기는 어려울 것이다. 다만 그러한 고통이 영화에서처럼 타인에 대한 무자비한 복수로 이어지는 것은 또 다른 문제가 될 것이다.

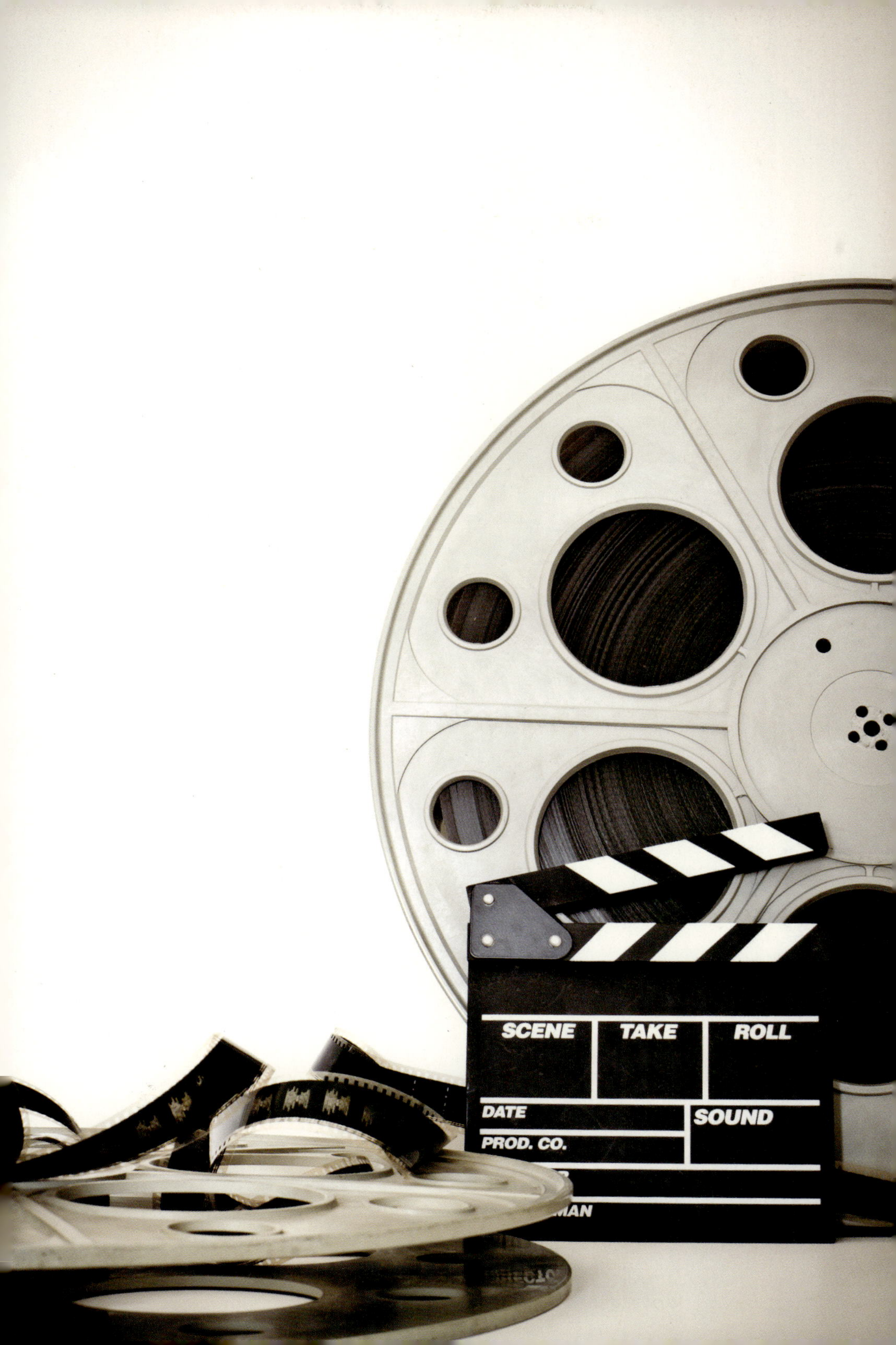
SCENE
TAKE
ROLL
DATE
SOUND
PROD. CO.

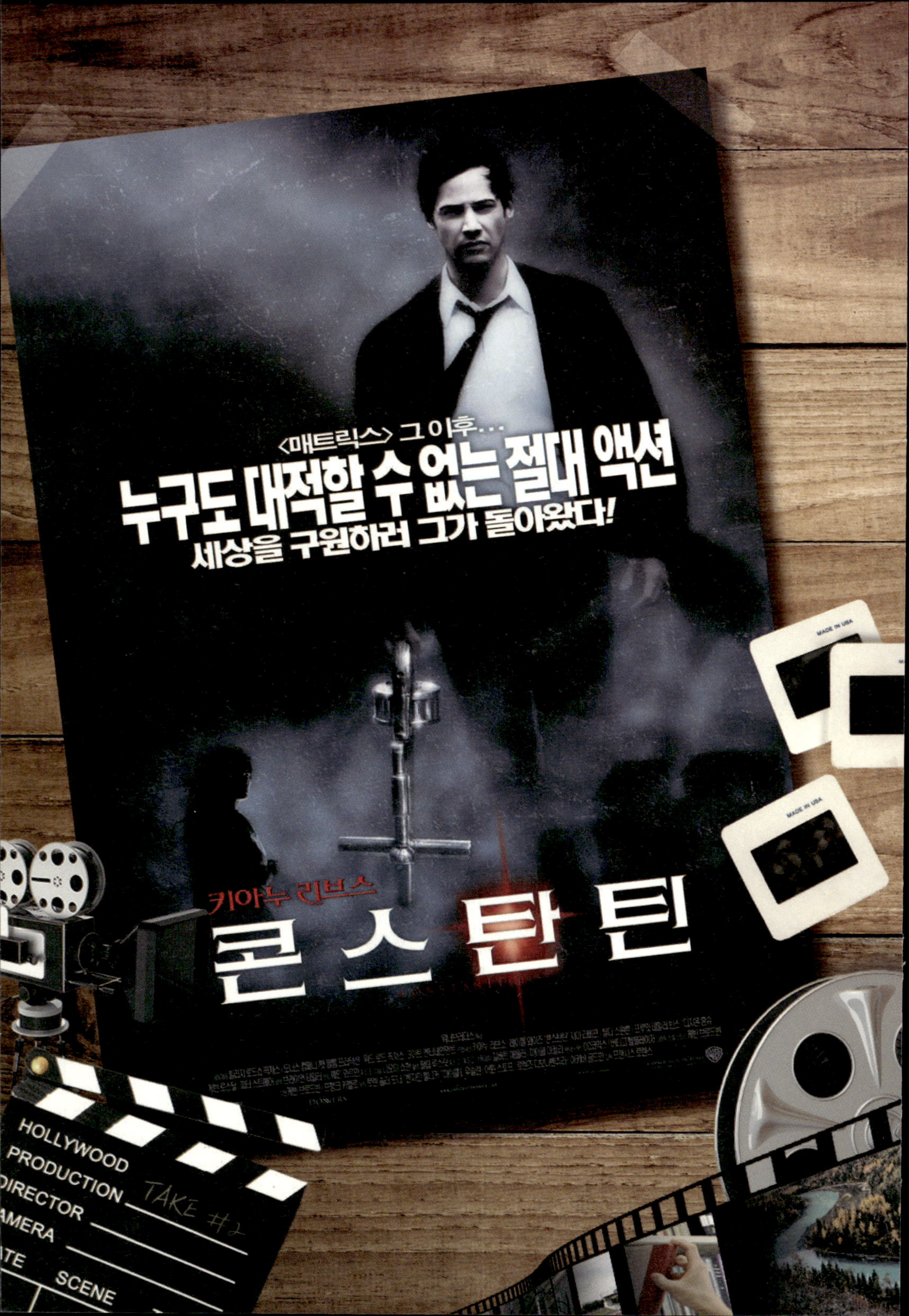

<매트릭스> 그 이후...
누구도 대적할 수 없는 절대 액션
세상을 구원하러 그가 돌아왔다!
키아누 리브스
콘스탄틴
MADE IN USA
MADE IN USA
HOLLYWOOD
PRODUCTION
DIRECTOR
TAKE #2
AMERA
ATE
SCENE

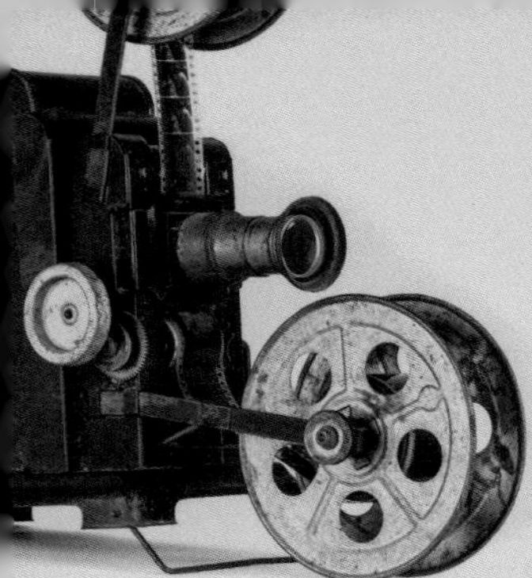

Story_08

〈콘스탄틴〉과 사탄의 폐암수술법

영화 콘스탄틴(Constantine)은 프랜시스 로렌스 감독의 1995년 작품으로, 멕시코의 한 폐허에서 한 남자가 우연히 2차 대전 후 독일군에 의해 실종되었던 숙명의 창(the spear of the destiny)을 발견하면서 시작된다. 이 창은 예수가 십자가에서 죽을 때 로마 병사가 사용하였던 것으로 예수의 피가 묻어 있어 이를 소지하는 자는 세계의 운명을 지배한다고 알려진 것이다. 아무튼 그 청년은 창을 손에 넣은 이후 차에 치여도 상처 하나 입지 않는 초능력을 얻게 되고, 어떤 힘에 이끌려 미국으로 향한다.

이어서 무대는 미국 로스앤젤레스로 바뀌면서 이야기는 두 남녀 주인공을 중심으로 전개된다. 존 콘스탄틴(키아누 리브스 분)은 인간의 형상을 한 혼혈 천사(half-angels)와 혼혈 악마(half-demons)를 구별해 낼 수 있는 30대 중반의 초능력자다. 어릴 때는 그 능력을 저주하여 스스로 자살까지 기도하였으나 지금은 그런 능력을 이용하여 규칙을 어긴 혼혈 악마들을 제거함으로써 구원을 받아 천국에 가고자 한다. 그러나 한편으로는 냉소적 성격에다 한시도 담배를 손에서 뗄 수 없는 체인 스모커로 이미 진행된 폐암 때문에 시한부 인생을 살고 있다.

어느 날 그는 그의 추종자인 청년 채즈(샤이아 라보프 분)와 함께 한 소녀의 집으로 가서 그녀의 몸에서 악령을 쫓아낸다. 그러나 보통 때와는 달리 악령이 사람의 몸 밖으로 탈출하여 인간세상으로 나오려고 하는 것을 발견하고는 그 이유에 대해 의아해 한다.

한편 안젤라 도슨(레이첼 와이즈 분)은 로스앤젤레스 경찰서의 민완 여형사다. 그런데 어느 날 그녀의 쌍둥이 여동생인 이사벨이 입원 중인 정신병원 건물 옥상에서 투신자살을 하는 사고가 발생한다. 이사벨 역시 어릴 때부터 콘스탄틴과 마찬가지로 혼혈 악마와 천사를 볼 수 있는 영적인 능력을 가지고 태어난 사람이었다. 안젤라는 이사벨이 자살할 이유가 없다며 확실한 정황에도 불구하고 애써 사실을 부인한다.

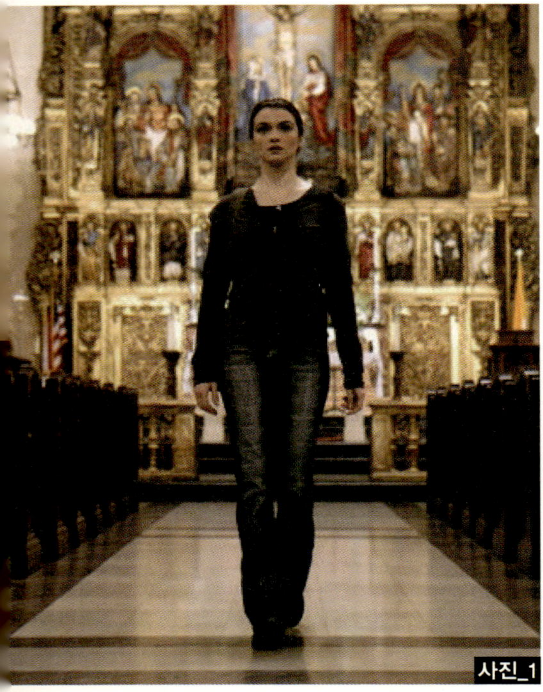

사진_1

콘스탄틴과 안젤라는 각자의 이유 때문에 우연히 한 성당을 동시에 찾아가게 된다. 안젤라는 신부에게 가톨릭 의식으로 이사벨의 장례를 치러 줄 것을 간곡히 부탁하나 자살을 했다는 이유 때문에 거절당한다(사진 1). 콘스탄틴은 성당에서 혼혈 천사인 가브리엘(틸다 스윈튼 분)을 만난다. 콘스탄틴은 가브리엘에게 악령을 많이 제거해 준 대가로 천당으로 가게 해 달라고 부탁한다. 그러나 가브리엘은 그에게 악령제거는 그 자신을 위한 것일 뿐이고 천당에 가기 위해서는 믿음과 자기희생이 필요하다며 그의 제의를 거절한다. 결국 콘스탄틴과 안젤라는 성당에서 각자 쓰라린 거절을 당한 채 문을 나선다.

그런데 콘스탄틴은 이번에는 밤거리에서 벌레 형상을 한 악마의 습격을 받고 가까스로 이를 물리친다. 그는 소녀의 몸에서 인간세계로 빠져나오려고 했던 악령의 경우를 포함하여 인간의 세상에 있어서는 안 되는 악마의 존재에 다시 한 번 난감해 한다. 일찍이 신과 사탄은 협정을 맺고 천사는 천국에 그리고 악마는 지옥에만 있도록 하였다. 인간세계에는 혼혈 천사와 혼혈 악마만이 존재하면서 각각 신과 사탄의 영향력을 간접적으로 행사할 뿐이었다.

그는 이유를 알고자 과거 악령 퇴마사로 일하다 지금은 혼혈 천사와 혼혈 악마들의 중립 지역인 술집을 운영하고 있는 미드나잇(디몬 하온수 분)을 찾아간다. 그러나 미드나잇은 지상에 혼혈이 아닌 완전한 악마가 나타나는 것은 있을 수 없는 일이라며 콘스탄틴의 이야기를 일축한다.

그날 저녁 콘스탄틴의 집으로 안젤라가 찾아온다. 그녀는 동생 이사벨이 악령 때문에 죽음으로 내몰린 것 같다며 그의 능력을 발휘하여 진상을 밝혀 주기를 간청한다. 콘스탄틴은 처음에는 그녀의 청을 거절하나 함께 악마의 습격을 당한 뒤 부탁을 들어주기로 한다. 그리고 주술을 통해 지옥으로 들어가서 이사벨을 만난 뒤 그녀가 자살을 한 것이 틀림없다고 안젤라에게 말해 준다.

그때 콘스탄틴의 퇴마사 동료인 헤네시 신부(프루이트 테일러 빈스 분)가 갑자기 정신 이상 증세를 보이다 손에 이상한 기호를 남긴 채 급성 알코올 중독으로 사망하는 사건이 발생한다. 이어서 콘스탄틴에게 악령에 대한 정보를 제공해 주던 친구도 의문의 살해를 당한다. 콘스탄틴은 이사벨의 죽음을 포함한 이 모든 사건의 배후에는 사탄의 아들 마몬이 개입되어 있다는 것을 알게 된다. 마몬은 사탄의 뜻을 어기고 지상에 나와 그만의 새로운 세계를 만들려는 야심을 가지고 있었다. 그런데 그가 지상에 나오기 위해서는 강력한 영매의 존재와 함께 숙명의 창에 묻어 있는 예수의 피가 필요하였다. 바로 이 때문에 숙명의 창은 그의 조정하에 멕시코에서 로스앤젤레스로 오고 있었고 영매는 원래 이사벨을 이용하려고 하였으나 그녀가 그만 자살을 선택하고 만 것이다. 따라서 마몬은 이번에는 이사벨과 비슷한 능력을 가진 쌍둥이 언니 안젤라를 영매로 삼으려고 계획하고 있었다.

콘스탄틴은 안젤라와 함께 마몬의 이 가공할 음모를 실행에 옮기고 있는 혼혈 악마 발사자르(게빈 로스데일 분)를 찾아가 진상을 파악한 뒤 그를 처치하지만 안젤라는 마몬의 힘에 의해 납치된다. 콘스탄틴은 미드나잇의 도움으로 마몬이 지상으로 올 장소를 알아낸 뒤 채즈와 함께 그곳으로 향한다.

콘스탄틴은 비밀 장소에 모여 있는 혼혈 악마들을 모두 처치하고 이미 안젤라의 몸에 들어가 있는 마몬과 맞선다. 그런데 놀랍게도 마몬을 이 세상에 나오게 하려는 배후에는 천사 가브리엘이 있었다.

절박한 심정의 콘스탄틴은 깨어진 유리로 손목을 그어 자살을 시도함으로써 그의 영혼을 데려가기를 호시탐탐 노려 왔던 사탄 즉 루시퍼(Lucifer)를 오게 만든다.

자신의 목숨을 담보로 한 콘스탄틴의 일생일대의 도박은 과연 성공할 수 있을까?

이 영화는 마치 금연 계몽 영화가 아닌가 할 정도로 영화 전편에 걸쳐 일관되게 담배의 폐해에 관해 강조하고 있다.

먼저 주인공 콘스탄틴은 단 한 순간도 담배를 손에서 놓지 않을 정도의 애연가다. 영화에서 그는 담배꽁초와 함께 처음 등장한다. 곧이어 새로운 담배를 입에 무는 것을 시작으로 영화 종반부에서는 피를 흘리면서 죽음을 앞두고 루시퍼와 대화를 나누는 도중에도 담배를 피운다(사진 2). 혼혈 천사 가브리엘의 지적대로 15살 때부터 20년간 이렇게 담배를 피워댄 것이다.

이 때문에 영화에서 그는 과도한 흡연에 대한 당연한 결과로 폐암에 걸린 것으로 설정되어 있다. 20년 전 콘스탄틴이 처음 자살을 기도하였을 때 그를 살려주었던 의사도 흉부 X선 사진을 보며 이번만은 폐암이 너무 진행되어 방법이 없다고 말한다(사진 3). 콘스탄틴 스스로의 표현대로 짧으면 두 달 길어야 1년의 시한부 인생이 된 것이다. 그는 절박한 심정이 되어 남은 기간 어떻게 해서든 구원을 받아 천국에 가기 위해 발버둥 친다.

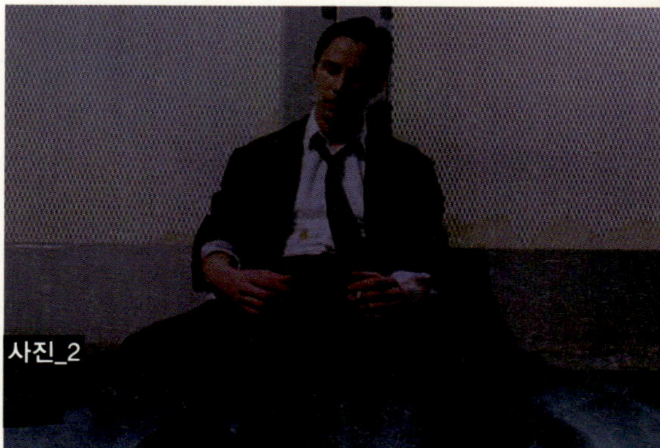
사진_2

사진_3

그런데 여기서 한 가지 재미있는 것은 콘스탄틴의 흉부 X선 소견이다. 보기에도 정상이 아닌 이 사진은 진행된 폐암이라는 영화에서의 설정과는 달리 사실 폐암 소견과는 거리가 멀어 보인다. 자문을 구한 방사선과 전문의의 소견에 의하면 일단 오래된 사진을 사용하여 해상도에 문제가 있고 영화 설정대로 그 당시 촬영한 사진이라도 가장 가능성이 높은 진단은 늑막 석회화(pleural calcification) 소견이라는 것이다. 우리나라 상황이라면 결핵에 관련된 병변일 확률이 가장 높다는 이야기다.

어쨌든 치명적인 폐암 말기 상태인 그는 영화 내내 객혈과 기침으로 고생한다. 기침을 억제해주는 진해제는 그의 필수 지참약이다. 고통에 시달리는 그가 집안 탁자에 기어 다니는 벌레를 컵으로 생포한 뒤 담배연기를 불어 넣으면서 “너도 한 번 당해봐라!(Welcome to my life!)”라고 말하는 장면은 그의 괴로운 심정을 잘 표현해 주고 있다(사진 4).

콘스탄틴의 개인적 고통 이외에도 영화에서는 담배의 부정적 측면을 다양하게 표현하고 있다. 먼저 콘스탄틴이 죽은 동료들의 복수를 위해 안젤라와 함께 총을 들고 떠나는 장면이 나온다. 이때 콘스탄틴은 발사자르를 이렇게 죽이겠다며 담뱃갑을 향하여 총을 쏜다. 그리고 그 다음 장면에서 남아 있는 담배 유해 경고문을 보여 준다(사진 5). 또 한 장면에서는 루시퍼(사탄)가 콘스탄틴과의 대화 중에 스스로를 담배회사 주주라고 표현하고 있는데 이는 담배회사와 악마의 이미지를 결부시키려는 의도임

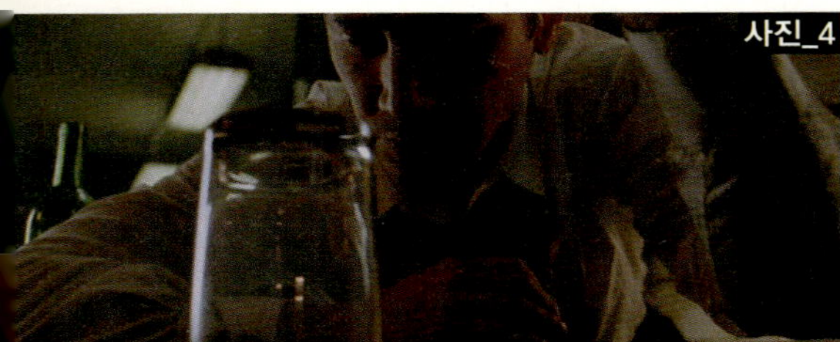
사진_4

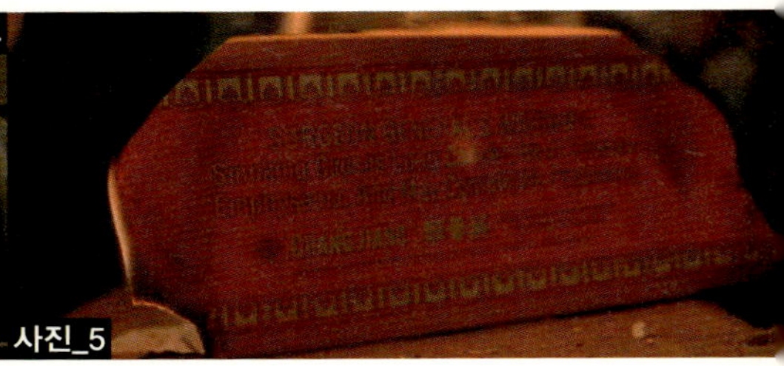
사진_5

에 의심의 여지가 없다.

그러나 무엇보다도 이 영화에서 폐암과 관련된 가장 흥미 있는 장면은 영화 종반부에서 루시퍼가 콘스탄틴에게 시행하는 폐암 제거 수술이다. 죽으면 천국으로 올라가게 되는 콘스탄틴을 막으려고 루시퍼는 황급히 콘스탄틴의 양측 가슴을 통해 깊숙이 손을 잡아넣는다. 그리고는 순식간에 끈적거리는 짙은 검정색 진액 속에서 암 덩어리 하나씩을 끄집어낸다(사진 6). 폐암을 치료하여 그를 오히려 살리려는 것이었다.

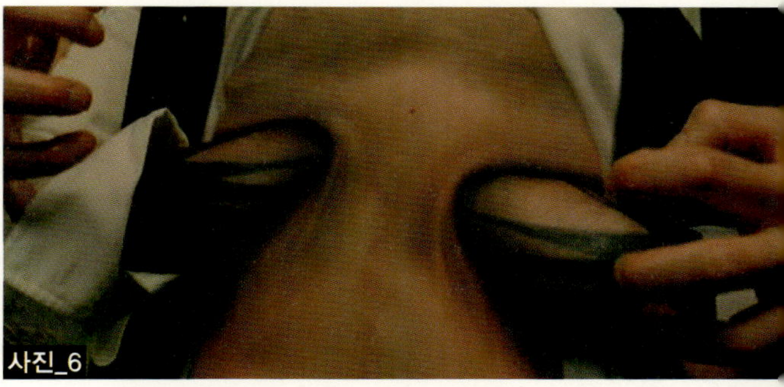
사진_6

이 장면은 마치 오래 전 필리핀의 한 사기 치료사가 우리나라 환자들을 대상으로 몸에서 손으로 암 덩어리를 꺼내는 것처럼 상황을 조작했던 장면과도 유사하여 흥미롭다. 그리고 루시퍼가 꺼낸 콘스탄틴의 암 덩어리는 끈적끈적한 검정색 진액 속에 들어 있는데 이는 담배 성분 중 타르(Tar)를 강조하기 위한 장면으로 생각되나 실제 폐암이 이런 식으로 타르 속에 들어 있는 것은 아니다. 그리고 영화 설정상 콘스탄틴의 흉부 X선 사진을 보면 양측 폐 전체에 암이 여러 군데 퍼져 있는 것으로 되어 있는데 정작 루시퍼가 꺼낸 암 덩어리는 한 손에 각각 한 덩어리뿐으로 의학적으로는 오류라고 볼 수밖에 없다.

어쨌든 영화는 콘스탄틴이 새 생명을 얻은 뒤 담배 대신 껌을 가지고 다니는가 하면, 마지막 장면에서 채즈의 묘비 위에 오랫동안 아끼던 라이터를 놓고 떠나는 등 끝까지 금연의 필요성을 강조하고 있는 것이 눈에 띈다.

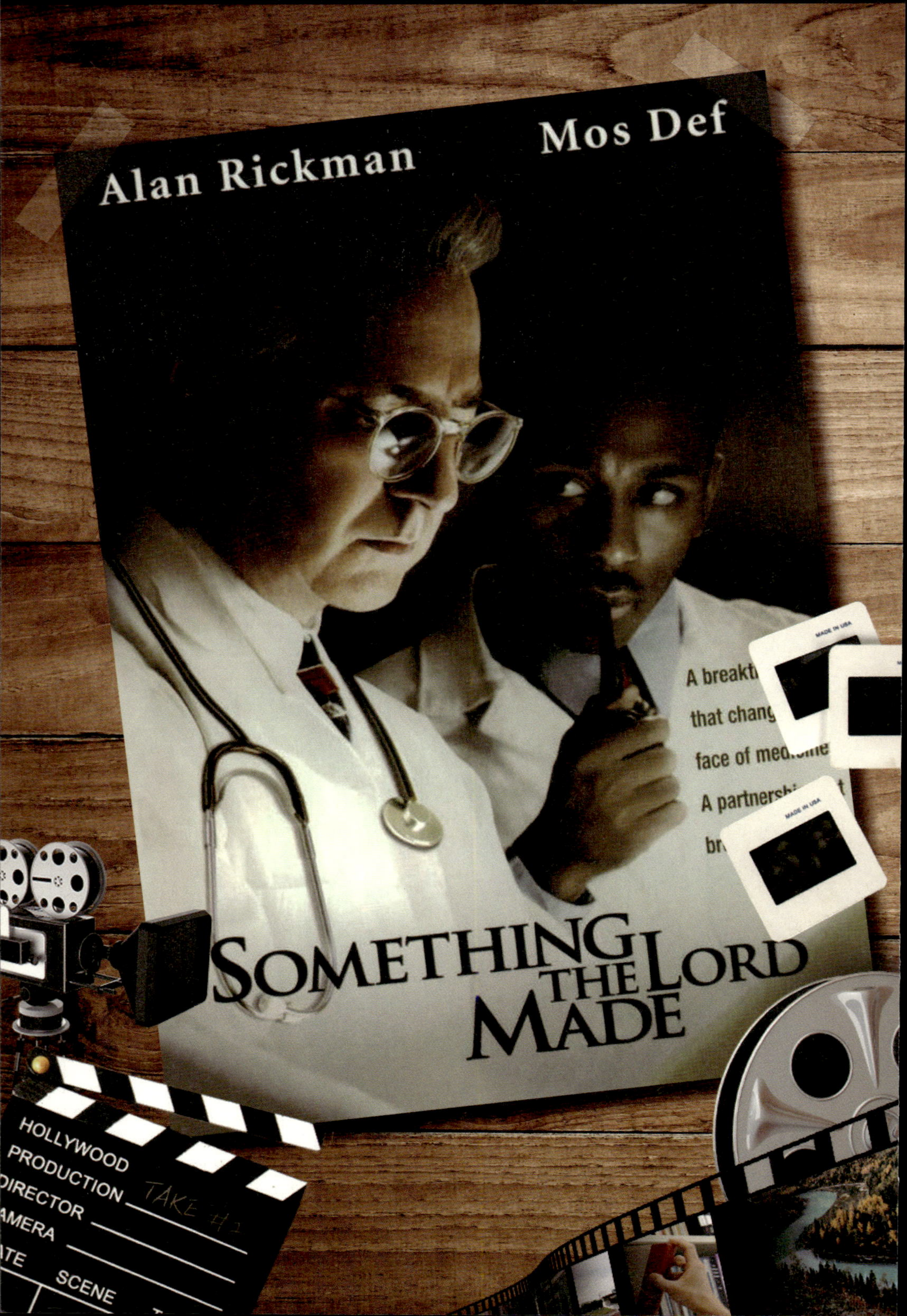
Alan Rickman
Mos Def
SOMETHING THE LORD MADE
HOLLYWOOD
PRODUCTION
DIRECTOR
SCENE
TAKE #2

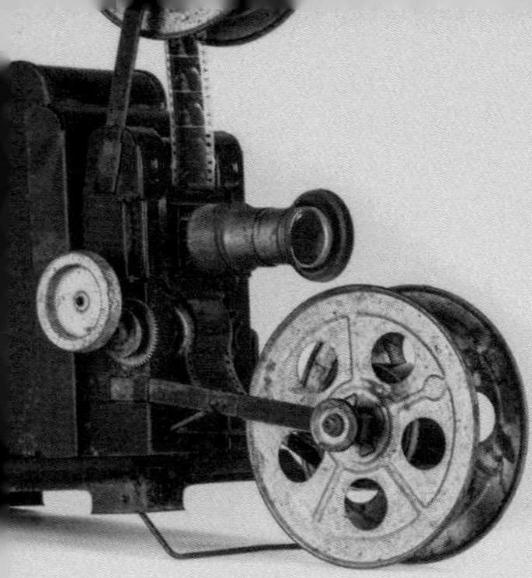

Story_09

고졸 학력의 〈신의 손〉이 만들어 낸 기념비적 **심장수술**

영화 신의 손(Something the Lord Made)은 조셉 사젠트 감독이 2004년 만든 것으로 미국의 케이블 TV 프로그램 공급회사인 HBO가 제작한 오리지널 작품이다. 같은 해 에미(Emmy)상의 9개 부문에서 후보로 올랐으며 그중 3개 부분에서 수상할 정도로 높은 평가를 받았다. 우리나라에서도 일반 영화관에서는 개봉되지 않았지만 2010년 9월 11일 KBS 명화극장을 통해 소개된 바 있다.

이 영화는 1930~40년대 흑백 인종차별이 여전히 팽배하고 있었던 시절의 미국사회에서 고등학교 졸업 학력만 가진 한 흑인 청년이 세계 심장수술 역사에 길이 남는 업적을 남긴 데 대한 실화에 바탕을 둔 작품이다.

영화의 기본 줄거리는 1989년 잡지 여기자인 캐티(Katie McCabe)가 '워싱토니안(Washingtonian)'이란 잡지에 쓴 기사 〈Like Something the Lord Made〉에 바탕을 두었다. 당시 기사 제목은 유명한 심장외과 의사였던 알프레드 블레이락이 영화의 주인공 비비안 토마스의 외과적 손재주를 일컬어 〈마치 신이 만든 것과 같다.〉라고 찬탄했다는 데서 유래되었다. 영화제목 역시 이 표현을 딴 것이다.

1930년 미국 테네시 주 내슈빌에 있는 밴더빌트 대학의 한 실험실에 당시 20세밖에 되지 않은 한 흑인소년이 들어 왔다. 가난한 집안 출신인 그 소년의 이름은 비비안 토마스(Vivien Theodore Thomas; 1910-1985, 모스 데프 분)로 원래는 의사가 되는 것이 꿈이었다. 그는 실험실로 오기 전 목수로 일하면서 대학에 가기 위한 돈을 마련하려고 노력하였다. 그러나 이 일에서마저 해고된 데다 마침 발생한 증시 대공황으로 저축해 둔 대부분의 돈을 날리고 말게 된다. 어쩔 수 없이 대학을 포기할 수밖에 없었던 비비안은 새로운 직업을 찾아 나섰고, 그때 친구로부터 밴더빌트 대학에서 실험실 관리를 맡을 잡역부를 구한다는 소식을 듣게 된 것이다.

실험실 책임자는 당시 외상성 쇽(traumatic shock)에 관한 연구를 하고 있던 30대 초반의 젊은 외과의사 알프레드 블레이락(Alfred Blalock; 1899~1964, 알란 릭맨 분)이었다. 비비안이 처음 맡은 일은 실험실과 실험견 우리를 청소하는 일이었다. 그러나 비비안은 일을 시작한 지 얼마 되지 않아 동물 마취법을 배우고 실험견을 능숙하게 다루었으며 점점 복잡하고 어려운 수기도 터득하였다. 닥터 블레이락은 처음에는 보잘 것 없이 생각하였던 이 청년에게서 총명한 머리와 함께 비범한 외과적 재능을 발견하기 시작하였다.

비비안에 대한 닥터 블레이락의 의존도가 점차 높아져 가고 있던 어느 날 실험 도중 비비안이 사소한 절차상의 실수를 저질렀다. 성질이 급한 닥터 블레이락은 비비안에게 심한 욕설을 퍼부었다. 과도한 질책을 듣고 난 비비안은 차라리 그만두겠다며 차분한 어투로 "나는 그런 식의 대화에 익숙하지 않다."라고 말하였다. 순간 닥터 블레이락은 잘못을 깨닫고 비비안에게 사과하였다. 그리고 다시는 그런 일이 없을 것이라며 다시 일을 해 줄 것을 요청하였다. 그런 일이 있은 이후 비비안과 닥터 블레이락은 힘을 합쳐 더욱 연구에 매진하였다(사진 1).

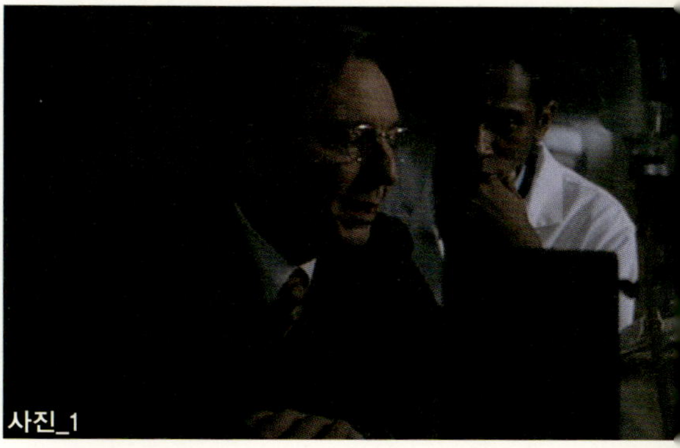
사진_1

당시 실험실 바깥의 미국은 여전히 대공황의 검은 먹구름이 덮여 있었다. 비비안으로서는 안타깝게도, 날이 갈수록 대학에 갈 수 있는 확률이 점점 멀어져 갔다. 그러나 그는 그러한 현실 속에서도 마음의 평화를 찾고, 주어진 상황에 최선을 다하기로 마음을 결정하였다. 그는 장래에 대한 아무런 보장도 없이, 의학 관련 책을 읽고 실험을 하면서 하루 16시간을 묵묵히 지냈다.

당시는 백인과 흑인의 신분 차이가 뚜렷할 때여서 닥터 블레이락과 비비안 두 사람 사이에서도 어떤 보이지 않는 선이 있었다. 그러나 실험실 내에서 일에 관한한 그들은 완벽한 하나의 팀이었다. 의학자로서의 블레이락은 간단하면서도 깊이가 있는 의문을 계속 제기하였고, 토마스는 그 뛰어난 손재주를 이용하여 그 의문에 대한 해답을 얻기 위한 가장 간단한 길을 찾아내었다.

1930년대 중반에 들어서는 다른 연구소들에서도 외상성 쇽의 기전에 큰 관심을 가지기 시작하였다. 그러나 그 누구도 닥터 블레이락만큼 다양한 각도에서 이 문제를 다룰 수가 없었다. 한마디로 그의 연구실에는 비비안이 있는 반면 다른 연구소에서는 그렇지 못한 차이였다. 닥터 블레이락과 비비안의 외상성 쇽에 대한 연구결과는 훗날 세계 제2차 대전이 발발하였을 때 쇽의 치료 방법으로 혈액과 혈장을 일차적으로 수혈하게 하는 데에 큰 이바지를 하였다.

닥터 블레이락의 연구 성적에 대한 명성이 미국 내에 널리 알려지게 되면서 마침내 그는 1941년 42세의 젊은 나이로 볼티모어에 있는 그의 모교인 유명한 존스 홉킨스 병원의 외과 과장 자리를 제안받게 된다. 그는 당연히 비비안을 그의 팀에 포함시킬 것을 계약 조건으로 내걸었으며 비비안을 연구실의 책임자로 임명하였다.

이 일은 존스 홉킨스 병원의 스텝들에게는 큰 충격이었다. 당시 볼티모어는 내슈빌에 비해 흑백차별이 더 심해 병원에서도 유색인종은 뒷문으로 출입하고 화장실도 백인과 따로 써야 했던 시대였다. 연구실 가운을 입은 흑인을 보는 것도 초유의 일인데 의사도 아닌 사람에게 실험실을 맡긴다는 것은 당시 존스 홉킨스 병원에서는 상상도 못할 일이었다. 그러나 실험실에서의 비비안의 뛰어난 능력은 그러한 놀라움을 또 다른 놀라움으로 바뀌게 하였다.

그러나 비비안 스스로는 그렇게 행복하지 못하였다. 부인 클라라 토마스(가브리엘 유니언 분)는 계속 내슈빌로 돌아가고 싶어 하였고, 그 자신도 자신의 업무 능력과 관계없이 병원 규정상 일반 잡역부와 똑같은 대우를 받는 데 대해 불만일 수밖에 없었다. 다시 한 번 그만 두겠다는 비비안을 닥터 블레이락은 병원 집행부와 상의 끝에 임금을 올려 주기로 하고 그의 집까지 찾아가 사정하기에 이른다.

그러던 1943년 어느 날 존스 홉킨스 병원의 소아심장 전문 여의사인 헬렌 타우식(Helen Taussig; 1898~1986, 메리 스튜어트 메스터슨 분)이 팔로사징(Tetralogt of Fallot)이라는 선천성 심장기형 환자에서의 외과적 치료법에 관한 그녀의 생각을 닥터 블레이락에게 이야기하였다.

당시 존스 홉킨스 병원의 소아과 의사들에게 가장 큰 숙제 중의 하나는 심한 청색증을 보이면서 대책 없이 죽어가는 어린 팔로사징 환자들이었다. 팔로사징은 이 병을 처음 기술한 프랑스 의사 팔로(Etienne-Louis Arthur Fallot; 1850~1911)의 이름을 딴 선천성 심장기형으로 청색증 심장병 중에서는 가장 흔한 질환이다. 이 병은 사징이란 이름대로 ① **심실중격 결손**, ② **폐동맥 협착**, ③ **우심실비대**, ④ **대동맥 우측전위**의 4가지 특징을 보인다.

닥터 타우식은 이 환자들을 연구하면서 팔로사징에서는 폐동맥 혈류의 감소가 청색증을 비롯한 각종 증상을 일으키는 가장 중요한 요인이라는 것을 알아내었다. 그녀는 추가 연구를 통해 〈만일 팔로사징 환자들의 좁아진 폐동맥에 외과적으로 새로운 통로를 만들어 주어 보다 많은 혈액을 폐로 보내주게 되면 청색증이 해결될 수 있을 것이다.〉라고 생각하게 되었다.

닥터 타우식에게 이제 남은 것은 그녀의 이론을 실제 증명하여 줄 외과의사를 찾는 일이었다. 그런데 마침 닥터 블레이락이 존스 홉킨스 병원의 외과 과장으로 오게 된 것이다. 과거 밴더빌트 대학에서 비록 목적은 다르지만 비슷한 실험을 한 경험이 있었던 닥터 블레이락 역시 이 이야기를 듣고 큰 흥미를 느끼기 시작하였다.

닥터 블레이락은 곧 비비안과 함께 실험을 해나갔다. 실험의 기본 계획은 실험견에서 폐동맥을 좁혀 인위적으로 청색증을 만든 뒤 폐동맥

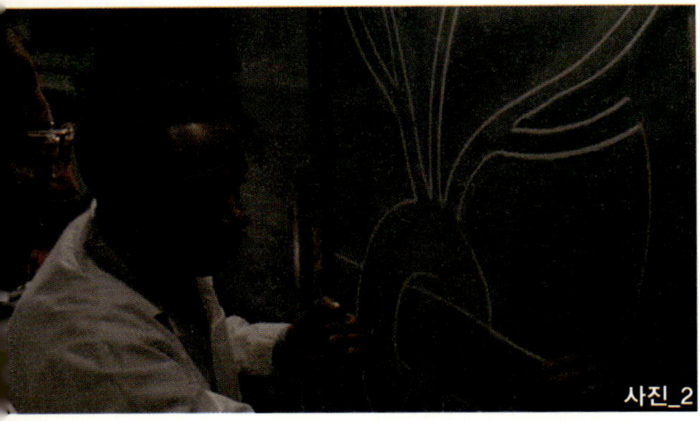
사진_2

에 새로운 혈류 통로(단락, shunt)를 만들어 주어 과연 청색증이 사라지는지를 보는 것이었다. 새로운 혈류 공급원으로는 주위의 쇄골하동맥(subclavian artery)을 이용하기로 하였다. 실제 실험과정은 대부분 비비안이 맡아서 시행하였다. 실험 중 가장 어려운 부분은 실험견에서 인위적으로 청색증을 만드는 것이었으나 비비안의 노력으로 결국 성공하였다. 그 다음 단계로 단락을 만들어 주는 것은 비비안의 능력으로는 오히려 쉬운 일이었다(사진 2).

닥터 블레이락은 비비안의 실험 결과를 보고 닥터 타우식의 아이디어에 확신을 가지게 되었다. 그러나 실험의 성공에도 불구하고 여전히 많은 문제가 남아 있었다. 과연 상태가 좋지 않은 팔로사징 환자들이 마취와 수술을 견뎌낼 수 있을까? 수술 자체로 인해 위험한 합병증이 초래되지는 않을까? 라는 등의 의문들이 끝없이 제기되었다. 주위에서도 무모한 계획이라고 비난하는 사람에서부터 좀 더 충분한 실험결과를 확보한 뒤 수술을 할 것을 권하는 사람들에까지 부정적인 의견이 지배적이었다. 어쨌든 당시는 심장수술에 대한 공포와 금기 분위기가 여전히 의료계를 강하게 압박하던 시대였다.

그러나 닥터 블레이락의 입장에서는 병상에서 속절없이 죽어가는 어린 환자들을 감안할 때 마냥 시간을 지체할 수만은 없었다. 결국 닥터 블레이락은 여러 가지 문제점의 가능성에도 불구하고 실제 환자에서 수술을 진행하기로 결정하였다.

마침내 1944년 11월 29일 아이린 색슨이라는 15개월 된 팔로사징 여아에서 첫 수술이 시행되었다(사진 3). 닥터 블레이락은 주위 시선에 아랑곳없이 비비안을 불러 그의 어깨너머로 수술을 지켜보게 하였다.

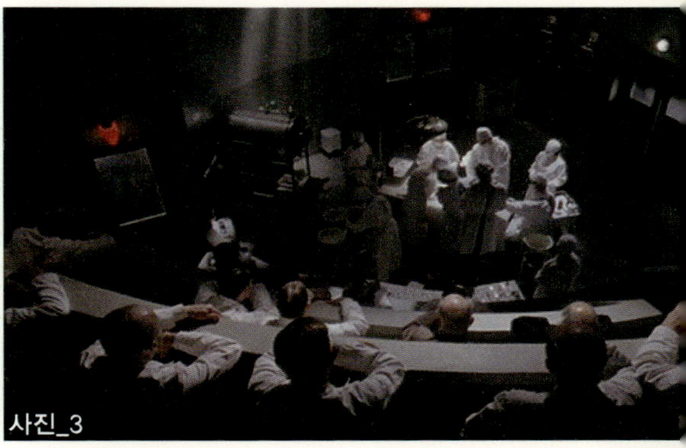
사진_3

닥터 블레이락이 폐동맥과 쇄골하동맥을 박리한 후 비비안에게 〈절제한 후 쇄골하동맥이 폐동맥까지 갈 수 있을까?〉라고 물었을 때 토마스는 〈충분합니다.〉라고 그를 안심시켜 주었다. 비비안은 또 봉합 방향이 틀릴 때는 조용히 이를 지적해 주기도 하였다. 닥터 타우식도 환자의 머리맡에 있었다.

환아는 곧 청색증 대신 핑크빛 뺨과 붉은 입술을 보였다. 이날 이후 수많은 청색증 심장 환자의 생명을 구한 유명한 블레이락-타우식 단락수술(Blalock-Taussig shunt, B-T Shunt)의 탄생 순간이었다. 이후 존스 홉킨스 병원에는 환자들이 몰려들었다. 세계 의료계의 관심 속에 수술이 계속되는 가운데 닥터 블레이락은 항상 비비안을 그의 어깨 뒤에서 지켜보게 하였다. 그의 뒤에는 비비안 이외에는 그 누구도 서 있을 수가 없었다.

그러나 수술의 성공에도 불구하고 비비안의 마음은 편치 못했다. 수술에 이르는 모든 과정에서 가장 중요한 역할을 하였지만 정작 수술 후 그가 설 자리는 없었다. 모든 공과 명예는 닥터 블레이락과 타우식 그리고 수술 조수 등 의사들에게 돌아갔을 뿐 그는 여전히 별 볼 일 없는 실험실

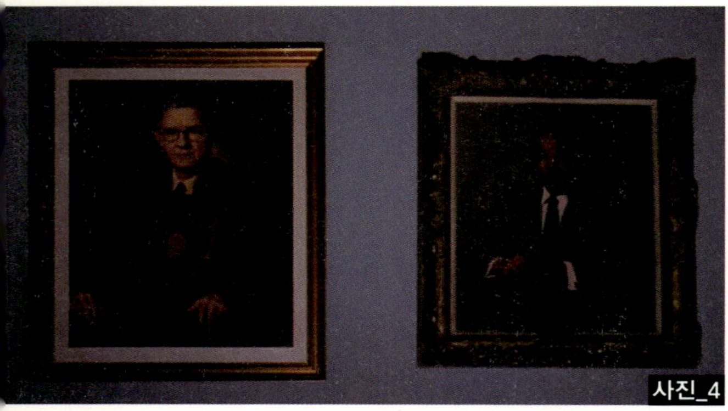

사진_4

의 유색인종 관리자에 지나지 않았다.

마음의 갈등을 이기지 못한 비비안은 사표를 내고 실험실을 떠난다. 그리고 잠시 제약회사 외판원으로 일하지만 적응하지 못하고 결국 다시 닥터 블레이락의 실험실로 돌아오고 만다. 닥터 블레이락과 비비안은 그렇게 같이 20년간을 일했다. 닥터 블레이락은 실험실 일뿐만 아니라 그의 레지던트의 수기 트레이닝까지도 비비안에게 맡겼다.

1964년 닥터 블레이락은 요도암으로 사망하였다. 그리고 그 후 1971년 비비안 토마스는 일찍이 자신도 상상하지 못했던 영예스러운 순간을 맞이한다. 존스 홉킨스 병원에 걸려있는 닥터 블레이락의 사진 옆에 많은 의료진이 지켜보는 가운데 그의 사진이 걸리게 된 것이다(사진 4). 또 얼마 후에는 병원으로부터 명예 박사학위를 받고 의과대학의 교원으로 임명되었다.

의학계의 위대한 숨은 영웅 비비안 토마스는 1985년 75세를 일기로 췌장암으로 사망하였다.

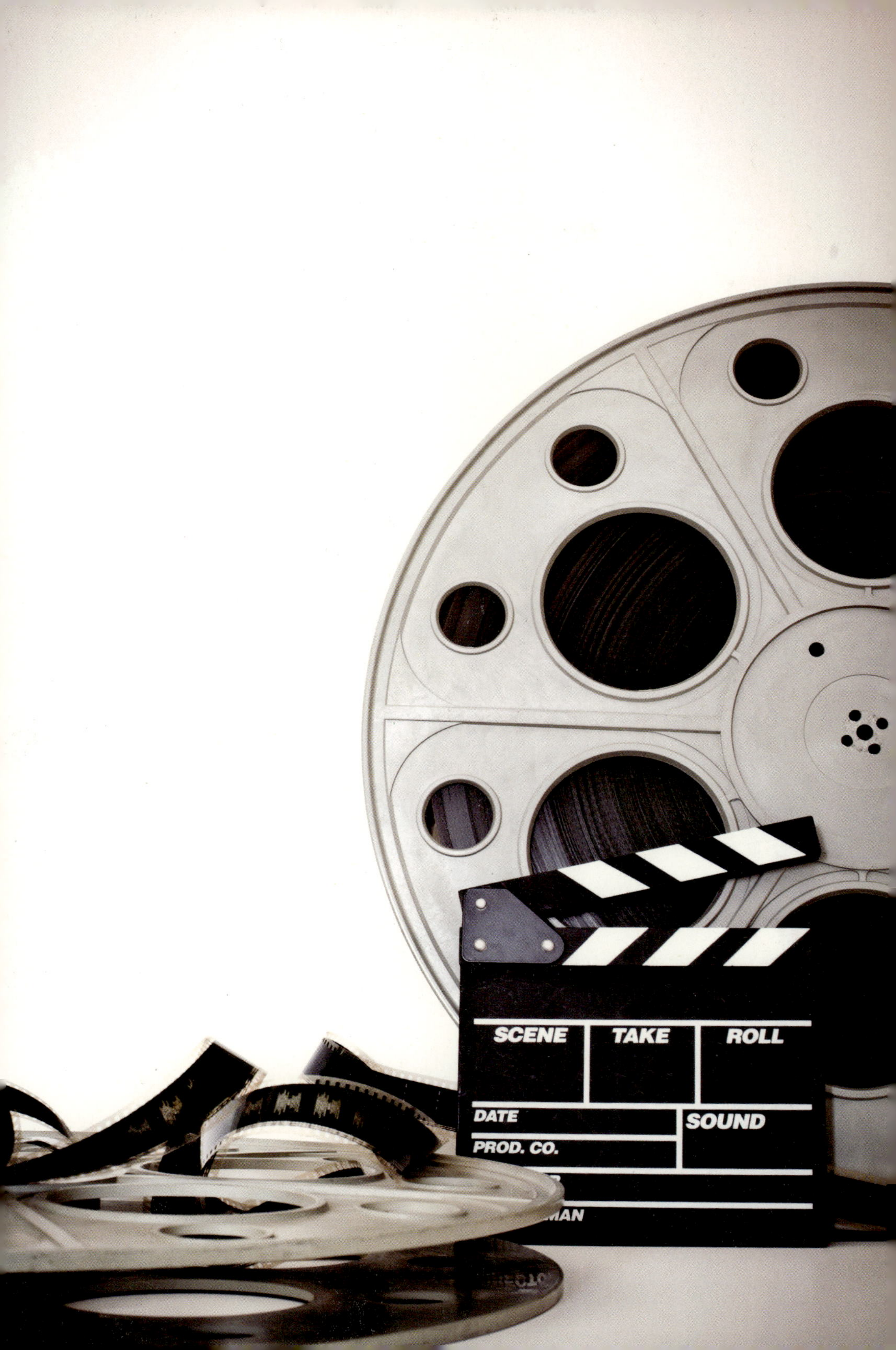
SCENE
TAKE
ROLL
DATE
SOUND
PROD. CO.

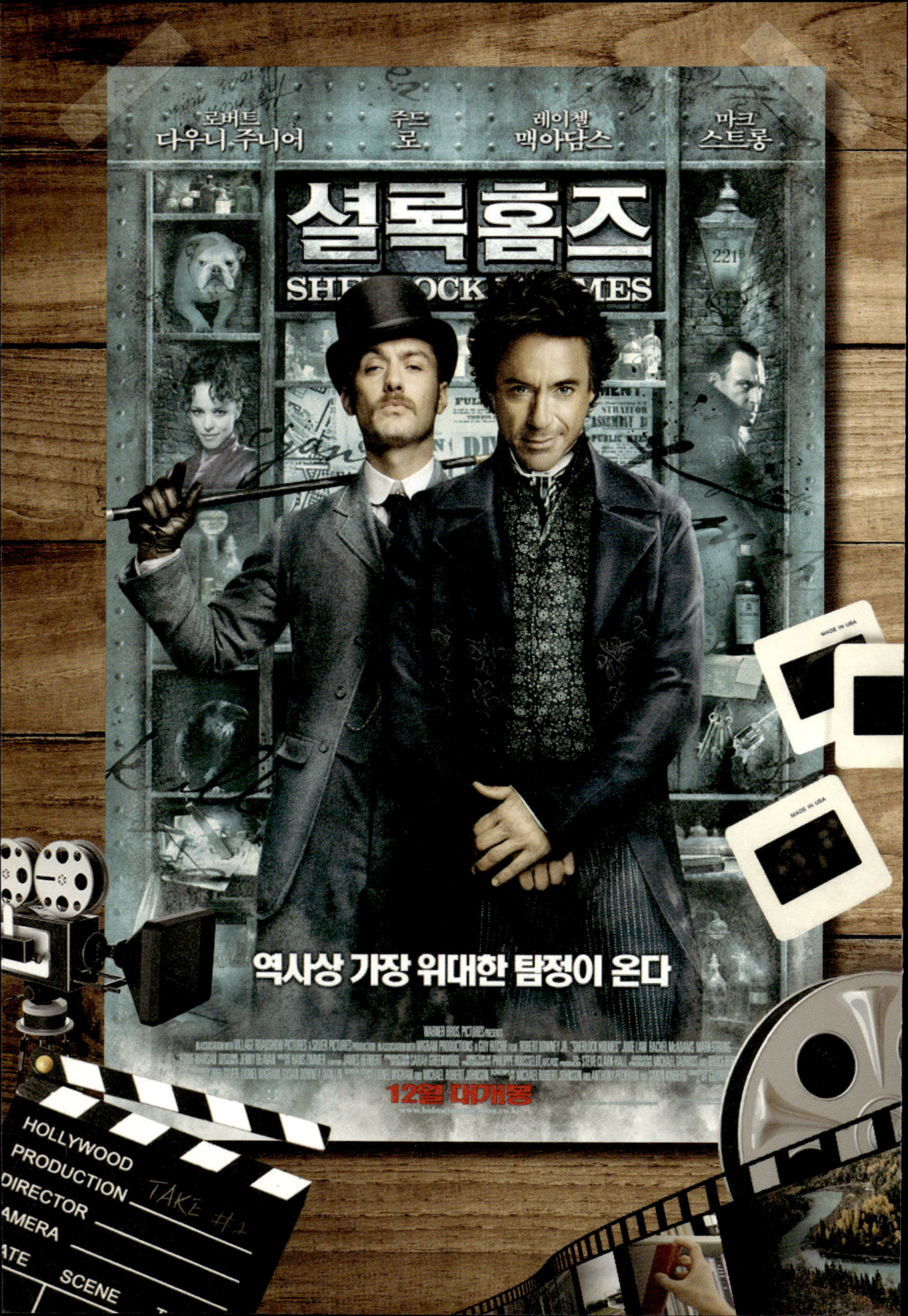
로버트
다우니 주니어
주드
로
레이첼
맥아담스
마크
스트롱
셜록홈즈
221B
역사상 가장 위대한 탐정이 온다
12월 대개봉
HOLLYWOOD
PRODUCTION
DIRECTOR
SCENE

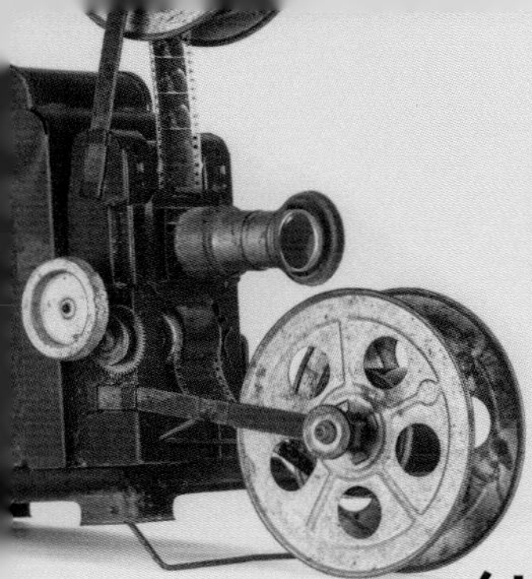

Story_ 10
〈셜록 홈즈〉와 완전 순환정지 기법

셜록 홈즈는 영국 에든버러 출신의 의사였던 아서 코난 도일(1859~1930)의 추리소설에 등장하는 작중 인물이다. 홈즈는 소설의 성공과 함께 지금까지 명탐정의 대명사로 전 세계인의 사랑을 받게 되면서 많은 사람들이 그가 실제 인물이라고까지 믿을 정도가 되었다.

코난 도일은 그의 소설에서 홈즈의 탐정 사무실 주소를 '런던 베이커 가 221B번지'로 썼는데 당시 이 주소는 실제 존재하지 않았다. 그러나 열성 홈즈 팬들의 성원에 보답하고자 지금은 베이커 가에 설립된 셜록 홈즈 박물관에 221B라는 번지가 부여되어있다. 오늘날 이 박물관에는 매년 수많은 관광객들이 방문하며 사냥모자에 파이프 담배를 문 전설의 명탐정 셜록 홈즈를 만나고 있다.

이토록 소설 속의 인물인 홈즈가 모든 사람들에게 사랑을 받게 된 이유에는 무엇보다도 그의 괴팍하면서도 특이한 성격과 탁월한 추리 재능, 그리고 그의 친구 왓슨 박사와의 절묘한 조화에 있다. 의사이자 홈즈의 친구로 나오는 왓슨은 홈즈와는 대조적인 성격의 인물로 두 사람의 명콤비는 그 이후의 추리소설들에서 좋은 모방 대상이 되기도 하였다.

이런 홈즈를 모델로 2009년 가이 리치 감독이 내놓은 작품이 바로 영화 〈셜록 홈즈〉다. 이 영화는 코난 도일의 원작과는 관계없이 셜록 홈즈의 이미지를 빌어 새롭게 만든 창작 작품이다. 또 현대 관객의 취향을 고려하여 추리 능력으로만 활약하는 고전적인 홈즈를 떠나 액션 영화의 주인공으로도 손색없는 역동적인 활약상을 보이는 새로운 홈즈를 선보이고 있다. 셜록 홈즈는 전통적 사냥 모자 대신 실크 해트를 쓰고 마치 다이하드의 블루스 윌리스처럼 액션 연기를 보여준다. 여기에는 의사 왓슨도 기꺼이(?) 동참하고 있다.

1891년 영국 런던에서는 다섯 명의 젊은 여인들이 종교 의식의 제물로 끔찍하게 살해되는 사건이 잇따라 발생한다. 천재적 추리 능력을 갖춘 명탐정 셜록 홈즈(로버트 다우니 주니어 분)는 친구인 의사 왓슨(주드 로 분)과 함께 마지막 희생자를 구하기 위해 지하 예배당으로 달려간다. 사건의 범인은 비밀 종교집단 소속의 블랙우드 경(마크 스트롱 분)으로 죽음 직전의 여인은 홈스의 활약으로 가까스로 목숨을 구한다. 그리고 블랙우드는 뒤늦게 달려온 레스트레이드(에디 마산 분) 경감이 이끄는 런던 경찰에 의해 현장에서 체포된다.

그로부터 3개월 후에 블랙우드는 사형 선고를 받게 되고, 그동안 홈즈는 사건 의뢰 한 건 없이 자기 방에서 폐쇄적인 생활을 보내고 있다. 이런 그를 염려한 왓슨이 자신과 결혼이 예정되어 있는 여자를 소개하는 자리를 마련하지만 이 또한 홈즈의 괴팍스런 성격으로 망치고 만다. 이 와중에 영화는 신세대의 기호를 염두에 둔 듯, 불법 격투기장에 선수로 직접

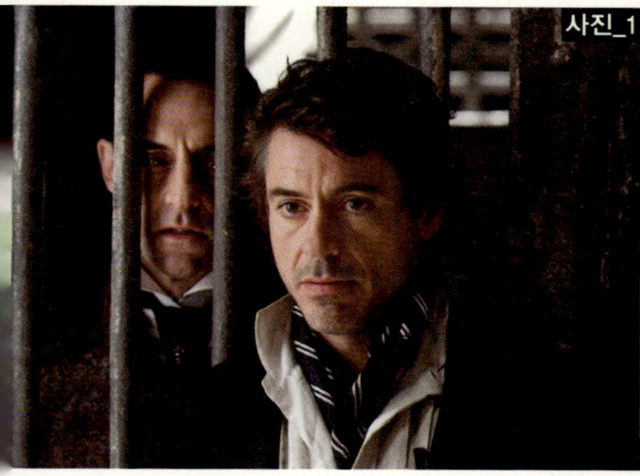
사진_1

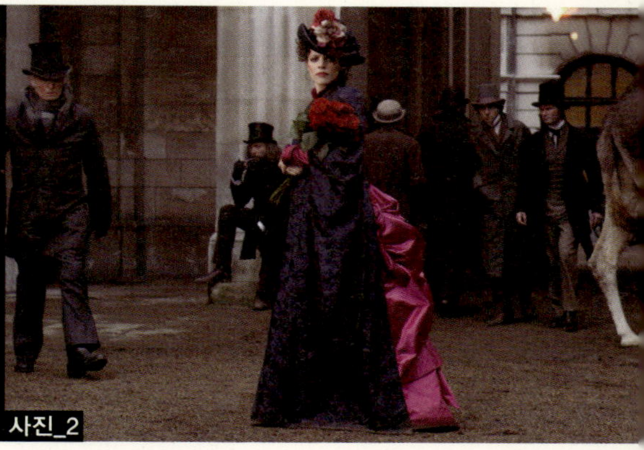
사진_2

출장하여 도박 게임의 대상이 되는 홈즈를 보여 주기도 한다.

한편 블랙우드는 사형 집행 전에 마지막 소원으로 홈즈를 만나고 싶다고 한다. 홈즈를 만난 그는 자신이 죽고 난 후에도 세상을 바꿀 세 사람의 죽음이 더 계속될 것이라고 경고한다. 그리고 이 모든 것은 인간의 뜻이 아니라고 말한다(사진 1).

마침내 사형은 집행되고 블랙우드는 '죽음은 시작에 불과하다.'라는 마지막 말을 남기고 교수형에 처해진다. 그의 사망은 검시의로 참석한 왓슨에 의해 공식적으로 확인된다.

그로부터 삼일 후 한 여자가 홈즈의 사무실로 찾아온다. 그녀는 홈즈의 옛 애인이자 프로 도둑인 아이린 아들러 (레이철 맥아담스분)였다(사진 2). 그녀는 홈즈에게 레오던이라는 이름의 한 실종자를 찾아 줄 것을 요청한다.

그런데 그 무렵 죽은 블랙우드의 무덤이 안에서 바깥쪽으로 부서진 채로 시체가 사라지는 놀라운 사건이 발생한다. 경찰의 연락을 받고 현장에 달려간 홈즈와 왓슨은 블랙우드의 관 안에서 그의 시체 대신 실종된 레오던이 죽은 채로 들어 있는 것을 발견한다. 그리고 묘지 관리인은 블랙우드가 무덤에서 살아 나와 걸어가는 것을 직접 목격하였다고 증언한다.

홈즈와 왓슨은 레오던이 지니고 있던 회중시계를 단서로 그의 집으로 찾아가 그가 과학과 주술이 혼합된 어떤 실험을 하고 있었다는 것을 발견한다. 홈즈는 레오던이 블랙우드를 위해 어떤 실험을 하고 있었고 그 실험이 성공하자 용도가 없어지면서 살해되었다고 판단한다.

그 후 홈즈는 우여곡절 끝에 '4개의 사원'이라는 비밀 사교(邪敎) 집단의 지도자들을 만나는데, 그들은 놀랍게도 사회 고위층 인사들이었다. 그들은 홈즈에게 블랙우드가 비록 그들 비밀 조직의 단원이긴 하지만 이단자로서 살인과 사회적 불안 조성을 일삼고 있기 때문에 그를 처치해 줄 것을 부탁한다.

그러나 블랙우드는 먼저 '4개의 사원' 지도자들을 제거한다. 결국 내무장관 코워드는 블랙우드를 집단의 최고 지도자로 추대한다. 사교 집단을 장악한 블랙우드는 어둠의 마법으로 영국 국민을 공포로 지배하여 새로운 미래를 건설할 것을 제의한다.

한편 홈즈는 왓슨, 아이린과 함께 블랙우드의 음모를 수사하면서 그의 최종 목표가 영국 국회의사당임을 밝혀낸다.

시간이 촉박한 홈즈는 곧 왓슨과 아이린과 함께 의사당 지하의 하수구로 잠입한다. 그곳에서 레오던이 개발한 기계 장치를 발견한다. 이 기계는 독극물인 청산가리 가스를 대량 의사당 내로 주입할 수 있는 대량학살 무기였다. 홈즈 일행은 블랙우드의 부하들과 싸움 끝에 기계 장치로부터 청산가리가 든 용기를 빼낸다.

블랙우드와 내무장관 코워드는 의사당 안에서 의원들을 위협한다. 그러나 정작 청산가리를 의사당 내로 주입하여 반대자들을 몰살시키려는 계획은 홈즈 일행의 방해로 실패로 돌아갔음을 깨닫는다. 코워드는 현장에서 체포되나 블랙우드는 의사당을 빠져 나간다.

그런데 뜻하지 않게 아이린이 청산가리 용기를 들고 도망가는 사태가 발생한다. 홈즈에게 쫓긴 그녀는 타워 브리지에서 떨어져 기절하고 그때 나타난 블랙우드에게 청산가리 용기를 빼앗긴다. 드디어 홈즈와 블랙우드는 마지막 일전을 벌이게 되는데….

이 영화에서 블랙우드가 벌이는 주술 사기극의 결정판으로 그가 교수형을 당할 때 사망을 위장하는 장면이 나온다. 이때 사망 검시관으로 참석한 의사 왓슨은 블랙우드의 사망 판정을 내리면서 맥박 정지를 기준으로 삼고 있다. 그러나 블랙우드는 당시 실제로 죽지 않았고 결국 이후에 다시 살아나는 것으로 되어있기 때문에 결과적으로 왓슨은 그의 의학 지식에도 불구하고 블랙우드에게 감쪽같이 속고 만 것이다.

그러면 어떻게 이런 일이 가능한 것으로 영화에서는 설정되어 있을까? 그리고 영화에서의 설명처럼 실제 상황에서도 이런 일이 과연 일어날 수 있는 것일까?

명탐정 홈즈는 이러한 사기극이 가능하였던 이유로 광밀병(狂蜜病, mad honey diseae)이라는 희귀한 병을 일으키는 만병초(로도덴드론, Rhododendron)라는 식물을 들고 있다.

만병초는 진달래과에 속하는 상록관목으로 다양한 종류가 있으며 세계적으로 널리 분포되어 있다. 그런데 이 중 주로 터키 흑해 근처에 자생하고 있는 로드덴드론 폰티쿰(Rhododendron Ponticum)이라는 종류에서

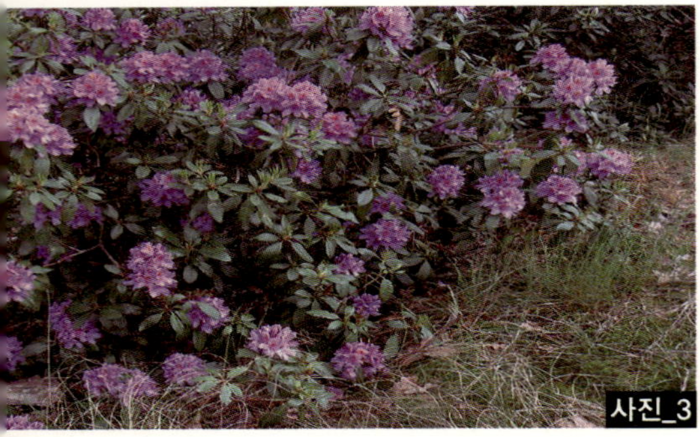
사진_3

그 꽃가루와 꿀이 독소를 가지고 있는 것으로 알려져 있다(사진 3). 즉 블랙우드가 사형 집행 전 몰래 이 꽃에서 만들어진 벌꿀을 먹어 일시적인 맥박정지 즉 순환정지 상태를 위장하였다는 것이다. 영화에서는 홈즈의 이론을 증명하기 위해 그의 애완견이 만병초(로드덴드론 폰티쿰)로부터 만든 꿀 엑기스를 먹고 일시적으로 가사(假死) 상태에 빠져 있는 장면도 묘사되고 있다.

로드덴드론 폰티쿰 꿀의 독성은 여기에 함유된 그레이아나톡신(grayanotoxin)이라는 화학물질에 의한 것으로 꿀벌에는 해가 없으나 사람에서는 경련, 저혈압, 실신 등의 증상을 일으킬 수 있다. 이렇게 생긴 병을 그레이아나톡신 중독이라고도 하고 꿀을 먹고 이상한 증상을 보인다고 하여 광밀병이라고 부르고 있는 것이다.

그런데 만병초에서 유래된 꿀을 잘못 먹으면 최악의 경우 사망에까지 이를 수 있는 것은 문헌에도 보고되고 있지만, 영화에서처럼 일시적으로 완전한 순환정지를 일으킨 뒤 다시 저절로 회복될 수 있다는 설정은 그야말로 영화적 상상에 지나지 않는다고 볼 수 있다. 아무런 의학적 조처도 없이 완전한 순환정지 후 자연 회복이 된다는 보장은 할 수 없는 일이며, 설사 이런 일이 발생한다 하더라도 순환정지 후 5분만 지나면 비가역적 뇌손상이 오는 것을 생각할 때 제대로 된 회복은 기대할 수 없다.

그런데 여기에서 생각을 달리하여 만일 로드덴드론 폰티쿰에서 유래된 꿀을 먹는 것만으로 영화에서처럼 일시적인 완전 순환정지가 가능하고 그 회복에도 전혀 후유증이 없다면 실제 심장수술에서 매우 편리하게 응용될 수 있을 것이다.

오늘날 심장수술에서 완전 순환정지법은 복잡한 심장기형을 가진 영소아의 수술이나 성인 대동맥류의 수술에서 종종 이용되고 있는 기법이다. 이 방법은 심장수술 중 일시적으로 체내 순환을 완전히 정지시킴으로써 최적의 수술 시야를 얻을 수 있다는 장점이 크다. 그런데 순환정지 상태가 되면 우리 몸은 필연적으로 단시간 내에 세포손상이 일어나기 마련이다. 이 때문에 완전 순환정지법을 사용하기 위해서는 저체온법을 반드시 병행하게 된다. 즉 체온을 일정 수준 이하로 낮추어 주면 세포대사율 및 산소소비량이 현저히 감소하기 때문에 일시적으로 조직 혈류가 중단되더라도 세포손상을 일으키지 않는 것이다. 그러나 아무리 낮은 체온에서도 우리 몸의 대사율이 완전히 제로가 되지는 않기 때문에 세포의 대사 작용에 필요한 어느 정도의 산소는 필요하게 된다. 따라서 안전한 순환정지의 기간에는 한계가 있을 수밖에 없다.

이 때문에 만일 영화에서처럼 간단히 벌꿀 성분을 복용하는 것만으로 원하는 시간만큼 자유롭게 완전 순환정지를 일으킬 수가 있다면 현대식 심장수술에서도 얼마든지 적용이 가능할 것이다.

물론 이런 가설은 전적으로 영화적 상상에 근거를 둔 이야기지만 이런 공상 자체를 하게 만드는 것 자체가 바로 영화의 또 다른 목적이 아닐까? ^^

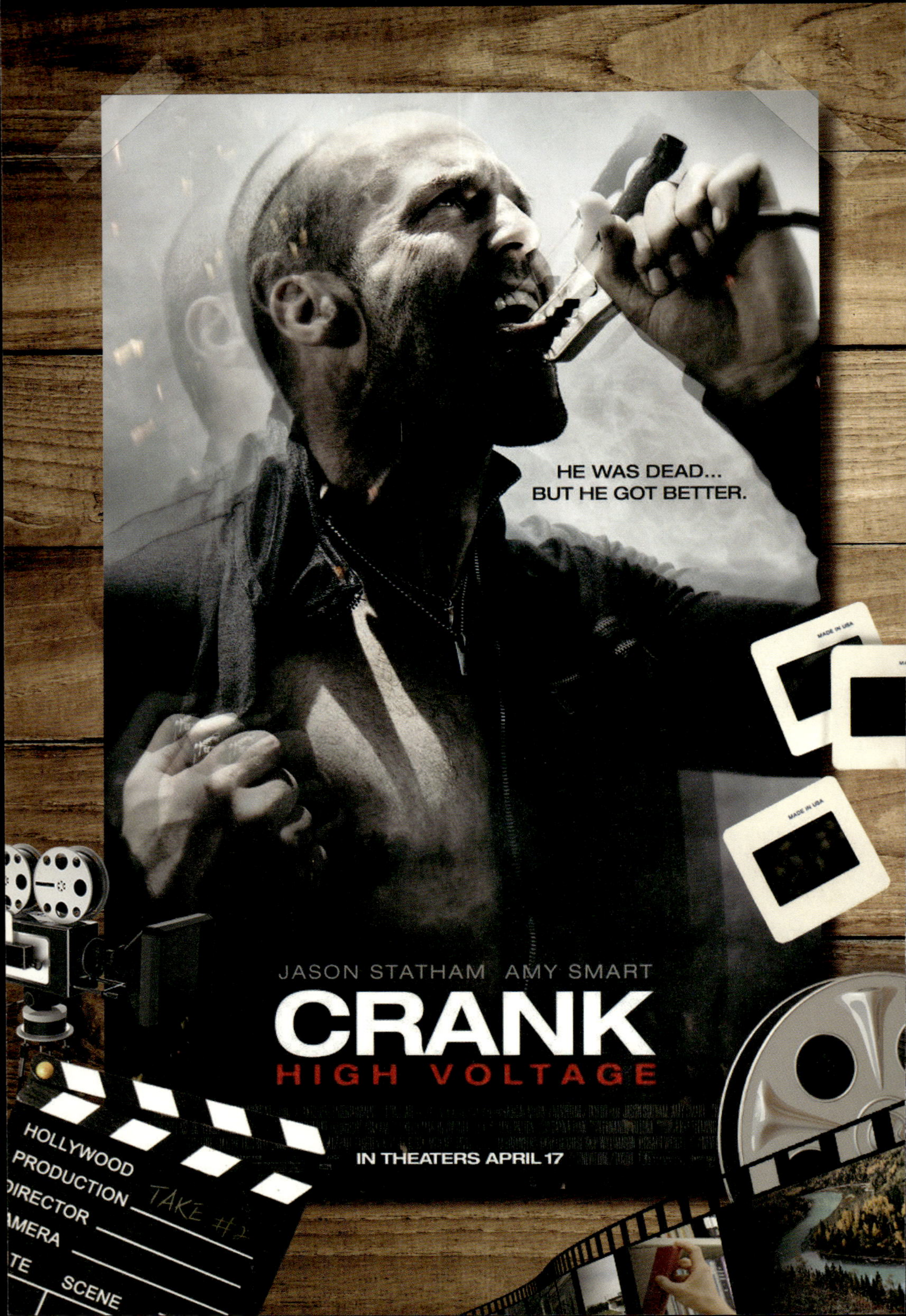
HE WAS DEAD...
BUT HE GOT BETTER.
JASON STATHAM AMY SMART
CRANK
HIGH VOLTAGE
IN THEATERS APRIL 17
HOLLYWOOD
PRODUCTION
DIRECTOR
TAKE #2
SCENE

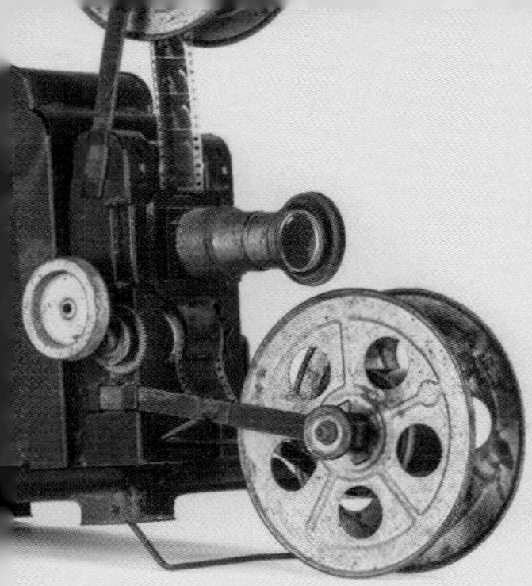

Story_ 11

〈크랭크 2〉와 인공심장

2009년에 출시된 영화 〈크랭크: 하이볼티지(Crank: High Voltage)〉는 2006년 소개된 영화 크랭크의 후편으로 흔히 〈크랭크 2〉라고도 불린다. 내용도 전편의 이야기에 바로 이어 전개되는 형식을 취하고 있다. 전편은 국내에서는 〈아드레날린 24〉라는 이름으로 2007년 개봉되었다. 이 영화의 원 제목인 크랭크는 마약성 각성제인 히로뽕(메트암페타민)을 가리키는 영어식 은어다.

이 영화는 전형적인 B급 영화로 볼 수 있다. 오늘날 우리가 흔히 이야기하는 B급 영화라는 명칭은 본격적인 텔레비전 시대의 등장 이전인 1920년대 말에서 1960년대 초반에 걸친 이른바 미국 할리우드의 황금시기에 만들어진 용어다. 당시 영화에 대한 폭발적인 수요를 감안하여 동시상영이 유행하였는데, 이때 제대로 만들어진 영화 즉 A급 영화에 붙여서 상영할 목적으로 무명 배우와 감독을 동원하여 저예산으로 대충 만든 영화를 B급 영화(B movie)라고 불렀던 것이다. 이렇게 B급 영화라는 명칭은 오랫동안 질이 떨어지는 영화를 의미하는 경멸적인 용어였지만 최근 들어서는 예술성과 작품성을 지닌 저예산영화들이 속속 소개되면서 이들을 아우르는 긍정적인 용어로 사용되기도 한다. 한편 C급 영화라는 용어도 있는데 이는 여러 가지 의미에서 B급보다 수준이 떨어지는 한 단계 아래 등급의 영화들을 지칭하는 데 사용된다. 또 이 영화들이 주로 케이블 TV 방송용으로 주로 제작되었기 때문에 케이블(Cable)의 C를 딴 것이라는 해석도 있다.

이런 의미에서 보면 오늘 소개하는 영화 〈크랭크; 하이볼티지〉는 어쩌면 C급 영화의 범주에 넣는 것이 더 어울릴지도 모른다. 요즘 유행하는 표현을 빌리면 막장 영화에 속하는 것으로 생각할 수 있을 것이다. 그만큼 일반적인 영화 관람객의 시각에서 볼 때 심란한(?) 화면들을 계속 제공하기도 쉽지 않기 때문이다. 그러나 〈트랜스포터〉 시리즈로 유명세를 탄 제이슨 스타뎀이라는 1급 배우가 주연을 맡은 점이나 인공심장이라는 첨단 의학의 개념을 동원한 장기 적출 아이디어 등은 저급 영화로 일방적으로 무시하기에는 상당히 아까운 측면이 있는 것도 사실이다. 개인적으로는 차라리 이 아이디어를 활용하여 보다 제대로 된 A급 영화를 만들었으면 어땠을까 하는 아쉬움이 크다.

아무튼 본 영화는 이야기 자체가 전편의 마지막 장면에 바로 이어 시작하는 형식을 취하고 있기 때문에 영화의 내용을 제대로 이해하기 위해서는 전편의 스토리를 파악하고 있는 것이 중요하다.

2006년 출시된 전편 크랭크(아드레날린 24)는 하루 동안에 일어난 일을 그린 영화로 미국 로스앤젤레스의 멕시코계 갱단 두목 칼리토(카를로스 산츠 분)가 그의 세력을 침식해 오고 있는 중국 갱단의 두목 돈 킴(케

온 영 분)을 제거하기 위해 청부 살인업자를 고용하는 데서 시작한다. 영화의 주인공인 영국 출신의 프리랜서 킬러 체브 첼리오스(제이슨 스타뎀 분)가 이 임무를 맡게 된다. 그러나 예상보다 강한 중국 갱단의 반격에 칼리토는 곧 그의 계획을 후회하기 시작한다. 그는 곤경을 벗어나기 위한 방책으로 자기의 계획이 아니라며 그에 대한 증명으로 오히려 체브를 제거하기로 한다.

이를 위해 베로나(호세 파블로 칸틸로 분)가 몰래 체브의 집에 들어가 베이징 칵테일이라는 약을 주사한다, 이 약은 부신(adrenal gland)으로부터 아드레날린 호르몬 생산을 중단시켜 결국 심장 박동 중단으로 사람을 죽게 만드는 약이었다. 잠에서 깨어난 체브는 녹화된 CD를 통해 그의 수명이 앞으로 한 시간 밖에 남지 않았다는 것을 알게 된다. 마피아의 주치의 역할을 하고 있는 덕 마일즈(드와이트 요와캠 분)는 체브에게 그가 살기 위해서는 지속적인 흥분 상태를 유지하든지 그렇지 않으면 아드레날린 대용으로 에피네프린을 구해 주사할 수밖에 없다고 말한다.

그때부터 체브는 살아남기 위해 병원에 침입해 에피네프린을 탈취하기도 하고 흥분 상태 유지를 위해 도적질을 하거나 경찰에게 일부러 싸움을 거는 등 온갖 일을 벌이기 시작한다. 심지어 심장을 자극하기 위해 그의 애인 이브(에이미 스마트 분)와 차이나타운의 노상에서 섹스를 하기도 한다.

영화 후반부에서 체브는 칼리토와 베로나 일당과 일전을 벌인다. 이 와중에 칼리토는 교활한 베로나에게 죽임을 당하고 베로나는 칼리토의 헬기를 타고 도망을 시도한다. 체브는 헬기까지 베로나를 따라가 결투를 벌이다 둘 다 공중으로 떨어지게 된다. 수천 피트 공중에서 낙하 중에 체브는 베로나의 목을 꺾어 죽이고 그는 지상의 자동차 지붕에 떨어진 뒤

튕겨 나와 길거리에 떨어진다. 영화의 마지막 장면은 아드레날린 분비가 지속되면서 그의 심장이 박동하는 것을 암시하면서 끝을 맺는다.

2009년에 출시된 영화 〈크랭크: 하이볼티지〉는 정확하게 바로 이 장면에서 이야기가 이어진다. 속편 역시 전편과 마찬가지로 마크 네빌딘과 브라이언 테일러 두 사람이 감독과 극본을 겸하였다. 등장인물도 전편의 인물들이 대부분 그대로 나오고, B급 영화답게 한 달 만에 집중적으로 만들어졌다.

영화는 헬기에서 추락해 만신창이가 된 그의 몸을 정체불명의 중국인들이 나타나 차로 어디론가 데려가는 것으로 시작된다. 그가 잠시 정신을 차리고 보니 어떤 간이 병원의 수술대 위에 올라있다는 것을 깨닫는다. 정체불명의 의사들이 그의 심장을 제거하고 대신 플라스틱으로 만든 인공심장으로 이를 대체하는 수술을 하고 있는 것이다(사진 1, 2). 이 과정을 중국 갱단의 조니 뱅(아트쉬 분)이 옆에서 짓궂게 지켜보고 있다.

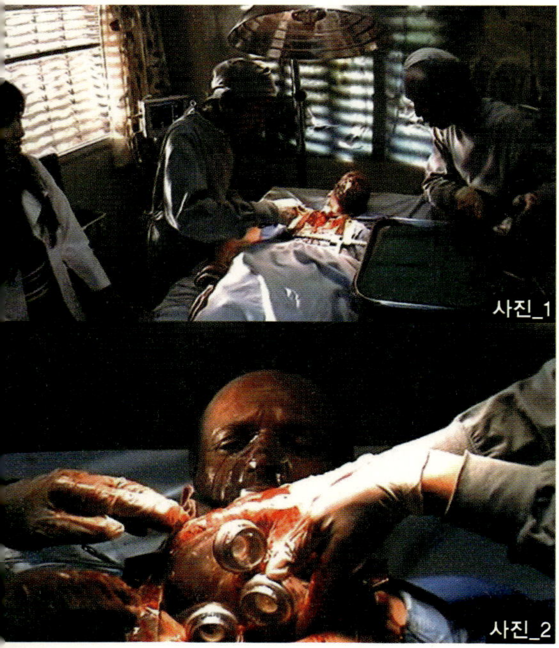

사진_1

사진_2

수술 후 몇 주가 지난 후 간신히 의식을 되찾은 체브는 병원을 탈출한다. 그리고 흉부외과 의사인 덕 마일즈와의 전화 통화를 통해 자신의 몸 안에 들어있는 인공심장을 제대로 작동시키기 위해서는 외부배터리에 주기적으로 전기충전을 해주어야

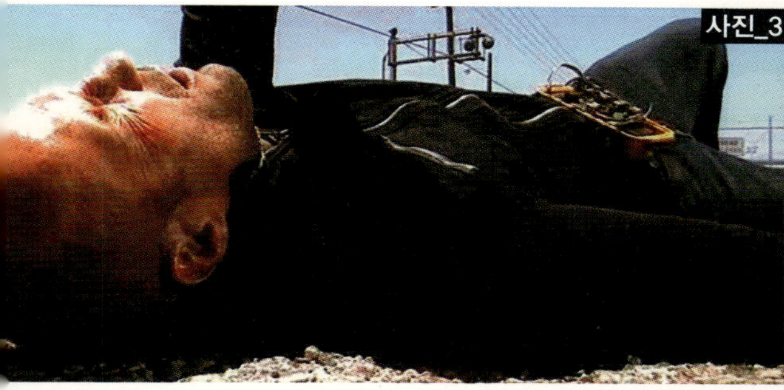
사진_3

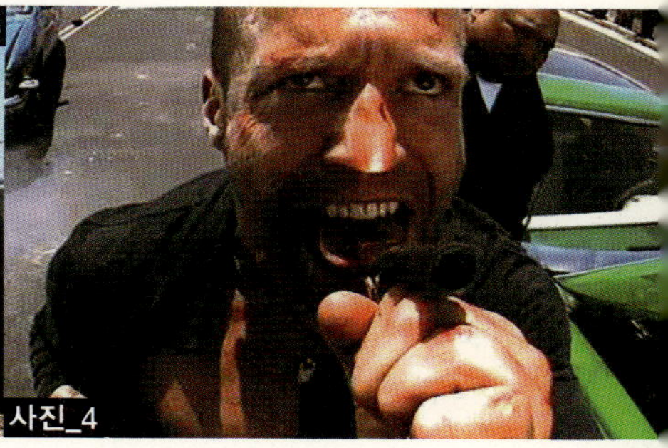
사진_4

한다는 것을 알게 된다. 그리고 만일 외부 배터리가 망가지는 경우에는 내부 배터리만으로 인공심장이 박동할 수 있는 시간은 한 시간에 불과하다는 것도 듣게 된다. 그때부터 체브는 인공심장의 기능을 유지해 나가면서 그의 심장을 되찾기 위한 필사의 노력을 경주한다. 일단 그의 목표는 그의 심장을 갖고 간 뱅을 찾는 일이었다. 이런 그를 정체불명의 멕시코 갱단 두목 엘 휴론(클립튼 콜린스 주니어 분)이 쫓고 있다. 설상가상으로 운전 도중 충돌 사고가 나면서 체브의 인공심장 외부 배터리가 망가지는 일이 생긴다(사진 3). 체브는 대신 내부 배터리를 충전시키기 위해 온갖 노력을 다한다. 여기에는 자동차 점프케이블을 이용하거나 고압 전신주, 전기 충격기 등 생각할 수 있는 모든 수단과 방법이 동원된다(사진 4).

체브는 과연 절체절명의 위기에서 벗어나 새 삶을 시작할 수 있을까?

이 영화에서는 인공심장이라는 첨단 인공장기가 중요한 소재로 등장하고 있다. 중국 갱단의 최고보스 푼 동의 심장이식을 위해 중국 의료진이 체브의 심장을 적출해 가는 대신 그 자리에 인공심장을 이식시켜 준

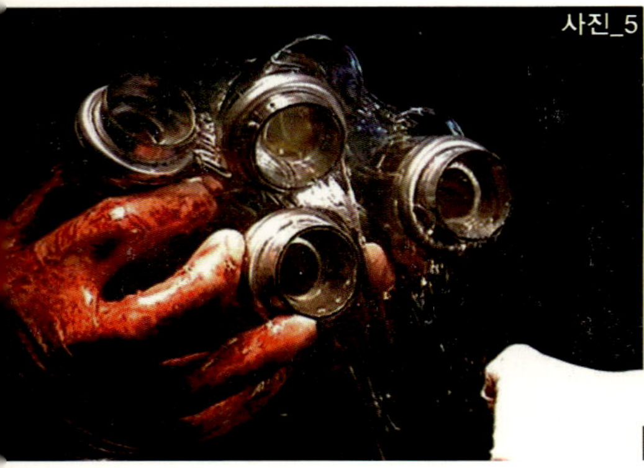

사진_5

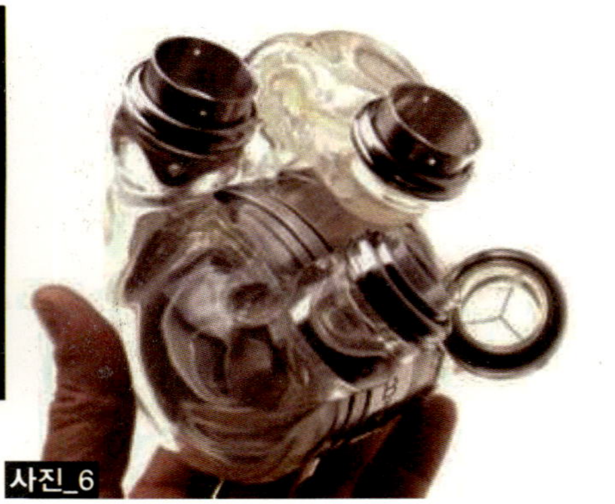

사진_6

것이다(사진 5).

그런데 영화에 등장하는 인공심장은 영화에서 흉부외과의사로 나오는 덕 마일즈의 설명대로 바로 아비오코(Abiocor)라는 실제 상용화되어있는 인공심장이다. 이 인공심장은 미국 마사추세츠 주에 근거를 두고 있는 아비오메드(Abiomed)라는 회사에서 만든 것인데 인공심장의 명칭 자체도 아비오메드사(Abio–)에서 만든 심장(–cor)이라는 뜻이 된다(사진 6). 2001년 처음 환자에 적용되기 시작한 이 인공심장은 피부를 관통하는 선을 통해 외부에서 동력을 제공하던 기존의 인공심장들과 달리 특수 동력 전달 시스템을 이용하여 연결선이 없이도 인공심장을 움직일 수 있게 하였다. 따라서 이 인공심장은 수술 삽입 후에 몸밖에 부착한 외부 배터리의 힘만으로도 추가 충전 없이 4시간 정도 작동할 수 있기 때문에 몸속에 모든 장치를 완전히 삽입하는 것이 가능한 최초의 인공심장으로 평가받고 있다. 그리고 이 인공심장에는 환자가 만일 목욕을 하고 싶어 하거나 또는 그밖에 외부 배터리 사용이 힘든 상황을 대비하여 내부 배터리만으로도 최소한 30분은 작동할 수 있도록 안전장치가 마련되어 있다.

영화에서 주인공 체브가 외부 배터리가 망가진 상태에서 1시간이라는 시한부 선고를 받는 설정도 이를 근거로 한 것이다.

그러나 영화에서처럼 생명 연장을 위해 내부 배터리를 추가로 충전시키려고 고압 전신주의 전기를 끌어안거나 점프케이블을 몸에 갖다 댄다든지 하는 행위는 사실 과학적 근거와는 관계없는 영화상의 극적 효과를 위한 것으로 생각하여야 할 것이다. 더욱이 인공심장이 멈추는 것을 막기 위한 목적으로 마찰 전기력을 얻기 위해 급박하게 공공장소에서 애인과 열렬히 섹스를 하는 장면에서는 감독의 과학적 상상력에 경의(?)를 표하지 않을 수 없게 만든다. 실제 영화에서처럼 인공심장의 외부 배터리가 망가진 경우에 있어 가장 현실적인 대처 방법은 아비오메드 회사에 연락하여 대체품을 공급받는 일일 것이다.

그리고 이 영화에서 한 가지 주목할 만한 관점은 중국 갱단의 노쇠한 보스 푼 동이 병든 자신의 심장을 대체할 목적으로 인공심장이 아닌 심장이식을 선택하고 있다는 점이다. 이는 현대 의학적 상식과 일치하는 것이다. 사실 일반적인 방법으로는 치료가 불가능한 말기 심장질환 환자에서 현재 가장 효과가 있는 치료 방법은 타인의 심장을 이식받는 심장이식 수술이다. 그런데 문제는 타인의 심장을 공여받는 데에는 큰 제한이 있을 수 밖에 없다는 점이다. 우리 몸속에 두 개가 존재하여 하나를 적출하여도 생명과는 관계없는 콩팥과는 달리 심장의 적출은 곧 죽음을 의미하기 때문에 뇌사 상태에 있는 한정된 환자를 통해서만 심장 공여가 가능하기 때문이다.

역사적으로 인공심장에 대한 개발이 본격화된 것도 바로 이런 공여 심장의 부족 때문에 추진된 것이었다. 돌이켜 보면 1982년 12월 미국 유타대학에서 시행되었던 세계 최초의 완전치환형 인공심장 삽입 수술은 당시 전 세계 매스컴의 집중 조명을 받으면서 향후 인공심장의 본격적인 임상 적용에 큰 기대를 갖게 하였다. 그러나 환자가 냉장고만 한 외부 공기 구동장치에 줄곧 매여 있어야만 하는 결정적인 단점과 인공심장에서 발생하는 혈전 등의 치명적인 합병증 등이 노출되면서 곧 초기의 열기가 식고 말았다.

그러다가 외부 구동장치에 매이지 않고도 자체적으로 작동이 가능한 체내 완전삽입 인공심장을 만들 목적으로 새로운 전기식 인공심장의 개발이 미국을 선두주자로 우리나라를 포함한 여러 나라에서 추진되었다. 그리고 이의 결과물로 임상실험을 위한 최종 심사까지 통과한 것이 바로 영화에서 등장하는 아비오코 인공심장이다. 그러나 이 제품 역시 아직까지는 해결해야 할 문제들이 많아 현재 일부 한정된 조건에 해당되는 환자에서 극히 제한적으로 시행되고 있는 실정이다.

마지막으로 영화에서 주목할 만한 또 다른 흥미로운 설정은 중국 갱단이 체브에게서 심장을 도적질 해가면서 그의 생명을 어떻게든 유지시켜 줄 목적으로 인공심장을 대신 넣어 준 것이다. 실제 아비오코 인공심장은 매우 고가의 의료장비로 체브에게 이런 시술을 해 주는 행위는, 남의 장기를 강탈해 가는 그야말로 비인도적인 처사 와중에서도 한 줄기 인간적인 면을 발견할 수 있다는 것인지 자못 실소를 자아내게 한다.

이 영화는 사실 수술 장면이나 인공심장에 관한 구체적인 묘사 등에서 의학적 관점에서 보면 많은 허점을 가지고 있는 영화다. 한 예로 인공심장 충전 후 체브가 순간 마치 슈퍼맨처럼 변하는 것으로 묘사되어 있는데, 사실 인공심장은 자연심장처럼 우리 몸의 기본적인 순환을 유지시켜 주는 것이 그 기능이지 시금치를 먹은 뽀빠이와 같은 상태로 만들어 주는 것은 전혀 아니다. 그러나 이런 비논리성에 대해 별다르게 고민하지 않고 간명하게 영화적 재미거리로 만들어 관객들에게 보여 줄 수 있는 것이 바로 B급/C급 영화들의 장점이자 매력이 아닐까 하고 생각해 본다. 그리고 다시 한 번 인공심장이라는 첨단 의료제품을 이용하여 독특한 발상의 영화를 제작한 데는 관련 전문의로서 애정 어린 관심을 표하지 않을 수 없다는 것도 밝혀 둔다.

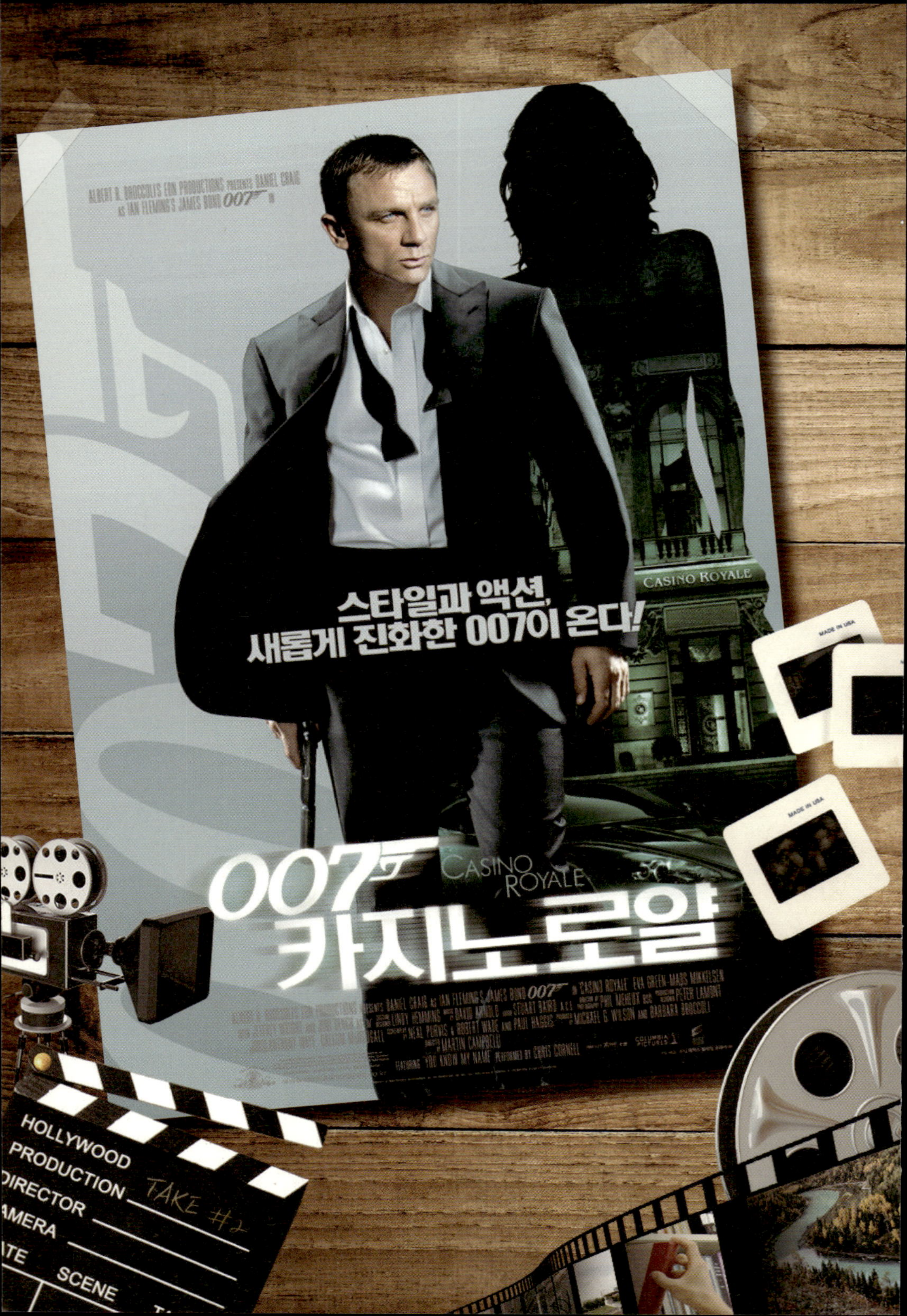
ALBERT R. BROCCOLI'S EON PRODUCTIONS PRESENTS DANIEL CRAIG
AS IAN FLEMING'S JAMES BOND 007 IN
CASINO ROYALE
스타일과 액션,
새롭게 진화한 007이 온다!
MADE IN USA
007
CASINO ROYALE
카지노로얄
HOLLYWOOD
PRODUCTION
DIRECTOR
TAKE #2
SCENE

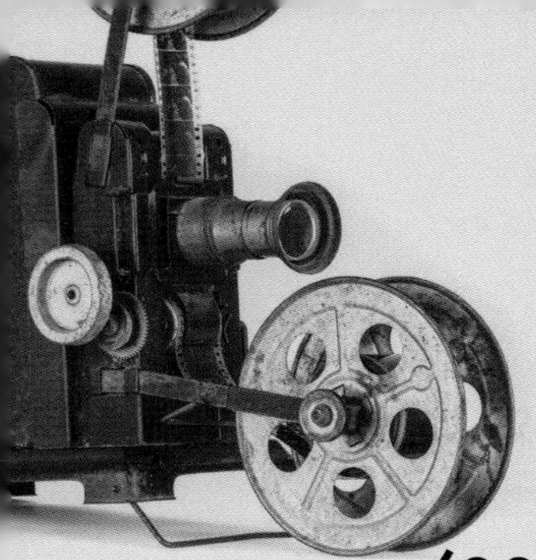

Story_ 12

〈007 카지노 로얄〉과 자동제세동기

영화 007은 1962년 제1편 살인면허가 소개된 이래 무려 50년 가까이 이어지고 있는 전설적인 첩보 스릴러다. 007 시리즈는 2015년 최근작까지 공식적으로는 24편까지 나와 있는데 이러한 기록은 아마 앞으로도 영화사에서 찾아보기 어려울 것이다.

영국 정보국 M국(해외특수공작 담당) 소속의 첩보원 M16 즉 007이 만들어진 것은 영국 작가 이안 플레밍(Ian Fleming, 1908~1964)에 의해서였다. 그의 소설에 근거하여 지금까지 만들어진 007 시리즈 24편을 구체적으로 살펴보면, 우선 007의 대명사로도 불리는 숀 코네리가 주연한 살인번호(1편, 1962), 위기일발(2편, 1963), 골드핑거(3편, 1964), 썬더볼(4편, 1965), 두 번 산다(5편, 1967), 다이아몬드는 영원히(7편, 1971) 등이 있다. 1969년에 발표된 6편 여왕폐하 대작전은 조지 레전비란 배우가 단 한번 007 역을 맡아 상영되었다. 숀 코네리는 그 후 1983

년 네버세이 네버어게인이라는 다른 제작자가 제작한 007물에 출연하여 당시 공식적인 007 시리즈인 옥토퍼시와 경쟁 관계에 서기도 하였다.

그리고 숀 코네리 다음으로 007 이미지를 짙게 풍겼던 배우로 로저 무어가 있다. 제3대 007이 되는 로저 무어는 죽느냐 사느냐(8편 1973)를 시작으로 황금총을 가진 사나이(9편, 1974), 나를 사랑한 스파이(10편, 1977), 문레이커(11편, 1979), 포 유어 아이즈 온리(12편, 1981), 옥토퍼시(13편, 1983), 뷰 투 어 킬(14편, 1985) 등 무려 7편에서 본드 역을 맡았다. 로저 무어에 이어 티모시 달톤이라는 배우가 리빙 데이라이트(15편, 1987), 살인면허(16편, 1989) 두 편의 007 영화에서 주연을 맡았지만 큰 인기를 끌지는 못했다.

그다음 등장한 5대 제임스 본드인 피어스 브로스넌은 비교적 선전하였다. 그는 한동안 공백 후에 1995년 재등장한 골든아이(17편)를 시작으로 네버다이(18편, 1997), 언리미티드(19편, 1999), 어나더데이(20편, 2000) 등 총 4편에서 활약하였다. 가장 최근으로는 전통적 제임스본드 이미지와는 조금 벗어난 실제(?) 첩보원 풍의 대니얼 크레이그라는 배우가 등장하였다. 그는 카지노 로얄(Casino Royale, 21편, 2006)에 이어 퀀텀 오브 솔라스(Quantum of Solace, 22편, 2008)와 스카이폴(Skyfall, 23편, 2012), 스펙터(Spectre, 24편, 2015)에서 007 역을 맡고 있다.

제6대 제임스 본드가 되는 대니엘 크레이그의 데뷔작 카지노 로얄은 마틴 캠벨 감독에 의해 만들어졌다. 이 작품은 1963년 처음 발표된 이안 플레밍의 동명 소설을 영화화한 것으로 시점만 놓고 보면 지금까지의

007 시리즈 중 가장 처음에 해당된다. 즉 제임스 본드가 007로서 첫 경력을 시작하는 단계로 이른바 살인면허를 얻어가는 과정이 된다. 그러나 영화에 등장하는 모든 실제 배경은 첨단 테크놀로지를 바탕으로 한 것으로, 이는 제작사 측 입장에서 비록 007 탄생의 출발점 이야기에 기초를 하고 있긴 하지만 실제로는 새로운 007 시리즈를 향한 재부팅의 시도로 해석되고 있다.

영화는 체코의 수도 프라하에서 시작된다. 그곳에서 부패한 M16의 현지 책임자과 그의 정보원을 성공적으로 제거한 제임스 본드는 마침내 영국 정보국의 공식적인 살인면허를 얻게 되는 007로 불리게 된다. 이어서 무대는 아프리카의 우간다로 바뀐다. 세계적 범죄 조직인 퀀텀의 주요 멤버인 화이트는 자신의 불법자금을 해외로 빼돌리고자 하는 우간다 현지 게릴라 조직의 우두머리인 오바노를 금융가 르 쉬프르(매즈 미켈슨 분)에게 소개시켜 준다. 르 쉬프르는 이런 불법자금을 전문으로 다루는 인물이다. 그는 알바니아 출신으로 체스 챔피언이자 포커에도 미쳐있는 수학천재다.

오바노는 자금 운용의 안전성을 강조하고 르 쉬프르는 이런 그에게 안전에 대한 보장을 해 준다. 그러나 실제 르 쉬프르는 이러한 자금을 이용하여 특정 회사의 주식을 공매한 이후, 테러를 통해 회사를 망하게 함으로써 막대한 이익을 불법으로 챙기는 국제 테러조직의 주범이었다.

한편 제임스 본드는 007이 되고 나서 첫 임무로 국제 테러조직의 자금원을 밝힐 목적으로 아프리카 동남부의 섬나라 마다가스카르로 간다. 그곳에서 본드는 테러용 폭탄을 제조하는 범인을 집요한 추격전 끝에 제3국의 대사관까지 따라 들어가 제거한다. 그러나 그 와중에 대사관까지 폭파하여 큰 물의를 일으키기도 한다. 어쨌든 본드는 죽은 범인의 핸드폰에서 바하마에 있는 디미트리오스(시몬 압카리안 분)라는 사람에게서 받은 메일을 발견한다.

디미트리오스는 사실 르 쉬프르와 연결된 사람으로 르 쉬프르의 테러에 필요한 사람과 무기를 공급해 주는 중간책 역할을 하고 있었다. 그는 르 쉬프르의 계획에 의해 그가 주식을 조작하고 있는 한 항공사의 새롭게 출시된 항공기를 폭파시킴으로써 회사를 일시에 망하게 하려는 계획을 짜고 있었다. 바하마로 날아간 본드는 디미트리오스가 마이애미 공항으로 간다는 사실을 알아내고 그를 추적한다. 결국 마이애미 공항에서 본드는 항공기 폭발을 앞둔 디미트리오스와 그의 테러 하수인을 제거하면서 르 쉬프르의 계획을 일시에 무산시킨다.

본드 때문에 테러 계획이 실패로 끝나 무려 1억 달러 이상의 자금을 그대로 날리게 된 르 쉬프르는 자금주들의 보복을 두려워 한 나머지 돈을 구하기 위하여 한 가지 아이디어를 낸다. 즉 몬테네그로 카지노 로얄에서 10명의 도박가들을 모집한 뒤 각자 천오백 달러씩의 배팅 금액 한도 내에서 무제한 게임을 통하여 1억 5천 달러를 조달할 계획을 세운 것이다. 그는 그만큼 포커에는 자신이 있었다.

영국정보국의 책임자 M(쥬디 덴치 분)은 이러한 정보를 입수하고 본드에게 정부의 돈으로 포커 게임에 참여하게 한다. 그녀의 목적은 포커 게임에서 이겨 르 쉬프르를 빈털터리로 만든 다음 신변보호를 구실로 테러 조직의 실체에 대한 정보를 얻어 내는 것이었다.

본드는 몬테네그로로 향하는 비행기 안에서 그에게 도박 자금을 주기 위하여 파견된 영국 재무성 소속의 베스퍼(에바 그린 분)라는 여자를 만나고 첫눈에 호감을 느끼게 된다. 이 베스퍼야 말로 본드가 007로써 처음 사랑하게 되는 여자였다.

몬테네그로에 도착한 본드는 영국정보국의 현지 요원인 마티스(지안

카를로 지아니니 분)를 만나 현지 정보를 얻는다. 마침내 포커 게임이 시작되고 본드는 노련한 르 쉬프르의 계략에 말려 처음 준비한 천만 달러를 모두 잃고 만다. 게임 결과에 실망한 베스퍼는 추가로 오백만 달러를 지급하기를 거절한다. 그 때 게임 참가자의 한 사람이 본드에게

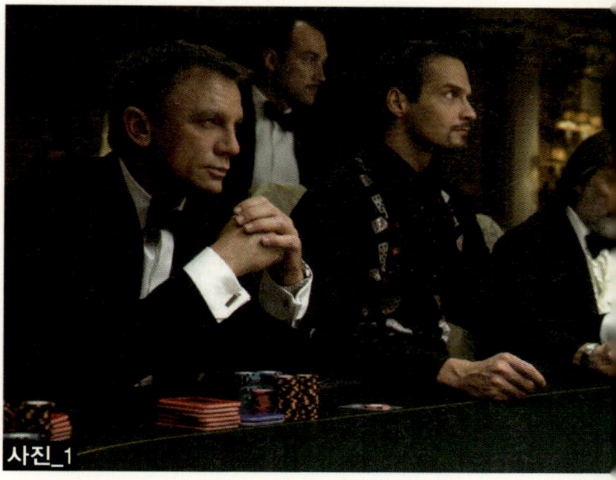
사진_1

다가와 자기는 사실 미국 CIA 요원인 라이터(제프리 라이트 분)라고 소개하면서 자기의 자금을 도박에서 이길 가능성이 높은 본드에게 넘길 것이니 게임을 계속할 것을 권유한다. 그가 내세운 조건은 대신 르 쉬프르를 CIA에 넘기는 것이었다.

본드는 이 조건에 동의하고 게임은 재개된다. 그러나 이번에는 르 쉬프르가 애인을 시켜 본드가 마시는 칵테일에 몰래 독을 타게 한다. 그러나 죽음 일보 직전에서 베스퍼의 도움으로 간신히 고비를 넘긴 본드는 다시 게임에 참여하고, 마침내 승리한다(사진 1).

그날 저녁 본드는 베스퍼와 함께 승리의 자축연을 가진다. 그러나 베스퍼에게는 놀라운 사실이 숨겨져 있는데….

이 영화에서는 상당히 흥미 있는 의료장치 하나가 극중에서 제임스 본드를 위기에서 살리는 결정적인 도구로 등장한다. 바로 자동제세동기(自

動除細動器, automatic external defibrillator, AED)라는 이름의 의료 기기로 국내에서도 응급 심장정지 환자를 극적으로 구할 수 있는 효과적인 장치로서 최근 매스컴을 통해서 종종 소개되고 있는 제품이다.

영화에서 자동제세동기가 나오는 장면은 제임스 본드가 르 쉬프르와 운명을 건 카드도박을 하고 있는 카지노 로얄에서다. 카드도박이 열기를 더하는 도중에 르 쉬프르는 애인을 시켜 본드가 주문한 칵테일에 몰래 심장정지를 일으키는 독을 타게 한다(사진 2). 아무 것도 모른 채 칵테일의 맛에 취해 맛있게 마신 본드는 즉시 몸이 이상해지는 것을 느낀다. 본드는 잠시 자리를 피해 화장실에서 안정을 취해 보려고 하였으나 몸 상태가 점점 나빠진다. 그는 위험을 직감하고 비틀거리며 주차장의 자기 차로 향한다.

차에서 본드는 글러브 박스 안에 있는 자동제세동기를 꺼내는 동시에 원격장치로 런던 M 본부와 연결한다(사진 3). 본드의 심장에 문제가 생긴 것을 안 본부 통제실은 비상이 걸린다. 통제실에서는 본드에게 즉각 자동제세동기 버튼을 누를 것을 지시하나 웬일인지 버튼이 작동하지 않는다. 가슴에 부착한 패드와 본체 사이의 연결선이 빠져 있었던 것이다. 결국 의식을 잃고 만 본드에게 마침 극적으로 달려온 베스퍼가 대신 선을 연결하고 자동제세동기를 성공적으로

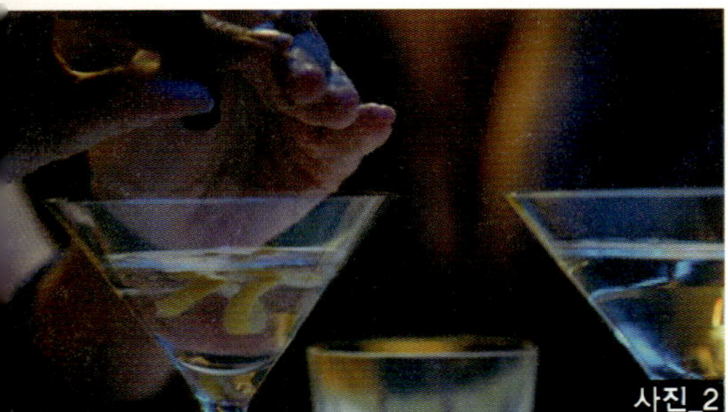
사진_2

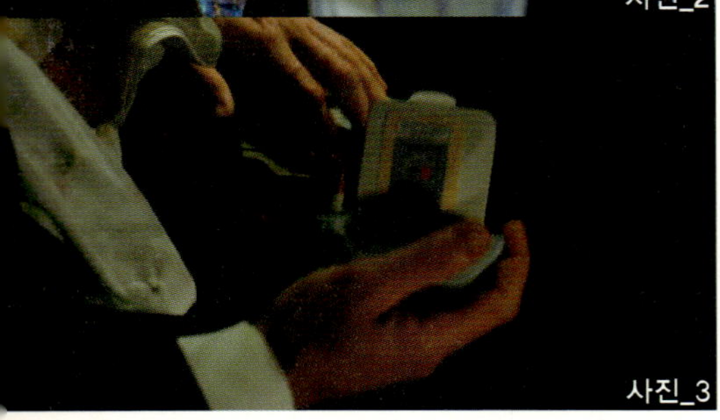
사진_3

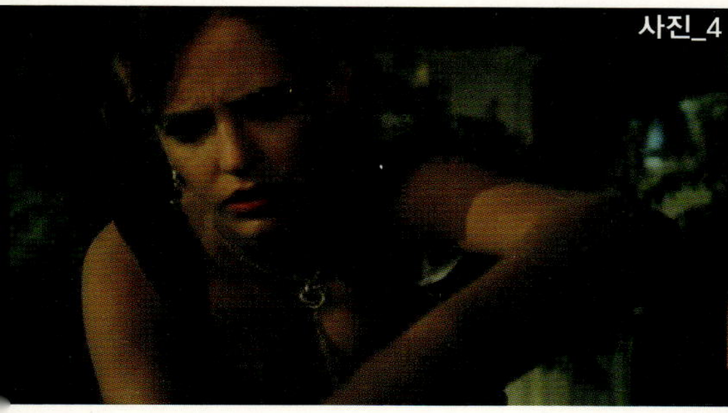

사진_4

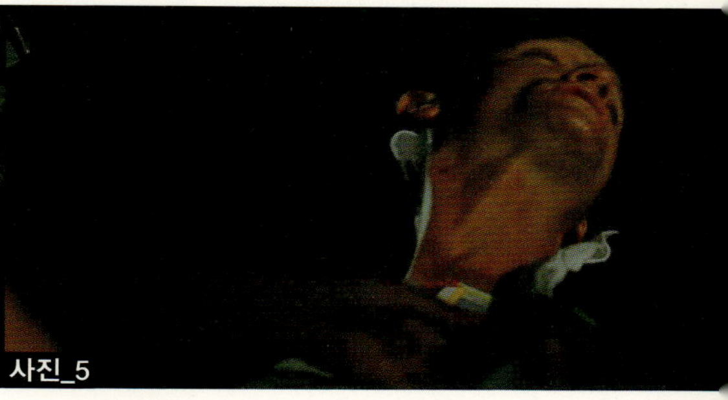

사진_5

작동시킨다(사진 4, 5). 간신히 목숨을 구한 본드는 몸을 회복한 뒤 태연히 도박장으로 다시 들어오고 이런 그의 모습을 본 르 쉬프르는 놀라움을 금치 못한다. 그런데 영화에서 007의 생명을 극적으로 구하는 역할을 하게 되는 자동제세동기는 과연 어떤 장치일까?

우리가 일상에서 흔히 심장마비라고도 부르는 급성심장정지(cardiac arrest)에는 크게 두 종류가 있다. 하나는 심장이 전혀 움직이지 않는 상태로 일반적으로 생각하는 심정지의 개념에 일치되는 상태다. 그런데 심정지의 또 다른 형태에는 심장이 움직이고 있기는 하지만 우리 몸의 순환을 유지할 수 있는 의미 있는 박동은 만들지 못하는 상태가 있다. 심장의 궁극적인 목적은 말초 조직에 필요한 혈액을 내뿜는 것인데 이 기능을 수행하지 못하면 심정지나 다름없는 상태가 되는 것이다. 이 경우의 심장은 힘찬 정상적인 박동 대신 마치 벌레가 꿈틀거리는 듯한 미세한 움직임만을 보이기 때문에 학술용어로는 세동(細動, fibrillation)이라고 표현하는 것이다. 또 심실이 병적으로 너무 빨리 뛰어 제대로 된 박동을 만들지 못하는 경우가 있는데 이런 맥박이 없는 심실빈맥(pulseless ventricular tachycardia)도 심실세동과 같은 결과를 낳는다. 영화에서 본드의 상태는 바로 이런 경우에 해당된다.

자동제세동기는 바로 이런 심실세동이나 맥박이 없는 심실빈맥과 같은 심정지의 두 번째 형태에 가장 효과적으로 사용할 수 있는 응급치료 도구다. 즉 심장에 치료용 전류를 흘려 심장의 리듬을 정상으로 회복시켜 주는 장치다. 제세동기라는 용어 자체도 세동을 제거해 주는 기계라는 뜻이며, 앞에 붙은 자동이라는 말은 병원에서 흉부외과의사 같은 전문 의료인력이 사용하는 수동제세동기와 달리 일반인들도 쉽게 사용할 수 있도록 완전 자동화된 장치라는 뜻이 된다. 또 제세동기의 영어 명칭 AED(Automatic External Defibrillator)에 들어 있는 외부(external)라는 용어는 심장정지가 일어날 확률이 높은 환자에서 체내에 미리 삽입해 두는 내부형 제세동기와 구별을 하기 위한 단어라고 보면 된다.

심정지 상태에서 우리 몸은 불과 5분만 경과하더라도 심각한 비가역적 뇌손상의 위험에 노출되게 된다. 따라서 이런 환자들을 발견하면 즉시 적절한 심폐소생술을 시행하여야 하는데, 이때 주위에 자동제세동기가 있으면 즉각 이를 사용하여야만 한다. 해당 환자의 상태가 제세동기가 필요한 심장정지인지 아닌지는 제세동기 패드를 가슴에 연결하면 기계에서 자동으로 판단해 주게 된다. 영화에서 본드는 심폐소생술의 도움 없이 제세동기만으로 심정지 상태에서 회복되는 것으로 그려져 있다. 이는 영화에서처럼 미리 본인이 심장정지가 생길 것을 예상하고 자동제세동기를 가슴에 부착해 놓은 경우라야 가능한 이야기다. 실제 현실에서는 이런 상황이 생길 가능성은 없기 때문에 반드시 적절한 심폐소생술이 동반되어야 한다.

최근 우리나라에서도 공항, 역사, 대형 쇼핑몰 등 공공장소에서 자동제세동기 표시가 된 보관함을 어렵지 않게 찾아볼 수 있다. 그리고 자동제세동기의 사용법도 장치에 붙어 있는 안내서만 보면 누구나 바로 사용할 수 있을 정도로 전혀 어렵지 않다. 혹시 사전에 제세동기에 대한 개념을 잡기 위해서라면 웬만한 인터넷 검색으로 쉽게 그 정보를 얻을 수 있다.

자동제세동기는 그렇지 않으면 귀한 생명을 잃을 수밖에 없는 거리의 응급환자들을 극적으로 살릴 수 있는 마법의 장치다. 그러나 이런 장치 역시 주위 사람의 도움들이 없으면 무용지물이 되고 만다. 영화에서 베스퍼가 죽기 일보 직전의 007을 구해 내듯, 여러분들도 간단한 상식을 가지고 어느 날 주변 사람을 기적처럼 살려낼 수가 있는 것이다.

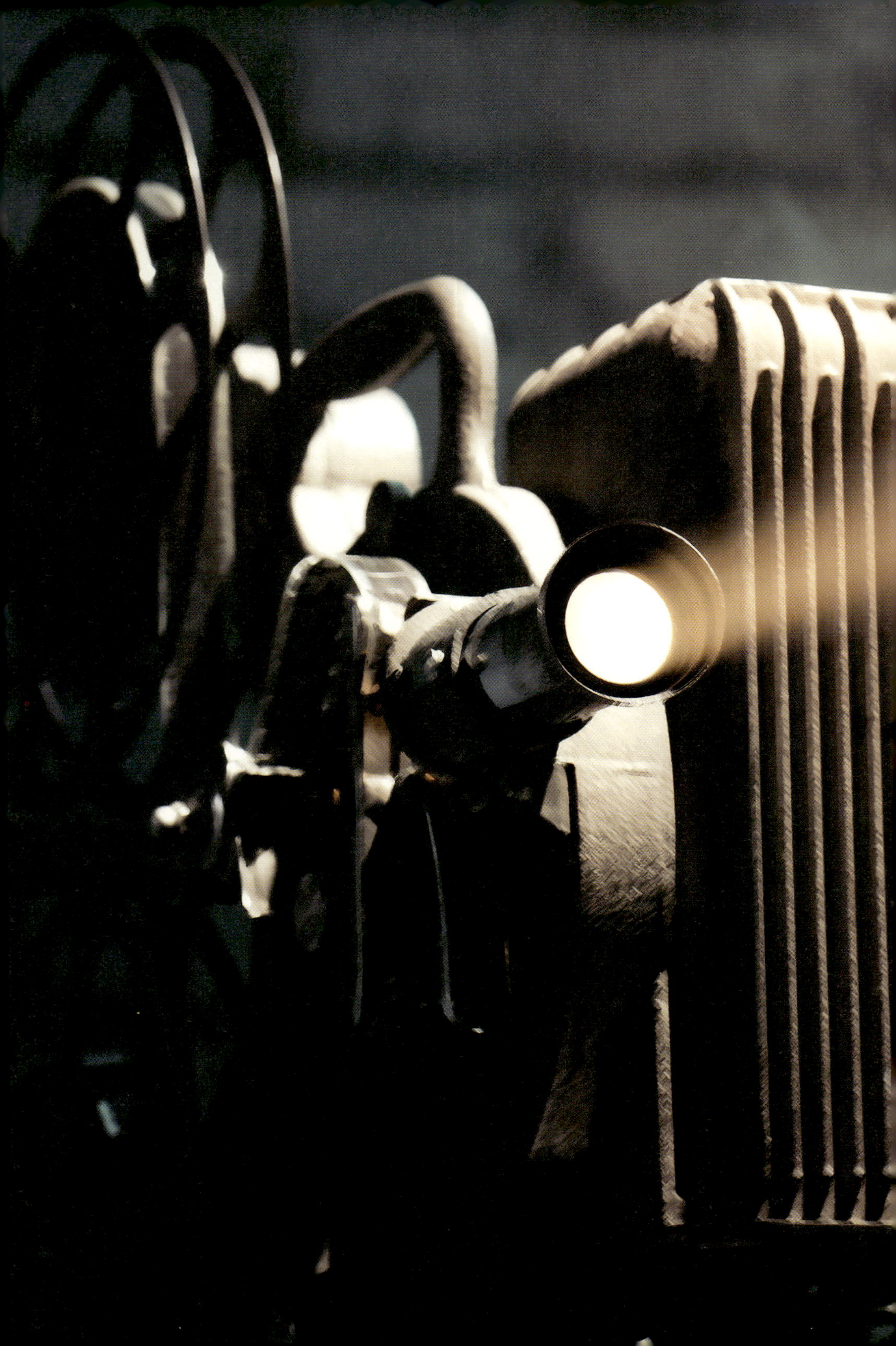

잘될 거야, 잘될 거야

Sometimes our fate resembles a fruit tree in winter.
Who would think that those branches would turn green again and blossom, but we hope it, we know it.
운명이 겨울철 과일나무 같아 보일 때가 있다.
그 나뭇가지에 꽃이 필 것 같지 않아 보여도, 그렇게 되기를 소망하고
또 그렇게 된다는 것을 알고 있지 않는가.

요한 볼프강 폰 괴테 Johann Wolfgang Von Goethe

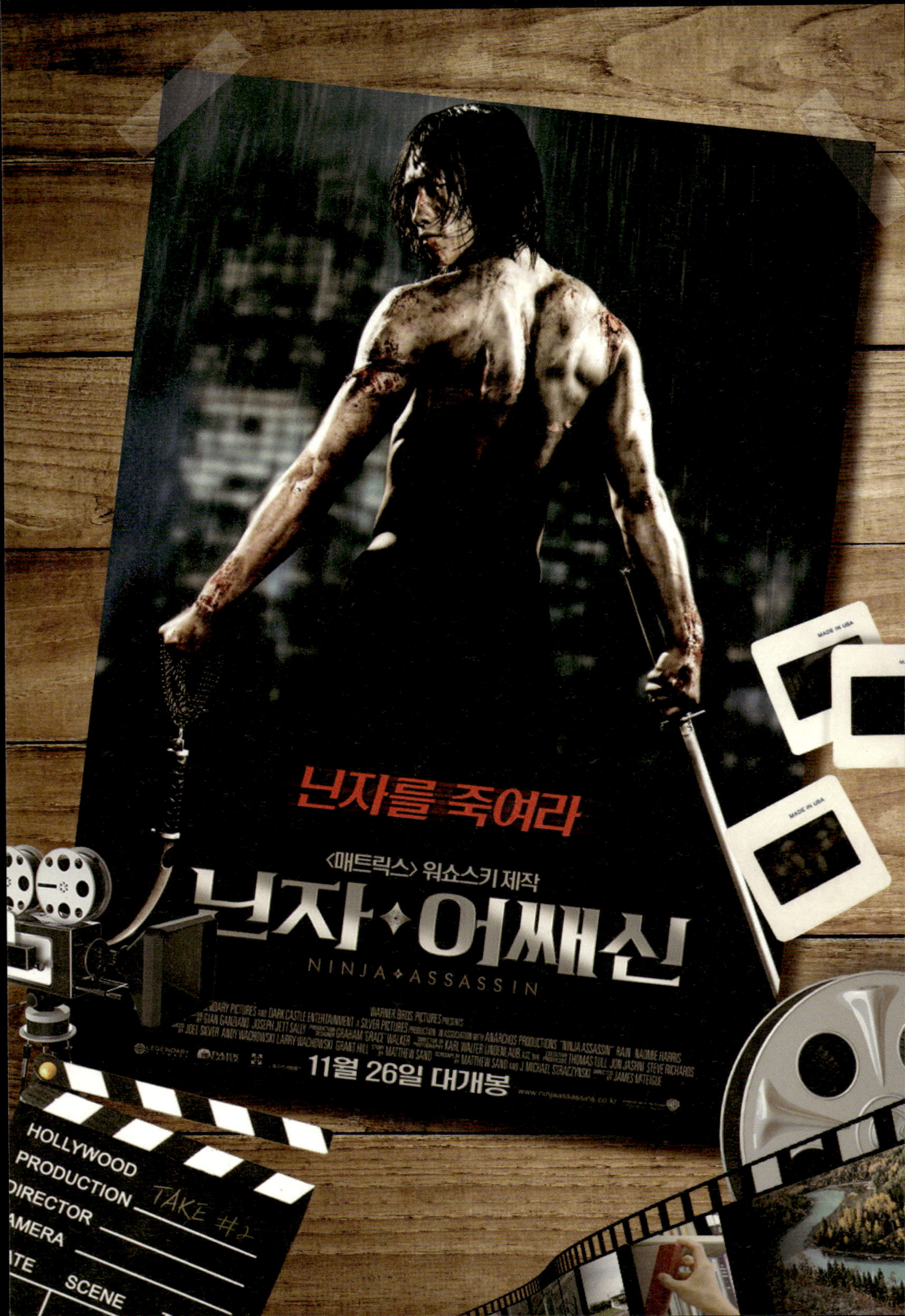
닌자를 죽여라
〈매트릭스〉 워쇼스키 제작
닌자 어쌔신
NINJA ASSASSIN
11월 26일 대개봉
HOLLYWOOD
PRODUCTION
DIRECTOR
SCENE

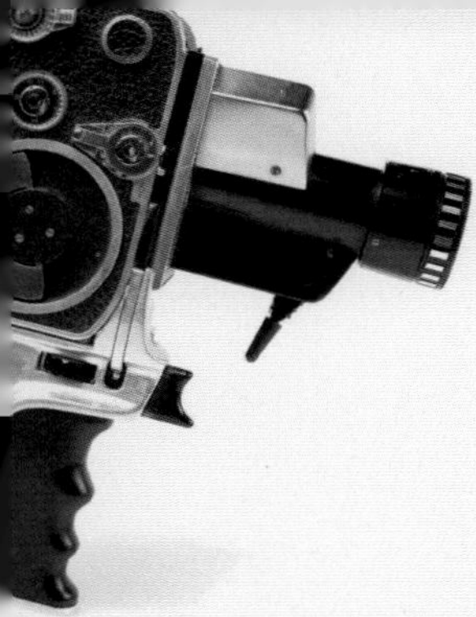

Story_ 13

〈닌자어쌔신〉과 우심증(右心症)

닌자어쌔신(Ninja Assassin)은 SF 영화 브이 포 벤데타(V for Vendetta, 2005년)를 만든 제임스 맥테이그 감독의 영화로 2009년 개봉된 작품이다. 이 영화에서는 주인공으로 우리나라의 유명 가수 비가 출연을 하여 우리에게는 특별한 화제가 되기도 하였다.

영화 줄거리 자체는 이런 종류의 작품이 흔히 그러하듯이 비교적 간단하다. 거리를 떠돌던 고아 출신인 라이조는 현존하는 옛 일본의 암살조직 닌자 집단에 의해 무서운 살인 병기로 길러진다. 그러나 어느 날 조직에 의해 그의 훈련 동료이자 애틋한 남녀 간의 감정을 느끼게 해준 여자 친구가 무참하게 살해되는 일이 발생하자, 이를 계기로 조직을 탈퇴한다. 그 후 조직에 대해 철저한 복수를 하는 것이 내용의 전부라고 할 수 있다. 그러나 이런 평면적인 이야기 전개에 비해 그 과정을 그리는 액션은 칼과 함께 옛 닌자들의 전설적인 무기들이 총 동원되면서 영화 내내 화면을 잔인할 정도로 핏빛으로 물들인다.

영화의 시작은 일본 오사카에 있는 한 야쿠자 본부에서부터 시작된다. 중간 보스 정도로 보이는 한 야쿠자가 타투 마스터로부터 몸에 문신을 새기고 있을 동안 다른 야쿠자들도 한가롭게 휴식을 취하며 시간을 보내고 있다. 그런데 이때 편지가 하나 배달되고, 바로 그 속에는 검은 모래가 들어있다. 이를 본 타투 마스터는 예전에도 이런 편지를 본 적이 있다며 공포에 질린다. 그는 검은 모래가 들어있는 이 편지는 여기 있는 사람들의 죽음을 의미한다고 말한다. 그의 말이 끝나기가 무섭게 정체불명의 암살자(라이조)가 나타나 방에 있는 모든 사람들을 피바람과 함께 글자 그대로 도륙한다.

이후의 이야기는 주인공 라이조의 현재와 옛날에 대한 회상이 번갈아 교차되며 전개된다. 라이조(가수 비)는 고아 출신으로 최대 닌자 조직의 하나인 오즈누파에 의해 키워진다. 그 존재가 철저히 베일에 가려져 있는 오즈누 조직은 세계 각국으로부터 남녀 어린이들을 납치해 와 비밀리에 전문 킬러로 양성한다. 그들은 옛날부터의 전통으로 황금 100파운드에 상당하는 금액을 받고 정치인이나 일반인 등을 가리지 않고 청부 살인을 해 주는 무서운 집단이다.

모든 훈련생들의 멘토 격인 오즈누 조직의 지도자(코스기 쇼 분)는 완벽한 수련을 구실로 가혹할 정도로 어린 훈련생들을 극한으로 몰아넣는다. 그는 항상 '나약함은 힘을 필요로 하고 배신은 피를 부른다.'라는 닌자의 규칙을 훈련생들에게 상기시킨다. 이런 가운데 라이조는 여자 교육생인 키리코(킬리 골드스타인)와 서로 따뜻한 애정을 느끼게 된다.

그러던 어느 날 힘들고 비인간적인 오즈누의 교육에 염증을 느낀 키리코가 탈출을 시도하다 잡혀 오는 일이 발생한다. 그녀는 멘토의 지시에 의해 라이조가 보는 앞에서 훈련생 선배 타케시(릭 윤 분)에게 무참하게 살해 된다. 이 사건은 라이조에게 잊을 수 없는 마음의 상처를 남긴다.

이후 훈련을 마친 라이조는 조직의 기대대로 어려운 암살 상대를 처치하는 첫 임무를 성공적으로 수행한다. 그런데 그의 성공을 축하하던 멘토는 돌연 조직을 배신한 한 여자 닌자를 조직원들이 보는 앞에서 죽일 것을 라이조에게 지시한다. 순간 과거 키리코의 죽음이 떠오른 라이조는 멘토의 얼굴을 칼로 베고 간신히 현장을 탈출한다. 멘토는 이때의 상처로 결국 오른쪽 눈을 잃고 만다. 이후 라이조와 오즈누 조직은 서로 복수를 다짐하게 된다.

한편 독일 베를린 소재 유로폴에서 증거분석관으로 일하고 있는 미카(나오미 해리스 분)는 정치적 암살사건을 추적하던 중 일련의 사건들과 닌자라는 이름의 지하 암살조직과의 연관성에 대한 증거를 포착한다. 그녀의 상급자인 라이언(벤 마일스) 요원은 닌자라는 조직의 존재에 대해 회의를 표명하면서도 결국은 그녀를 도와준다. 그러나 미카는 그녀가 오즈누 조직의 정체를 확인하려고 노력할수록 더욱 오즈누파의 암살 대상이 된다는 사실은 제대로 인식하지 못한다.

어느 날 오즈누의 닌자들이 미카를 살해하려 그녀의 아파트로 들이닥치자, 조직에 대한 복수를 호시탐탐 노리고 있던 라이조가 나타나 그녀를 구해준다. 이후 라이조와 미카는 오즈누 조직에 쫓기면서도 서로 도와가며 조직에 대한 역공을 준비한다. 이런 가운데 라이언 요원이 이끄는 유로폴도 불법 암살 조직을 소탕하기 위해 사건에 개입하면서 상황은 조금 복잡하게 얽히면서 전개된다.

영화의 종반부는 라이조를 잡아간 오즈누 조직의 본부를 라이언과 미카의 유로폴이 급습하면서 경찰 특공대의 총과 닌자들의 칼이 난무하며 치열한 전투가 펼쳐진다(사진 1). 라이조는 과연 막강한 적들과의 대결에서 살아남을 수 있을까?

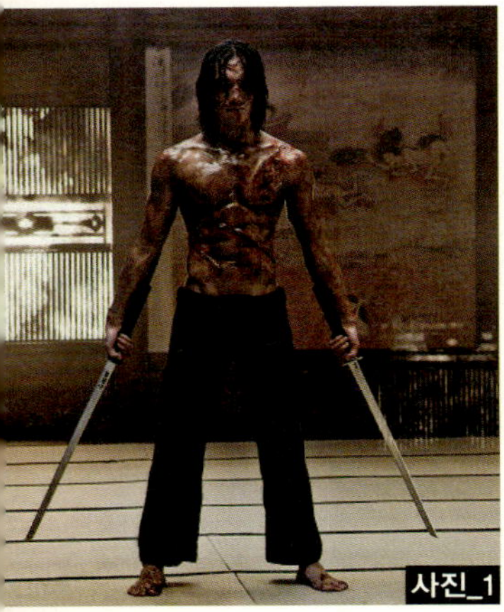
사진_1

이 영화에서는 현대 의학 개념으로는 도저히 성립할 수 없는 초자연적 외상 치료 과정이 여러 번 등장한다. 이른바 주문 치료라는 이름 아래 닌자 수련 과정에서 얻은 정신적 힘으로 주문을 외우면 웬만한 상처는 저절로 감쪽같이 치유된다는 개념이다. 당연히 상식 밖의 묘사이지만 영화의 극적 재미를 위해서라면 이런 정도의 과장이야 애교로 봐 줄 수가 있다.

그런데 이런 비의학적 장면 이외에 이 영화에는 의학적 사실에 근거한 한 가지 흥미 있는 설정이 하나 소개되고 있다. 심장이 보통 사람들과 같이 가슴 왼쪽에 있지 않고 그 반대인 오른쪽에 치우쳐 있는 우심증이라는 신체상태가 바로 그것이다.

영화에서는 감독의 우심증에 대한 애착(?)을 반영하듯 전, 후 두 차례에 걸쳐 제법 비중이 크게 이 상태가 다루어지고 있다.

먼저 영화 도입부에서 앞서 언급한 바 있는 타투 마스터가 한 야쿠자에게 문신을 하던 도중 검은 모래가 담겨 있는 편지가 배달된다. 그러자 타투 마스터는 과거 비슷한 경우에 모든 사람이 몰살되었지만 자기만 살아남은 이유를 설명해 준다. 즉 자신도 왼쪽 가슴에 심장에 치명상일 수 있는 상처를 입었지만 자기는 심장이 오른쪽에 있는 사람이기 때문에 살아남을 수 있었다고 말한다(사진 2, 3). 그러나 불행히도 이번에는 그도 머리가 잘리면서 죽음을 맞게 된다.

그 다음 장면은 영화 종반부에서 보다 중요한 인물을 대상으로 우심증이 그 역할을 한다. 바로 극의 피날레에 해당되는 라이조와 멘토 간의 대결이 벌어지는 장면에서다. 이 와중에 미카가 그만 멘토의 칼에 왼쪽 가슴에 큰 상처를 입으려 쓰러진다. 보통 사람이라면 심장의 치명적인 손상 때문에 즉사할 수밖에 없는 상황이었지만 그녀 역시 우심증을 가기고 있던 상태라 극적으로 죽음을 면하게 된다(사진 4, 5).

이런 우심증은 겉으로는 완전히 정상으로 보이는 사람에서 심장이 일반적인 위치인 왼쪽이 아니라 그 반대인 오른쪽에 있다는 사실만으로도 호사가적인 관심을 끌기에 충분한 소재인지도 모른다. 그래서인지 우심증은 이 영화 이외에도 여자 프로킬러를 그린 영화인 뤽 베송 감독의 니키타(1990년 작품)에서도 중요한 소재로 등장한

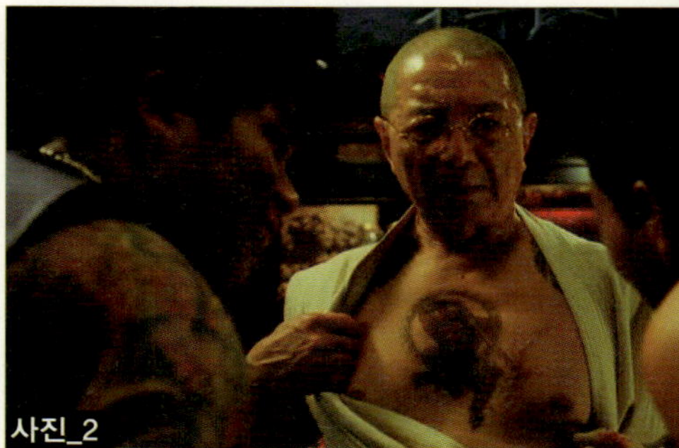
사진_2

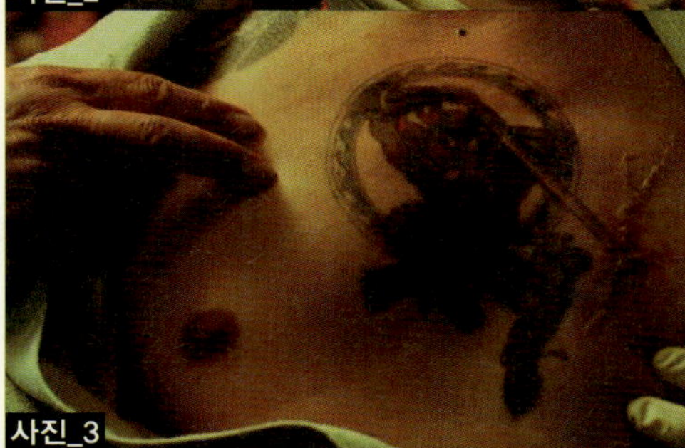
사진_3

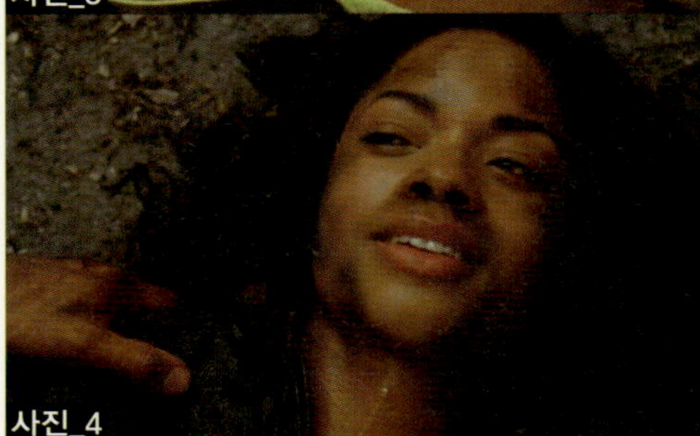
사진_4

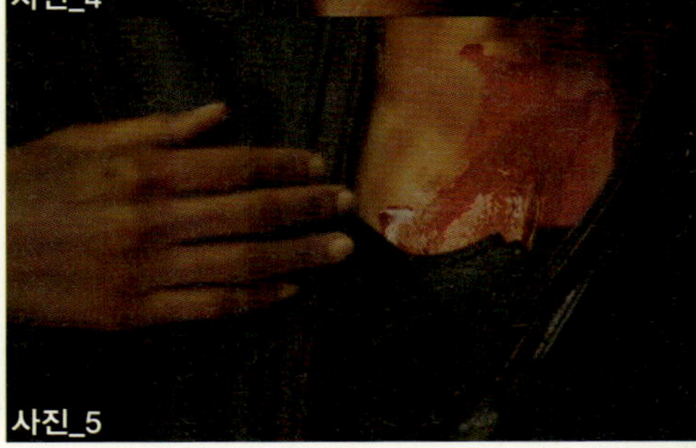
사진_5

다. 영화에서 니키타는 어느 날 자신의 애인을 죽이라는 조직의 지시를 받는다. 갈등하던 니키타는 그 애인의 심장이 보통 사람과는 달리 가슴 왼쪽이 아니라 오른쪽에 있다는 것을 알고 왼쪽 가슴을 향해 총을 쏜다. 이는 심장을 직접 겨냥하여 애인을 즉사시킨 것으로 위장하기 위한 것이다.

그러면 과연 구체적으로 우심증이란 의학적 용어는 어떤 상태를 가리키는 것일까?

우심증(右心症, dextrocardia)의 글자 그대로의 뜻은 심장이 가슴 오른쪽에 있다는 뜻이지만 심장의 모든 부분이 다 오른쪽에 있다는 의미는 아니다. 정확하게는 우리 가슴 가운데에 있는 가슴뼈(흉골)에 걸쳐서 심장이 오른쪽으로 지우쳐 있는 상태를 말한다. 사실 정상적으로 왼쪽에 있다는 심장도 자세히 살펴보면 가슴뼈 뒤쪽에서 우측으로 약 1/3가량 그리고 좌측으로 약 2/3가량을 차지하고 있는 것이다. 결국 좌심장, 우심장의 차이는 중요한 심장의 축이 어느 쪽으로 향하여 있는가 하는 것에 기준을 두고 있다고 볼 수 있다.

우심증은 물론 선천적으로 타고 나는 상태다. 조사에 따라 약간씩 차이는 있지만 대개 인구 12,000명당 한 명 정도에서 발생할 수 있는 것으로 보고되고 있다. 우심증을 가지고 있는 사람 중에서는 간이나 위장 같은 복부 장기 역시 마치 거울을 보는 것과 같이 좌우가 뒤바뀐 경우와 복부 장기는 우심증과 관계없이 보통 사람들과 같은 경우의 두 가지 형태가 있다. 후자의 경우 오히려 복잡한 심장기형을 동반할 가능성이 높은 반면에 전자의 경우에는 특별한 병이 없을 때가 많다. 이런 경우에는 흉부 X

선 촬영이나 심전도 검사에서 우연히 발견되지 않으면 평생 모르고 지나갈 수도 있다. 따라서 이런 사람들에서의 우심증은 어떤 특별한 병이라기보다는 그냥 선천적으로 가지고 있는 어떤 독특한 체질로도 생각할 수 있다. 영화에서 나오는 두 사례에서도 모두 우심증 이외의 다른 병은 없는 것으로 그려지고 있다.

우심증은 심장이라는 장기가 우리 생명의 유지에 결정적인 역할을 하고 있는 만큼 더욱 앞으로도 여러 영화의 흥미거리 소재가 될 가능성이 있다. 그러나 어쨌든 여기서 중요한 것은 동반되는 심장병 등 다른 질병이 있는 경우에는 당연히 관련 치료를 받아야 하지만 건강한 사람에서의 우심증은 마치 왼손잡이, 오른손잡이의 차이처럼 평생 아무런 의학적 문제도 일으키지 않기 때문에 그 자체로는 전혀 걱정을 할 필요가 없다는 것이다.

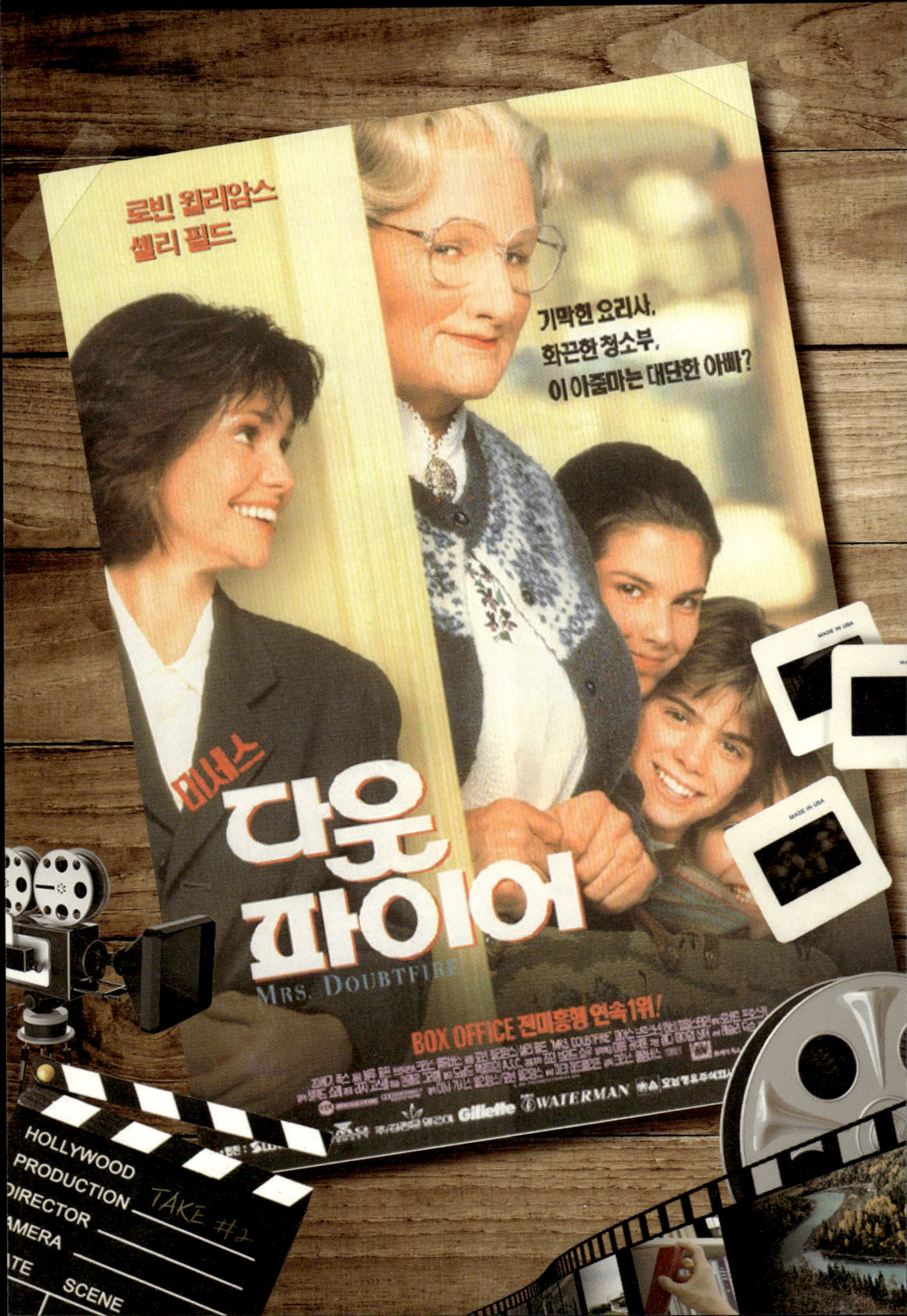
로빈 윌리엄스
샐리 필드
기막힌 요리사,
화끈한 청소부,
이 아줌마는 대단한 아빠?
미세스
다웃파이어
MRS. DOUBTFIRE
BOX OFFICE 전미흥행 연속 1위!
Gillette
WATERMAN
HOLLYWOOD
PRODUCTION
DIRECTOR
AMERA
TE
SCENE
TAKE #2

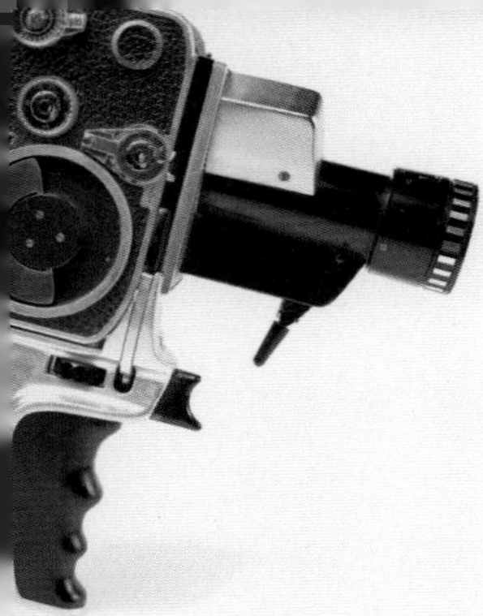

Story_ 14

〈미세스 다웃파이어〉와 하임리히 응급치료법

미세스 다웃파이어(Mrs Doubtfire)는 크리스 콜럼버스 감독의 작품으로 1993년 개봉된 코미디 장르의 영화다. 이 영화는 부부간의 이혼 후 가족관계의 복원이라는 비교적 진부한(?) 할리우드식 설정을 담고 있지만, 주인공인 미세스 다웃파이어 역을 맡은 로빈 윌리엄스의 탁월한 연기력으로 우리나라에서도 높은 평가를 받은 작품이다. 특히 지금은 고인이 된 로빈 윌리엄스의 완벽에 가까운 미세스 다웃파이어로의 변신은 당시 큰 화제가 되기도 하였다(사진 1).

고지식하면서도 자유분방한 성격의 다니엘 힐러드(로빈 윌리엄스 분)는 만화영화 더빙 성우다. 그는 생활 능력은 떨어지지만 사랑하는 2녀 1남의 아버지이기도 하다. 이런 그를 애들도 무척 좋아한다. 그러나 사람만 좋고 실속이 전혀 없는 그를 디자인 회사에 다니면서 생활력이 강한 그의 아

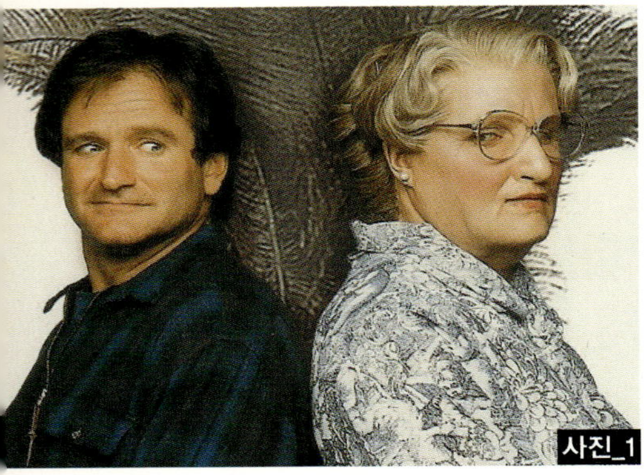

사진_1

내 미란다(샐리 필드 분)는 평소 몹시 못마땅하게 생각하고 있다.

어느 날 융통성 없는 성격 때문에 결국 또 다시 회사에서 잘리고 만 다니엘은, 그날 둘째 아들의 12살 생일을 축하하고자 집에서 정신이 없을 정도로 시끌벅적한 파티를 벌이다 동네 주민들의 민원을 일으킨다. 연락을 받고 달려 온 미란다는 더 이상 참지 못하고 이혼을 결정한다.

곧 이어 양육권을 둘러싼 재판에서, 실직 상태에 변변한 거처도 없는 다니엘은 능력 있는 아내에게 양육권을 빼앗기고 만다. 아이들과 한 번도 떨어져 본 적이 없는 그에게는 치명적인 판결이었다. 이제 그의 남은 유일한 희망은 3개월 내에 새로운 직장과 안정된 거처를 가지게 되면 재심을 하겠다는 판사의 언급이었다.

그런 사이 미란다에게는 옛 애인이자 지금은 재벌이 된 스튜어트(피어스 브로스넌 분)가 사업을 핑계로, 다시 옛날로 돌아가자며 그녀에게 노골적으로 접근하기 시작한다.

한편 다니엘은 생계를 위해 임시직 필름 포장배달부로 취직한다. 그런데 일주일에 한 번 아이들과 함께 할 수 있는 권리만으로는 도저히 만족할 수 없었던 다니엘은 미란다가 아이들을 위해 가정부를 구한다는 소식을 알고 돈도 벌면서 아이들 곁에 있을 수 있는 계략을 세운다.그는 남동생의 도움을 받아 다웃파이어 할머니(Mrs Doubtfire)로 감쪽같이 변장하여 마침내 가정부로 취직에 성공한다(사진 2). 미란다뿐만 아니라 아이들도 그녀가 사실은 아버지라는 것을 꿈에도 상상하지 못한다.

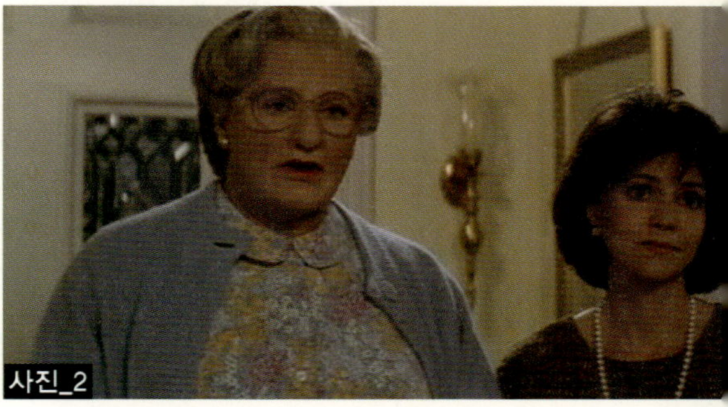
사진_2

이제 다니엘은 그토록 바라던 아이들 곁으로 돌아갈 수 있게는 되었지만 요리 등 가사에 관련된 모든 일들이 서툰 그로서는 가정부로서의 일이 순탄할 리가 없었다. 그러나 특유의 임기응변 능력과 아이들에 대한 진정한 사랑이 바탕이 된 그의 행동으로 점점 가족들의 신임을 얻어 간다.

그러던 어느 날 아이들에게 자신의 정체를 발각당하는 일이 발생하지만 사정을 설명하며 어머니에게는 절대 비밀로 해 줄 것을 부탁한다.

그런 동안 다니엘은 미세스 다웃파이어로 변장한 모습으로 수시로 미란다와 이야기를 나누면서 과거 그가 저지른 잘못에 대한 인식과 그녀의 솔직한 심정을 듣게 된다. 미란다는 근본적으로는 다니엘을 사랑했지만 진지하지 못한 그의 삶에 대한 방식 자체를 힘들어했던 것이었다.

한편 다니엘은 필름 포장배달부로 취직한 방송사에서 우연히 사장의 눈에 들게 되는데, 어느 날 사장과 모처럼 잡은 귀중한 약속이 스튜어트가 미란다 가족을 초대한 저녁 식사와 겹치는 참으로 난처한 상황을 맞이하게 된다.

결국 다니엘은 그날 테이블을 숨 가쁘게 오가며 좌충우돌 소극을 펼치게 된다. 그리고 그 과정에서 급기야 그의 정체를 미란다에게 들켜 버리고 만다. 이런 소동으로 인해 다니엘은 아이들 접견권마저 감독관의 감시하에서만 가능하게 되는 처벌을 받게 된다.

과연 다니엘은 가족을 되찾을 수 있을까?

훈훈한 결말의 가족 드라마로 국내에서도 흥행에 성공한 영화 미세스 다웃파이어에는 의학적으로 매우 흥미로운 장면이 하나 등장한다.

영화 종반부에서 다니엘이 그의 본 모습과 미세스 다웃파이어로 모습을 바꾸어 가며 약속이 겹친 두 테이블 사이를 숨 가쁘게 오갈 때의 일이다. 다니엘 가족과 함께 식사를 하고 있던 스튜어트가 식사를 하던 도중 갑자기 음식이 기도에 걸리는 응급 상황이 발생한다(사진 3). 미란다는 숨을 못 쉬고 얼굴이 창백하게 변해가는 스튜어트의 모습을 바라보면서 황급히 미세스 다웃파이어에게 도움을 청한다.

이때 미세스 다웃파이어로 변장해 있던 다니엘은 즉시 스튜어트에게 달려가 그의 뒤에서 양손을 깍지 낀 채로 상복부에 갖다 댄 뒤 순간적인 압박을 가하기 시작한다(사진 4). 그리고 이런 동작을 수차례 반복한 결과 마침내 스튜어트의 기도에 걸려 있던 음식 조각이 튀어 나오고 스튜어트는 극적으로 생명을 구할 수 있게 된다.

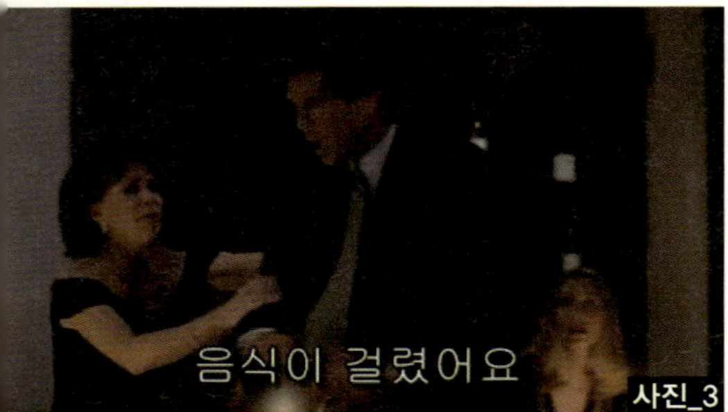

사진_3

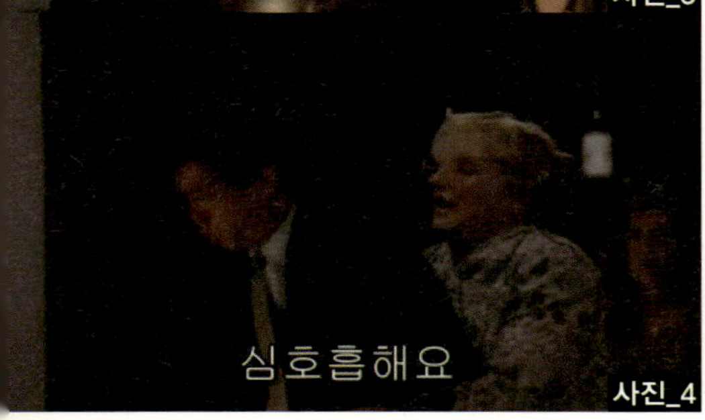

사진_4

의사가 아닌 일반인들에게는 다소 생소하게 보일지 모르는 이런 응급 구조 장면은 사실은 하임리히 응급구조법(Heimlicj maneuver)이라고 불리는 유명한 의학적 응급치료 방법 중의 하나다. 이 시술은 음식이나 어떤 작은 물체가 잘못되어 순간적으로 기도에 걸려 질식사의 위험에 처해있는 환자들을 대상으로 시행되는 응급처치법이다.

요령은 비교적 간단하여 영화에서의 장면처럼 환자의 뒤에 서서 횡격막(사람의 가슴과 배를 경계 짓는 일종의 칸막이 역할을 하는 두꺼운 막) 바로 밑 즉 상복부에 깍지 낀 손으로 순간 압박을 가해 주는 것이다. 이 동작을 통해 횡격막이 순간적으로 위로 올라가면서 폐 내에 압력을 가하여 기도 속에 박혀 있던 물체를 밖으로 빠져 나가게 한다는 이론이다.

이 응급 처치법은 미국의 의사 하임리히(Dr Henry J Heimlich; 1920~)가 1974년 처음으로 발표하였기 때문에 그의 이름을 빌어 붙여진 것이다. 하임리히 법은 같은 해에 실제 한 일반인이 이 시술을 이용하여 사람의 목숨을 구했다는 신문 기사가 나면서 본격적으로 유명해지기 시작하였다.

물론 오늘날에 와서는 하임리히 시술의 진정한 효과에 대해서 의문을 표시하는 전문가들도 많아 다른 방식의 응급 구조법을 추천하기도 한다. 그러나 일반인의 입장에서는 하임리히 법이 비교적 이해하기가 쉽기 때문에 실제 응급 상황에서는 복잡한 이론에 신경을 쓰기보다는 한 번쯤 이를 시도해 볼 만한 가치는 있다고 생각된다.

다만 영화에서처럼 환자를 번쩍 들어 올릴 정도의 힘을 가하거나(사진 5) 급기야 바닥에 뒤로 넘어지면서 시술이 성공하는 장면 등은 어디까지나 영화적 설정이지, 실제로는 자칫 본인만 부상을 입을 수 있는 할리우드 액션이라는 것을 부연해 둔다.^^

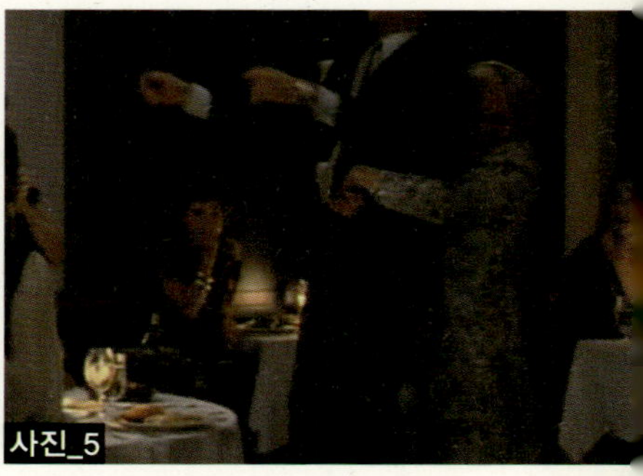

사진_5

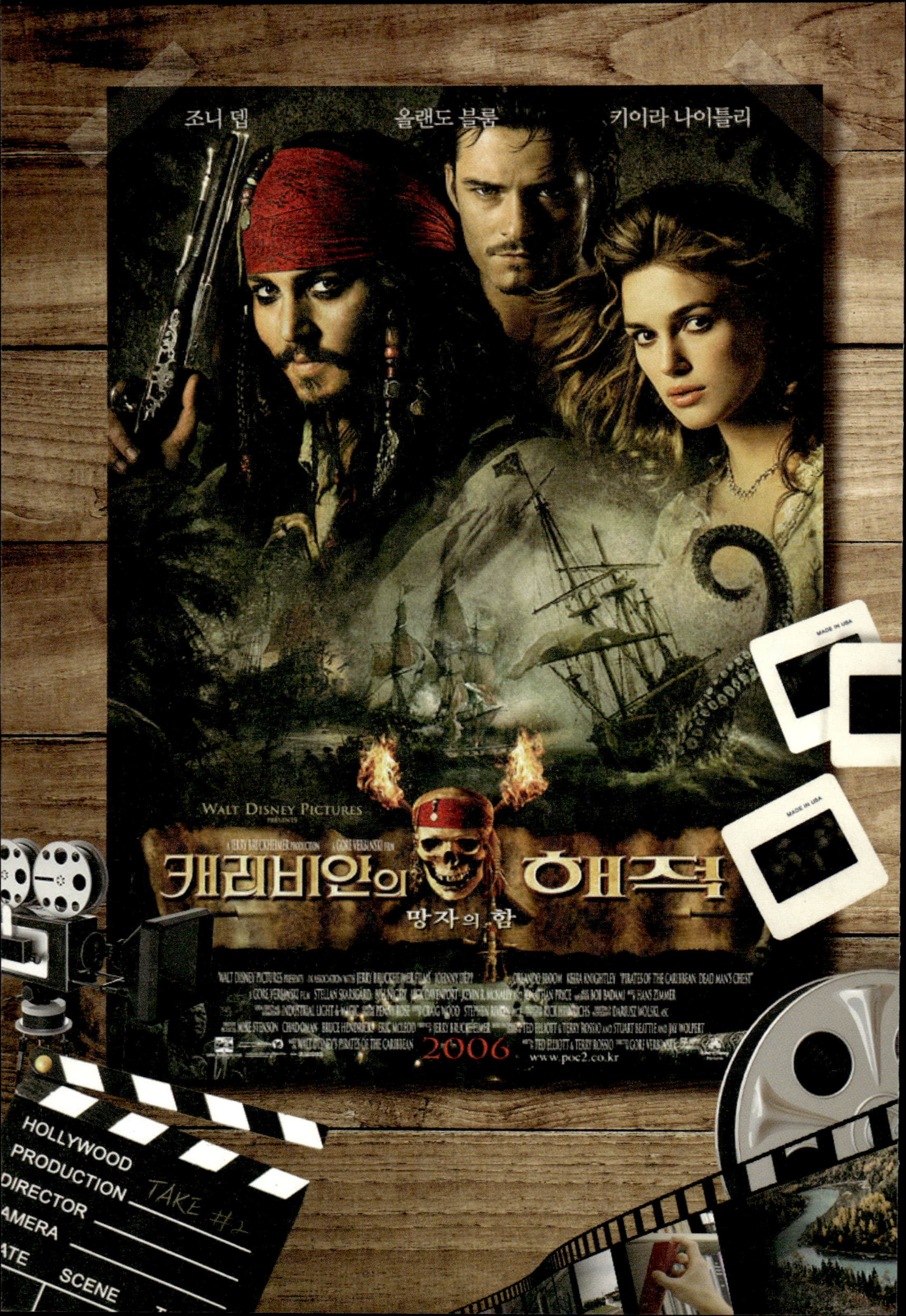
조니 뎁
올랜도 블룸
키이라 나이틀리
WALT DISNEY PICTURES
캐리비안의 해적
망자의 함
2006
www.poc2.co.kr
HOLLYWOOD
PRODUCTION
DIRECTOR
TAKE #2
SCENE

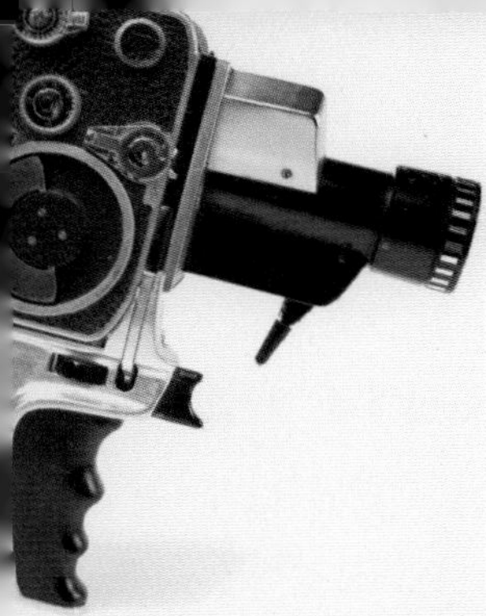

Story_ 15

〈캐리비안의 해적〉과 체외 심장

캐리비안의 해적은 2003년 첫 편인 '블랙펄의 저주'가 소개된 이후 시리즈물로 제작되며 연속적으로 공전의 히트를 기록한 대표적 할리우드식 판타지 액션 영화다. 처음 이 영화는 해적 영화를 소재로 새삼스럽게 현대 관객들에게 어필할 수 있겠느냐는 우려도 있었지만, 이런 걱정을 깨끗이 불식시키고 흥행과 비평 모든 면에서 큰 성공을 거두었다.

원래 이 시리즈는 3편으로 만들어진 트릴로지로 예정되어 있었지만, 이미 흥행 보증수표가 된 브랜드의 유혹을 떨쳐 버릴 수 없었던 제작사의 결정으로 2011년 제 4편 '낯선 조류'가 개봉되기도 하였다. 그리고 2017년에는 제 5편으로 '죽은 자는 말이 없다'가 상영 예정으로 있다.

오늘 소개하는 '망자의 함(dead man's chest)'은 시리즈의 제2탄으로 1, 2, 3편의 감독을 모두 맡았던 고어 버빈스키 감독의 2006년 작품이다.

이 영화에서는 전편에 나온 주요 등장인물에다 데비 존스(빌 나이 분)

라는 강력한 이미지의 인물이 추가되면서 그 재미를 한층 더해 주고 있다.

이 영화의 기본 줄거리는 '망자의 함'으로 불리는 함과 이 상자를 열 수 있는 열쇠를 누가 먼저 차지하느냐 하는 것이다. 함에는 당시 바다를 지배하고 있는 괴물 선장 데비 존스의 심장이 들어 있는데, 이를 차지하면 데비 존스를 꼼짝 못하게 만들 수 있고 이는 곧 그를 통해 바다를 지배할 수 있게 된다는 것을 의미한다는 것이다.

데비 존스가 몰래 숨겨 놓은 이 함을 찾을 수 있는 유일한 방법은 잭 스패로우 선장(조니 뎁 분)이 가지고 있는 나침반을 이용하는 것이다. 그런데 여기서 또 하나의 변수는 바로 이 상자를 열 수 있는 열쇠의 존재다. 열쇠 역시 데비 존스가 몰래 숨겨 놓았는데 이것만은 그 이외에는 장소를 알 방법이 없다.

영화는 전편에서 서로 진정으로 사랑하는 사이가 된 윌 터너(올랜도 블룸 분)와 총독의 딸 엘리자베스(키이라 나이틀리 분)가 결혼식을 앞두고 있는 장면에서 시작된다. 그런데 그때 전편에서 일개 해군 장교였던 커틀러 버켓(톰 홀랜더 분)이 크게 출세를 하여 작위를 받은 버켓경의 신분으로 영국 동인도회사의 책임자가 되면서 군대를 이끌고 나타난다.

그는 윌과 엘리자베스에게 과거 해적 선장인 잭 스패로우의 탈출을 도와준 죄로 사형에 처한다는 영국 본국의 체포 영장을 보여 주며 이들을 강제로 감옥에 가둔다. 그리고는 버켓은 윌에게 잭 스패로우를 찾아가서 그가 가지고 다니는 나침반을 자신에게 갖다 주면 둘을 사면시켜 줄 것이라고 회유한다.

윌로서는 버켓의 약속을 그대로 믿기 어려웠지만 엘리자베스의 목숨을 구하기 위해 잭을 찾아 나서는 길 이외의 다른 방법은 없었다. 그가 잭을 찾기 위해 토투가(해적들의 섬)로 향한 후, 엘리자베스 역시 총독인 아버지(조나단 프라이스 분)의 도움으로 간신히 감옥에서 탈출하게 되나 대신 아버지는 체포되고 만다.

한편 잭은 데비 존스와 맺었던 약속의 굴레에서 벗어나기 위해 온갖 힘을 쓰고 있었다. 잭은 과거에 데비 존스에게 그를 해적선 블랙펄의 선장으로 만들어 주면 그 후 100년 동안 데비 존스가 선장으로 있는 플라잉 더치맨에서 노예선원으로 일할 것을 약속했던 것이다. 잭은 궁리 끝에 어떻게 해서든지 망자의 함과 열쇠를 둘 다 손에 넣어 데비 존스를 협박할 무기로 삼고자 하였다. 그런데 그로서는 함을 찾을 수 있는 나침반은 가지고 있었지만 열쇠를 찾는 일만은 참으로 난망한 일이었다.

이런 상황에서 잭은 어느 날, 노예선원으로 즉시 일하러 오지 않으면 데비 존스의 괴물 부하(크라켄)가 그를 응징할 것이라는 협박을 듣게 된다. 문어와 비슷한 형상을 하고 있는 초대형 괴물 크라켄의 무서움을 잘 알고 있는 잭은 공포에 질려, 즉시 부하들에게 육지로 향할 것을 명령한다. 그러나 그렇게 찾아간 어떤 섬에서 잭과 그의 부하들은 그곳 식인종 원주민들에게 모두 잡히는 신세가 되고 만다.

그 사이 윌은 잭을 찾아 수소문 끝에 한 섬에서 블랙펄을 보았다는 말을 듣게 된다. 그리고 그곳을 찾아간 윌은 천신만고 끝에 사로잡혔던 잭과 그의 부하들과 함께 그 섬에서 블랙펄을 타고 빠져 나오는 데 성공한다. 배에서 숨을 돌린 윌은 잭에게 엘리자베스의 목숨을 구하기 위해 그의 나침반을 줄 것을 요구한다. 그러자 잭은 나침반을 줄 테니 그 대신 어떤 귀중한 열쇠를 찾아 줄 것을 윌에게 부탁한다.

윌은 어쩔 수 없이 열쇠를 찾기 위해 잭과 함께 먼저 여주술사 티아 델마(나오미 해리스 분)를 찾아가서 플라잉 더치맨의 위치를 파악한다. 그러나 위험을 감수하고 플라잉 더치맨에 접근한 윌은 오히려 데비 존스

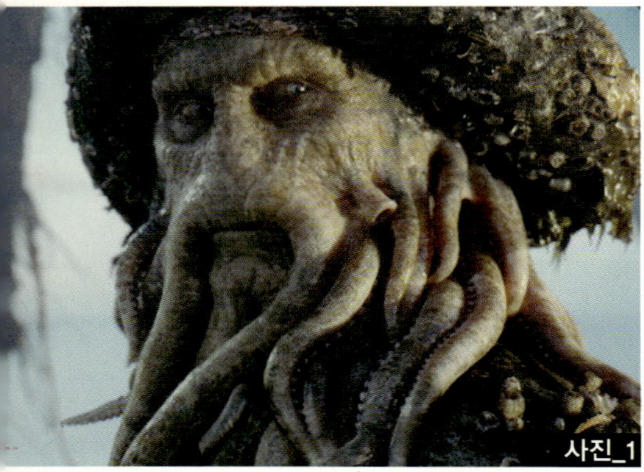
사진_1

의 부하들에게 사로잡히는 신세가 되고 만다. 그리고 마침내 나타난 데비 존스의 모습은 문어의 얼굴과 게의 팔다리를 한 참으로 기괴한 형상의 사람이었다(사진 1).

윌은 데비 존스에게 열쇠에 대한 이야기는 숨기고 단지 잭 대신 왔다는 이야기를 한다. 이 말을 듣고 데비 존스는 블랙펄로 잭을 찾아간다. 그리고는 잭에게 노예선원으로 정오기 싫다면 사흘 이내에 윌 이외에 99명의 목숨을 더 가져 오라고 말한다. 데비 존스의 요구에 응하기 위해 잭은 온갖 잡동사니 인간들이 들끓고 있는 토투가 섬으로 가서 선원 모집을 핑계로 희생양들을 고른다. 그리고 거기서 윌을 찾아 그곳까지 온 엘리자베스를 만난다. 여기에다 1편에서 해군 지휘관으로 나왔던 제임스 노링턴 제독(잭 데이븐포트 분)이 직위를 잃은 비참한 상태에서 등장하여 블랙펄의 선원으로 합류하게 된다.

잭은 이들과 함께 나침반을 이용하여 망자의 함이 있는 섬으로 향한다.

한편 플라잉 더치맨에 사로잡힌 윌은 그 배에서 노예선원으로 일하고 있는 아버지를 극적으로 만나게 된다. 그리고 아버지의 도움으로 데비 존스가 몸 안에 지니고 있던 망자의 함 열쇠를 몰래 빼돌려 배에서 탈출한다. 그러나 우연히 윌을 구출하게 된 한 상선은 크라겐의 무서운 공격을 받고 침몰하고 만다. 이 와중에서 윌만은 간신히 다시 플라잉 더치맨에 숨어들어 살아남게 된다. 그리고 데비 존스는 잭 스패로우의 의도를 눈치채고 망자의 함을 지키기 위해 함을 숨겨 둔 섬으로 배를 급하게 향하게 한다. 이

덕분에 윌도 자연스럽게 훔친 열쇠를 지닌 채 그 섬으로 갈 수 있게 된다.

결국 문제의 섬에서 합류하게 된 주요 등장인물들은 데비 존슨의 심장을 둘러싸고 일대 활극을 벌이게 된다. 잭은 자신을 지키기 위해서, 윌은 존스의 심장을 찔러 죽여 아버지를 살리려고, 노링턴은 그것을 버켓에게 가져다주고 자신의 직위를 되찾기 위해 서로 결투를 시작한다(사진 2).

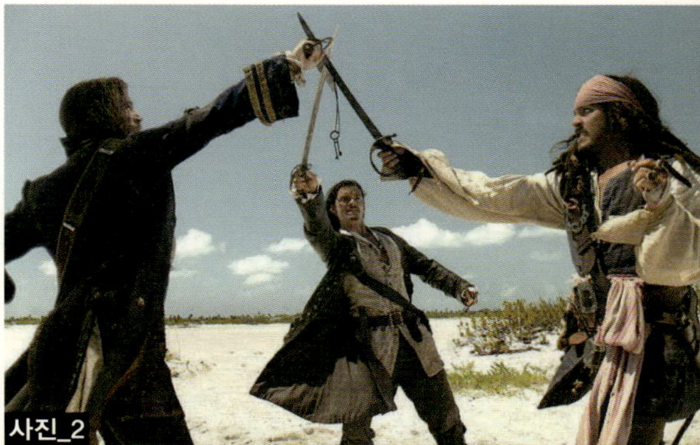

사진_2

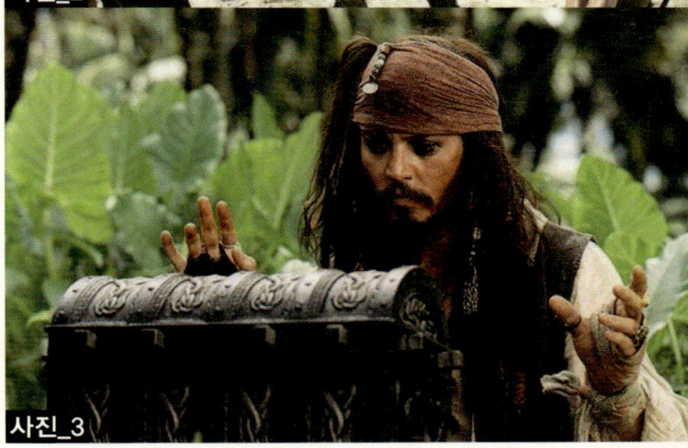

사진_3

여기에 엘리자베스, 잭의 두 부하, 그리고 뒤따라온 데비 존스의 부하까지 심장 쟁탈전에 합류하면서 싸움은 더욱 복잡하게 전개된다.

과연 데비 존스의 심장은 누가 확보하게 될까? 그리고 잭과 블랙펄의 운명은?

이 영화에서는 제목대로 데비 존스의 심장이 들어 있는 '망자의 함'이 줄거리의 핵심을 이루고 있다(사진 3). 물론 심장을 떼어 놓은 사람이 살아서 움직인다는 설정 자체는 그야말로 판타지 영화에서나 가능한 이야기이지만, 상자 안에서 여전히 박동을 하고 있는 심장에 대해서는 약간의 의학적 추가 설명이 필요하다.

심장이 우리 몸 밖에서 스스로 박동한다는 것이 완전히 불가능한 것일까? 정확한 정답은 '예스 앤드 노'이다.

먼저 상식적으로는 불가능한 일이다. 심장은 골격근과 비슷한 형태를 가지고 있으면서도 우리 의사와는 관계없이 자동적으로 지치지 않고 수축 · 이완을 반복하는 특수한 근육이다. 이를 통해 심장은 우리 몸 구석구석에 피를 보내어 생명을 유지하게 만드는 핵심 역할을 하고 있지만, 이런 기능을 하기 위해서는 심장 자신도 스스로 피의 공급을 받아야 한다. 심장이 이렇게 스스로를 위해 피를 보내는 혈관 통로를 관상동맥이라고 부른다.

그런데 심장이 일단 절제되면 관상동맥의 피 공급이 중단되면서 심장은 즉시 박동을 멈추게 된다. 심장이식에서 심장 공여자의 심장이 수혜자의 가슴에 이식되기 전에 잠깐 동안 살아 있을 수 있다는 것도, 그동안 심장세포가 살아 있다는 것이지 심장이 박동하고 있다는 의미는 아니다.

그런데 문제는 몸 밖으로 절제되어 나온 심장이 박동 상태를 유지하는 것이 완전히 불가능한 것은 아니라는 것이다. 실제 이런 장면들은 인터넷 동영상으로도 쉽게 찾아볼 수가 있다. 이것은 도대체 어찌 된 일일까? 흔히 랑겐도르프 심장(Langendorff heart)이라고 불리는 의학적 실험 목적의 심장이 바로 그 정체다(사진 4).

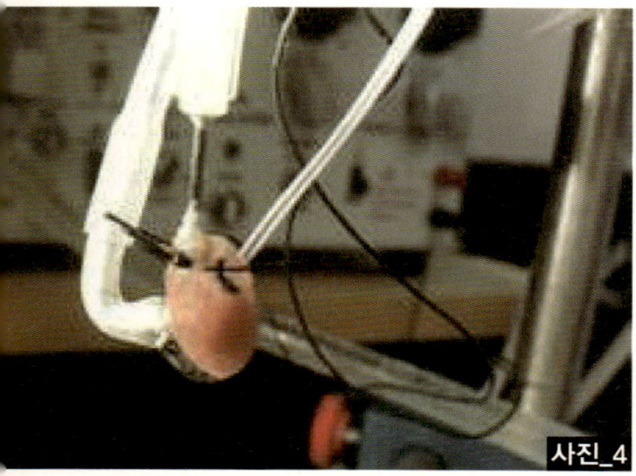
사진_4

19세기 말부터 생리의학자들은 심장에 관련된 각종 생리 현상을 실험실 수준에서 체계적으로 연구하기 위해, 적출된 심장이 일정 기간 박동 상태를 유지할 수 있는 방법을 찾고자 노력하였다. 이 중에서 독일의 생리의학자 랑겐도르프(Oskar Langendorff; 1853~1909)가 포유류의 심장을 이용한 박동 체외심장 연구에 결정적 공헌을 함으로써 이 장치에 오늘날까지 그의 이름이 붙여진 것이다. 당시 랑겐도르프는 주로 고양이 심장을 실험에 사용하였는데 그 밖에 개나 토끼의 심장도 이용하였다.

그러나 랑겐도르프 심장이 영화에서의 데비 존스 심장과 결정적으로 다른 점은 심장의 박동 상태를 유지하기 위해 앞서 말한 관상동맥에 산소를 포함한 특수 영양액을 인위적으로 공급해 준다는 것이다. 물론 이렇게 해서도 영화에서처럼 오랜 기간 몸 밖에서 심장을 살리는 것은 불가능한 것은 물론이다.

요약하자면 적출된 심장이 몸 밖에서 여전히 박동을 유지한다는 점은 같지만 '데비 존스의 심장'이 순수 판타지라면 '랑겐도르프의 심장'은 엄연한 과학이라는 것이다. 굳이 데비 존스 심장의 장점을 꼽자면, 일시적인 랑겐도르프 심장에 비해 영원히 박동할 수 있다는 점일 것이다. 단 영화에서처럼 도난을 당하지만 않으면 말이다.^^

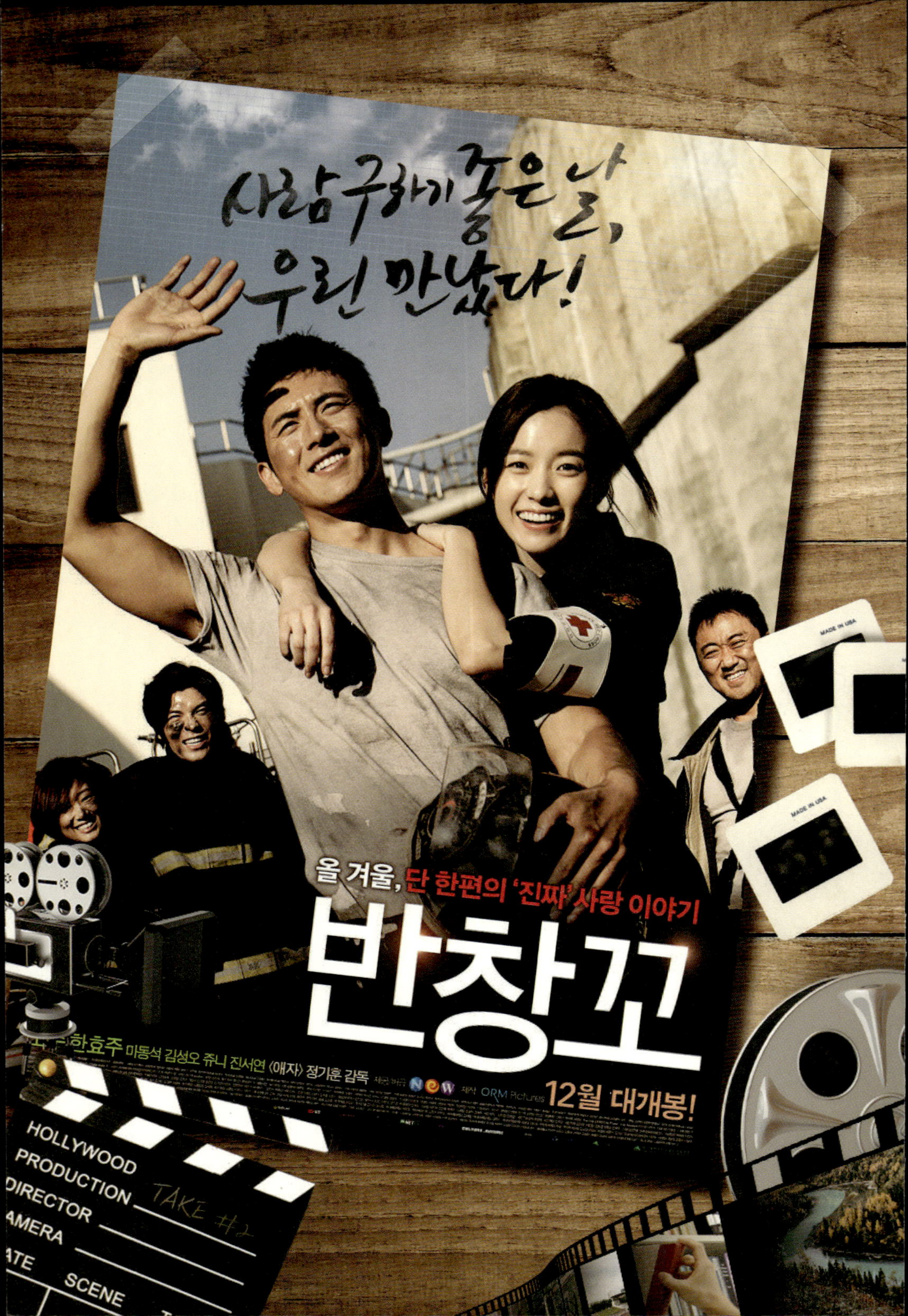
사람 구하기 좋은 날,
우린 만났다!
올 겨울, 단 한편의 '진짜' 사랑 이야기
반창꼬
한효주 마동석 김성오 쥬니 진서연 〈애자〉 정기훈 감독
ORM Pictures
12월 대개봉!
HOLLYWOOD
PRODUCTION
DIRECTOR
SCENE
TAKE #2

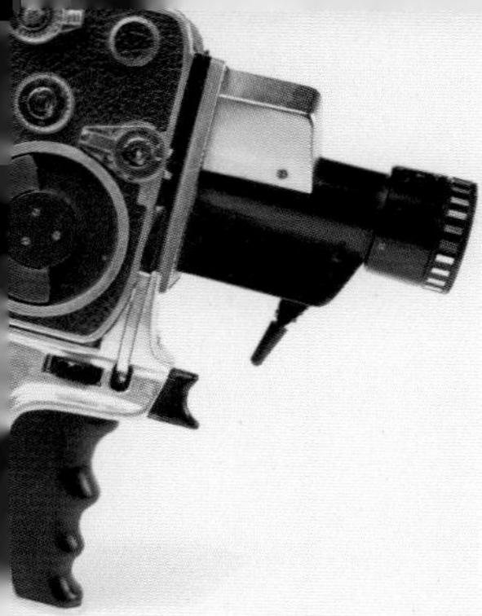

Story_ 16
〈반창꼬〉와 흉부외과

〈반창꼬〉는 정기훈 감독의 2012년 작품으로 상영 당시 전국 총 관객수 2,475,705를 기록하여 손익분기점 180만 명을 넘긴 것으로 공식적으로 발표되었다.

반창고가 아니라 〈반창꼬〉라는 맞춤법에 어긋나는 제목을 정한 이유는, 반창고로 하면 인터넷 검색에서 영화와 함께 각종 의료용 반창고 정보가 같이 나타나는 것을 피하기 위한 감독의 선택이었다고 전해진다.

영화는 바쁜 근무 와중에 젊은 아내를 병으로 잃고 마음의 큰 상처로 아픔을 겪고 있는 직업 소방관 '강일'(고수 분)의 3년 후부터의 일로 시작된다.

그는 어느 날 뇌동맥류로 길거리에서 쓰러진 여자 때문에 팀원과 함께 현장으로 출동하게 된다. 그 여자는 수년 전 심장판막질환 때문에 기계판막으로 치환수술을 받은 전력이 있는 환자였다. 여자의 남편은 방금 전에 아내가 머리가 몹시 아프다고 해서 응급실에 다녀오는 길이라고 하였다. 그는 응급실의 당직 흉부외과 의사가 큰 문제가 아니라면서 퇴원을 시켰다며 그 책임을 묻겠다고 격분하여 병원으로 달려간다.

이 와중에 강일은 응급실에서 난동을 부리는 남편을 말리다가 폭행을 당한다.

결국 사건은 재판으로까지 회부되고 담당 흉부외과 여의사였던 '미수'(한효주 분)는 병원에서 임시 정직을 당한다. 그녀는 팔에 문신이 있는 험악한 인상의 남편과 여자 팔의 멍을 보고 남편이 부인을 폭행하여 벌어진 일로 잘못 생각하였던 것이다.

사건 정황상 미수가 재판에서 매우 불리하다고 생각한 변호사는 강일로 하여금 남편 폭행건을 고발하게 만들어 그의 폭력성을 증명하는 것이 방법이라고 그녀에게 조언한다.

그러나 미수의 집요한 설득과 노력에도 불구하고 그 역시 아내를 일찍 잃었던 아픔을 가진 강일은 그녀를 도와줄 생각이 전혀 없다.

우여곡절 끝에 미수는 시회봉사의 일환으로 강일이 근무하는 소방대에 의용소방대원으로 근무하게 되는 기회를 갖게 된다. 그때부터 까칠한 남자 강일과 그의 매력에 반한 적극적인 여자 미수의 좌충우돌 애정 행각기가 소방대를 무대로 펼쳐진다(사진 1).

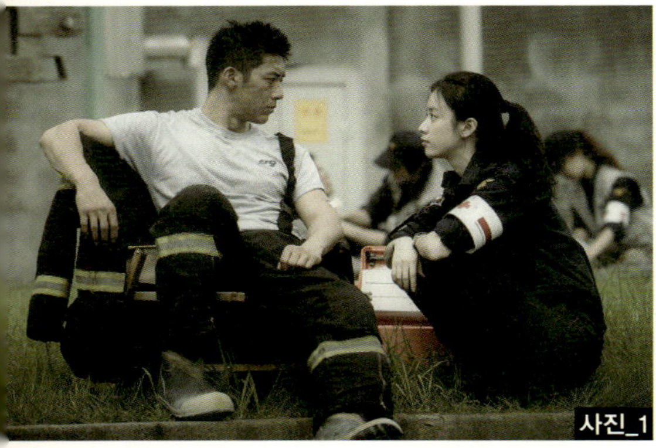
사진_1

둘은 가스 폭발 사고 등 크고 작은 사고 현장을 함께 겪으며 서로의 애정을 확인하게 된다. 한편 미수는 자신의 장래가 걸린 의료사고 재판에서 강일이 그 여자의 남편을 고소하여 자신에게 유리한 상황을 만들어 주길 바라지만, 강일은 아내를 잃게 된 남편의 심정에 동감하며 미수에게 본인의 실수를 인정하고 깨끗이 물러서라고 말한다.

그러던 중 뇌사 상태의 아내를 보고 남편이 좌절감에 빠져 병실에서 자살을 기도하고, 이를 미수가 응급조처로 구하는 일이 발생한다.

그런데 이어서 벌어진 철도변의 차량 충돌사고에서 한 사고희생자를 둘러싸고 절박한 상황을 경험하는 과정에서 강일과 미수는 다시 한 번 갈등을 겪게 된다.

그 직후 미수는 평소 자신이 가끔 정신을 잃었던 원인이 뇌종양에 있다는 것을 알게 되면서 수술을 권유받는다. 미수는 결국 이런 저런 사정으로 병원에 스스로 사직서를 제출한다.

한편 강일은 건물화재 붕괴 현장에서 죽을 고비를 넘기면서 미수에 대한 애정을 확인하게 된다. 과연 그들은 성공적으로 재결합할 수 있을까? 그리고 병원을 그만 둔 미수의 장래는?

이 영화는 여주인공이 흉부외과 의사로 나오고 줄거리도 흉부외과 관련 내용으로 시작되기 때문에 흉부외과 의사 입장으로서는 무척 애정이 가는 작품이 아닐 수 없다.

영화 전체의 의학적인 묘사에 있어서도 심장판막치환수술을 받은 환자를 소재로 한 참신함에다 그 구체적인 전개 내용도 무난한 편으로 생각된다.

그런데 한 가지 재미있게 여겨진 것은, 영화 도입부에서 심장판막치환

수술과 수술 후 사용되는 항응고제인 쿠마딘에 대한 이야기가 중요한 의미를 가지면서 등장하는데 극중에서는 이에 대한 특별한 의학적 추가 설명이 전혀 없다는 것이다.

관련 전문가들에게는 물론 상식적인 이야기가 되겠지만은 과연 일반 관객들 입장에서 어느 정도 그 구체적인 내용을 이해하고 영화를 보았을지 궁금하다.

쿠마딘(와파린)은 강력한 혈액응고 방지 작용으로, 인공판막 특히 기계판막으로 치환수술을 받은 환자에서 혈전이나 색전이 생기는 것을 막아 주는 역할을 하게 된다. 그러나 이 약이 가끔 문제가 되는 것은 항응고 효과가 지나칠 경우 우리 몸의 정상적인 방어 기전에 오히려 심각한 손상을 입힐 수가 있다는 것이다.

조금 더 구체적으로 살펴보겠다. 항응고 작용이 지나치면 과연 어떤 일이 생기게 될까? 무엇보다도 평소라면 아무런 문제가 되지 않는 사소한 자극에도 출혈이 쉽게 되고 또 이런 출혈이 잘 멈추지도 않게 된다.

가령 양치질을 할 때 잇몸에서 평소에는 생기지 않던 출혈이 갑자기 나타난다든지 또는 조그만 충격에도 쉽게 멍이 든다든지 하는 것들이 대표적인 예들이다. 이런 문제들이 좀 더 진행되면 몸에서 저절로 출혈이 되기도 한다. 즉 코피가 저절로 자주 나거나 혈뇨(소변 색깔이 붉어짐) 또는 혈변(대변 색깔이 까맣게 됨)이 생길 수도 있다.

가장 위험한 상황은 영화에서처럼 평소 고혈압이나 뇌동맥류가 있던 환자에서 항응고제로 인해 출혈 성향이 강해지면서 갑자기 뇌출혈이 생기는 것이다.

이러한 이유 때문에 와파린을 항응고제로 사용할 때는 병원에서 지시하는 용량 조절에 엄격하게 따라야 한다.

영화 속에서 이런 내용에 대한 설명이 자연스럽게 소개되었다면 보다 친절하고 현실감 있는 작품이 되지 않았을까 하는 아쉬움이 있다.

또 하나 영화의 대표적인 의학적 장면으로는 아내가 처한 상황에 절망한 남편이 병실에서 목을 매달아 자살을 기도할 때 우연히 현장에 있던 미수가 그를 심폐소생술로 구하는 장면이다. 이런 심폐소생술 장면을 보노라면 과거 영화들에 비해 그 구체적인 묘사에서 많은 긍정적 발전을 하였다는 생각이 든다. 물론 아주 상세한 부분에서도 문제가 전혀 없는 것은 아니지만 그렇게까지 따지자면 극영화가 아니라 병원을 소재로 촬영한 다큐멘터리를 보아야 할 것이다.^^

다만 한 가지 언급하고 싶은 것은 극중에서 환자에 대한 소생을 주위에서 포기하였을 때 미수만 고집하여 결국 그를 살려내는 장면이다. 실제 의료 현장에서 심폐소생술을 하는 경우에는 이런 일은 있을 수 없다. 지고한 사람의 생명을 다루는 일에서 100% 절대적이고 객관적인 상황이 아닌 다음에야 소생 노력을 포기하지 않기 때문이다. 그렇지만 영화의 설정과 재미를 위해서는 충분히 이해가 될 수 있다.

그리고 사고 현장에서 미수가 부상을 당한 동료 소방대원의 상처를 그 자리에서 봉합하는 장면이 나온다(사진 2). 이것은 사실 의학적으로는 옳지 않은 장면이다. 영화에서 흔히 병원이 아닌 곳에서 상처를 봉합하는 장면이 나오거나 심지어 자기 스스로 봉합을 하기까지 하는 것은 어디까지나 당장 병원에 갈 수 없는 상황에서의 일이다.

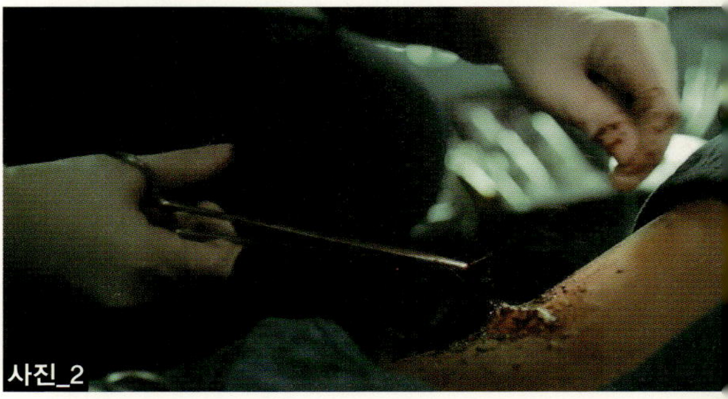
사진_2

상처 봉합은 단순히 벌어진 상처를 붙여 주는 술식이 아니다. 상처 속의 상태를 정확하게 파악하여 봉합의 수준을 결정하여야 하고 무엇보다도 상처 부위에 대한 소독이 자칫 잘못되면 염증과 같은 심각한 합병증이 생길 수도 있다.

이런 면에서 영화에서와 같이 도심지 근처에서 생긴 사고의 경우 아무리 외과의사가 옆에 있더라도 간단한 응급조처 이후에는 가급적 신속하게 병원 시설로 옮기는 것이 최선이다.

마지막으로 언급하고 싶은 것은 영화에서 강일이 아내가 수술 중에 생명이 위태롭다는 이야기를 듣고 근무복 그대로 수술장에 뛰어들어가는 장면이 나온다(사진 3). 수술장은 환자의 안전에 조금이라도 문제가 생기지 않게 하기 위해 모든 노력을 다해 청결과 위생, 감염 방지에 애를 쓰고 있는 장소다. 아무리 극중 주인공의 감정 표현을 보여 주기 위한 설정이라고 하여도 앞으로 영화에서 이런 비현실적이고 있어서는 안 되는 장면이 등장하지 않기를 바란다.

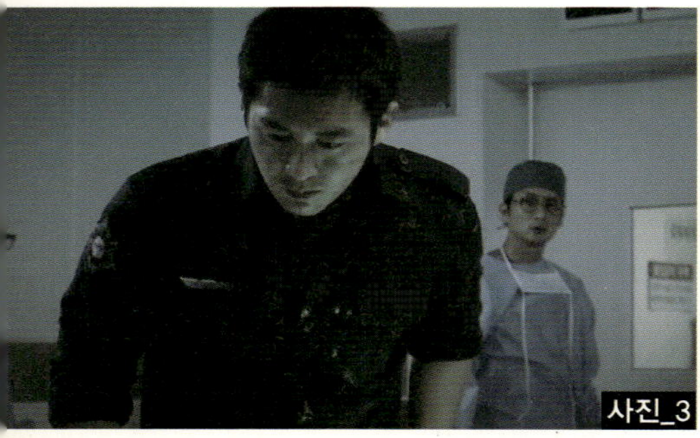
사진_3

그렇다고는 하지만 결론적으로 흉부외과 의사를 주인공의 한 축으로 등장시킨 이 영화에 큰 애정을 다시 한 번 보낸다.^^

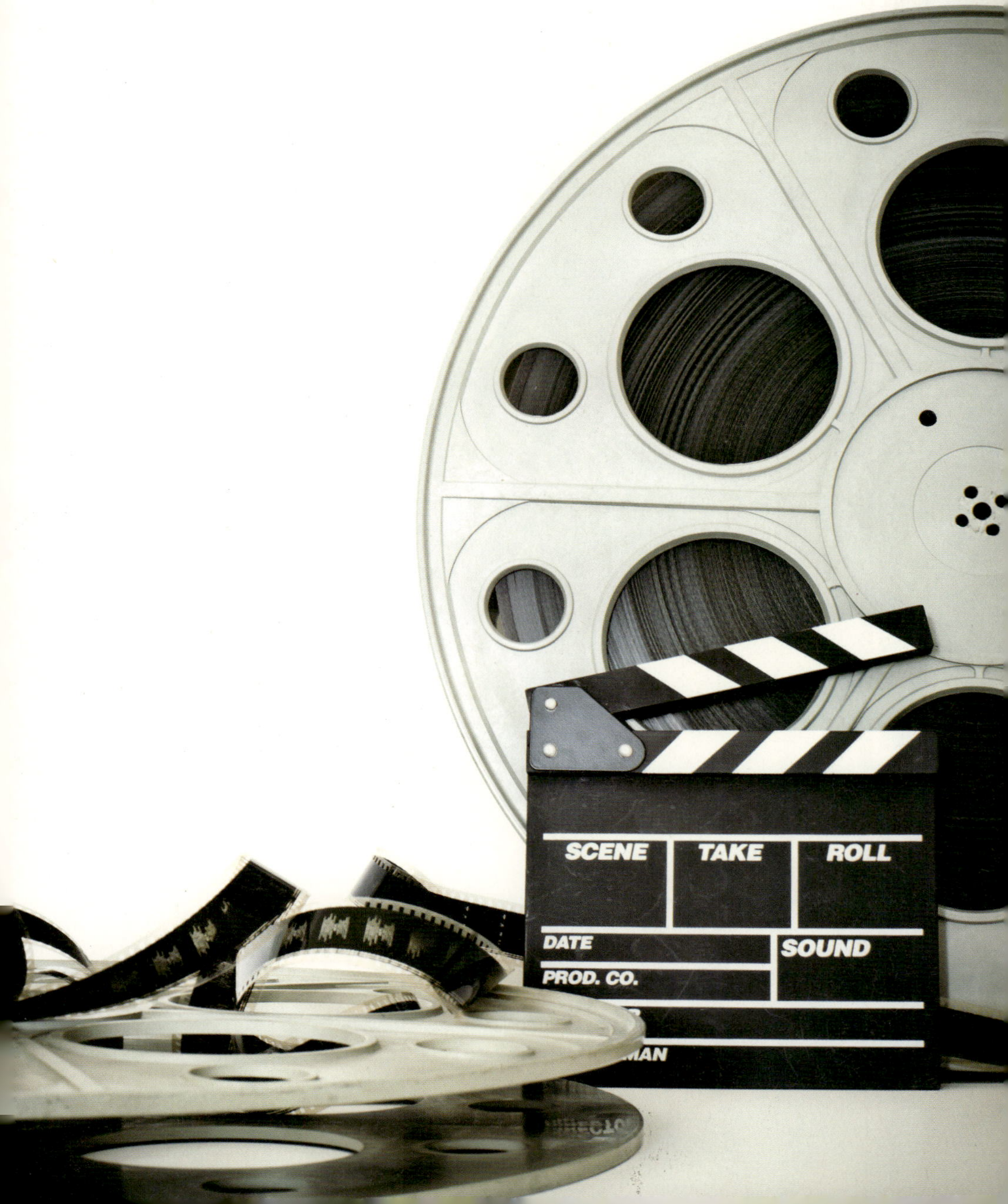
SCENE
TAKE
ROLL
DATE
SOUND
PROD. CO.

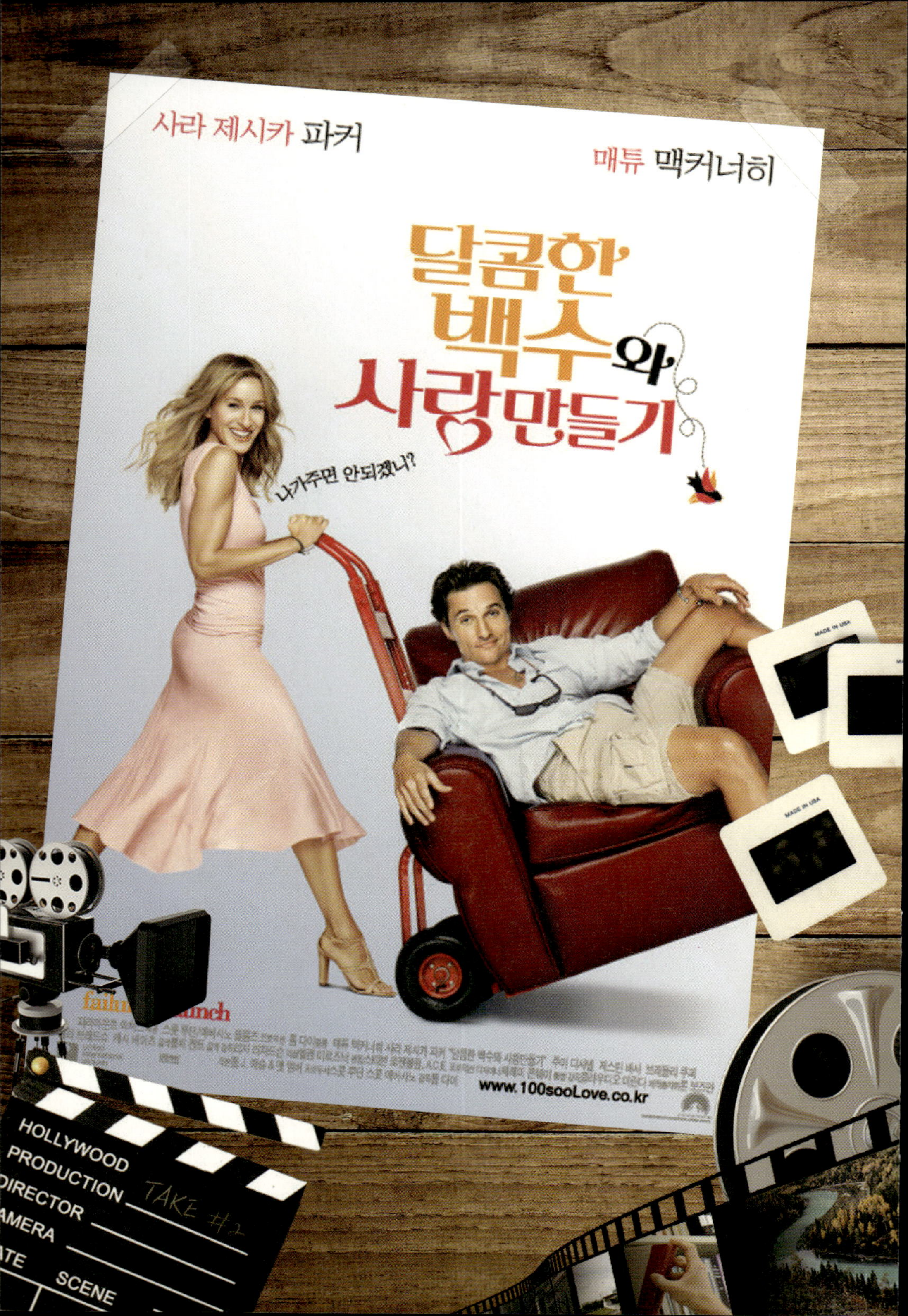
사라 제시카 파커
매튜 맥커너히
달콤한 백수와 사랑만들기
나가주면 안되겠니?
www.100sooLove.co.kr
MADE IN USA
HOLLYWOOD
PRODUCTION
TAKE #2
SCENE

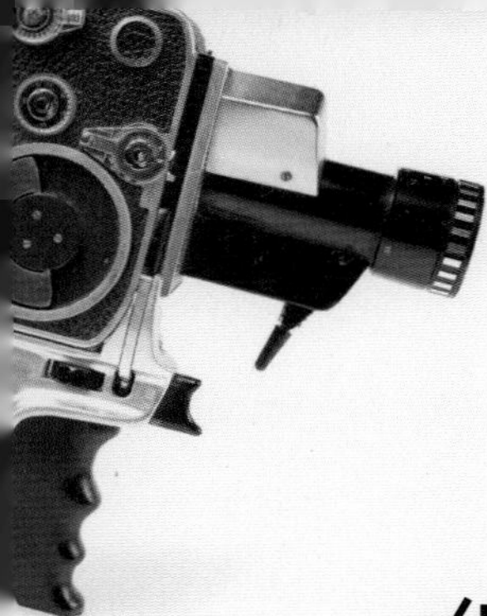

Story_ 17

〈달콤한 백수와 사랑 만들기〉에서의 구강 대 부리 호흡법

〈달콤한 백수와 사랑 만들기〉는 톰 다이 감독의 2006년 작품으로 전형적인 로맨틱 코미디 장르의 영화다. 원래 영화 제목은 〈Failure to Launch〉로 '자라서 세상 밖으로 독립하여 나가는 과정의 실패'라는 뜻인데, 영어 제목 자체로는 의미 전달이 어렵다고 판단하여 국내에서는 전혀 다른 뜻의 제목을 붙여 상영되었다.

이 영화는 결과적으로는 국내외적으로 흥행에서나 평가 면에서 큰 성공을 거두지는 못하였으나, 큰 기대를 하지 않고 보면 의외의 잔재미를 느낄 수 있는 영화다.

트립(매튜 맥커너히 분)은 미국 볼티모어 시에서 보트 중개상으로 일하고 있는 35살 된 남자다. 그는 준수한 외모에 재치 있는 말솜씨, 그리고 운동으로 다져진 멋진 근육질의 몸매를 가진 누가 보아도 나무랄 데

없는 남자다. 그러나 그는 아직까지 스스로 독립하지 못하고 부모님 집에서 생활하고 있다는 결정적인 약점이 있다. 하지만 그는 주위의 시선에 아랑곳없이, 몸과 마음이 편한 부모님 집을 굳이 떠날 필요가 없다는 듯이 생활하고 있다. 그가 가깝게 지내는 친구 두 사람도 이런 저런 이유로 모두 부모님 집에 같이 살고 있다. 그들은 만날 때마다 그들 자신의 생활을 합리화하며 나름대로 즐겁게 살고 있다.

그렇다고 트립이 여자를 사귀는 것 자체를 싫어하는 것은 아니었다. 다만 그에게 호감을 느꼈던 여자들도 그가 아직까지 부모님 집에서 지내고 있다는 것을 알고 나서는 실망하여 금방 헤어지게 되는 일들이 반복되는 것이었다.

이런 그를 보고 아버지 알(테리 브래드쇼 분)과 어머니 수(캐시 베이츠 분)는 어떻게 해서든지 그를 집에서 내보내려고 하나 여의치가 않다. 그러던 어느 날 비슷한 고민을 가지고 있던 옆집 부부에게서 성공적으로 아들을 내보냈다는 이야기를 듣고 큰 자극을 받는다. 그리고 마침내 트립을 독립시키기 위해 관련 전문가와 계약을 맺는다.

이 방면의 전문가이자 자기 자신도 아직 미혼인 폴라(사라 제시카 파커 분)는 알과 수에게 남자가 집에서 독립하지 못하고 있는 것은 '자기 존중감의 결여' 때문이라고 설명하며, 앞으로 그녀는 단계적이고 체계적으로 트립을 자신에게 빠지게 만들어 결국 부모님으로부터 독립하고 싶은 마음이 생기게 할 것이라고 계획을 밝힌다(사진 1).

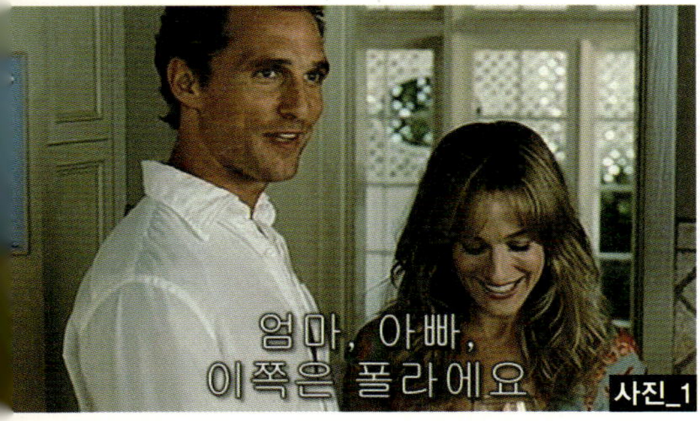

사진_1

폴라는 예정된 수순대로 트립에

게 접근하여 그의 마음을 사로잡은 뒤, 그를 변화시키기 위한 작전을 하나하나 펼치기 시작한다. 그러나 만남이 잦아질수록 폴라는 트립이 그녀가 예상했던 것과는 달리 자기 존중감이 없는 사람도 아니고 사회적 관계도 지극히 정상적인 사람이라는 것을 알게 된다. 다만 그는 여자와의 지속적인 오랜 만남을 꺼려하여, 부모님과 함께 살고 있다는 사실을 일종의 구실로 내세우고 있는 것이었다.

어쨌든 이런 가운데 둘 사이의 감정은 점점 발전하여, 마침내 폴라는 트립의 집에서 하룻밤을 같이 보내게 된다. 그런데 이즈음 폴라는 트립이 사실은 전에 사귀던 애 딸린 여자와 진지하게 결혼까지 생각하던 사이였는데, 그 여자가 갑자기 죽는 바람에 심각한 마음의 상처를 받았다는 것을 알게 된다. 그리고 그가 자신의 조카라고 소개하며 함께 살고 있는 소년이 사실은 죽은 옛 애인의 애라는 사실도 듣게 된다. 사실 이 일 때문에 트립은 그 후 다른 여자와의 만남을 힘들어했던 것이었고, 그의 부모도 아들의 상처를 어루만져 주고자 일시적으로 그와 함께 지내고자 한 것이 그만 세월이 흐르고 만 것이었다.

그런데 이때 트립이 폴라가 사실은 부모님의 돈을 받고 자신을 집에서 내보내기 위해 의도적으로 접근한 여자라는 것을 알게 된다. 트립은 충격을 받고 폴라에게 당장 헤어질 것을 요구한다.

결국 둘은 현실에 낙담한 상태에서 헤어지고 만다. 과연 그들은 서로 사랑을 되찾을 수 있을까?

자녀가 성인이 되어서도 부모와 함께 살고 있는 것을 기본 소재로 하고 있는 이 영화는 사실 오늘날의 우리 사회 현실에 비추어 볼 때 시사하는 바가 크다. 2012년 6월 1일자 보도에 따르면, 서울시는 가구주인 부모와 동거하는 삼사십대 자녀 인구가 지난 2000년 25만3천 명에서, 2010년 48만4천 명으로 91.4% 늘어났다고 밝히고 있다. 이는 최근 십 년 사이 두 배 가까이 늘어난 수치로, 보다 구체적으로는 60세 이상 부모가 자녀와 같이 사는 이유로 자녀가 경제적으로 독립이 불가능하거나, 자녀의 가사를 돕기 위해서라는 답변이 39.5%로, 부모의 독립이 불가능해서라는 답변인 32.3%보다 더 높았다고 한다.

그런데 사실 우리나라에서도 불과 3~40년 전만 하더라도 특히 남자의 경우 서른이 넘어서까지 부모와 동거하는 경우는 부모를 돌보는 경우 이외에는 찾아보기 어려웠던 것이 현실이었다. 더구나 영화의 무대가 되고 있는 미국의 경우에는 전통적으로 대학생 이후부터는 집에서 나와 사는 것이 보편화되어 있고 영화에서처럼 서른이 넘어서까지 부모와 동거하는 경우는 비정상적인 일로 생각하는 것이 아직까지는 보편적이다.

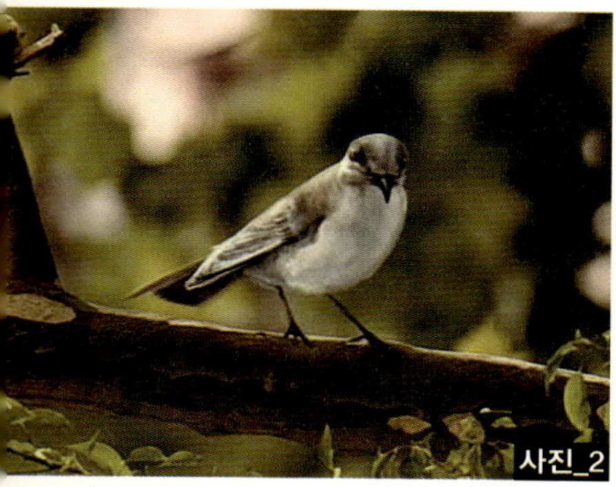
사진_2

어쨌든 이 영화에서는 의학적으로 상당히 흥미 있는 장면이 하나 등장한다. 영화에서 폴라의 룸메이트로 나오는 키트(조이 데이셔넬 분)는 집 창밖에서 시도 때도 없이 지저귀는 흉내지바뀌(mocking bird)라는 새에 매우 신경질적이 된다(사진 2). 마침내 인내의 한계에 달한 그녀는 사귀고 있는 남자 친구 에이스(저스틴 바사 분)의 도움을 받아 그의 비비총으로 새를 위협하여 쫓아낼 계획을 세운다. 그러나 실수로 직접 총알에 맞은 새는 충격으로 자칫 죽을 위험에 처하게 된다. 이에 혼비백산한 두 사람은 급히 응급소생술을 시행한다.

여기서 나오는 재미있는 장면이 바로 에이스가 새에게 시행하는 인공호흡법이다. 즉 구강 대 구강 소생술이 아닌 〈구강 대 부리 소생술(mouth-to-beak resuscitation)〉을 심장마사지와 함께 시행하게 된 것이다(사진 3, 4). 그런데 많은 사람들이 여기서 문득 의문을 가질 수밖에 없게 된다. "과연 이런 응급호흡법이 실제 존재하는 것이며 그 효과는 있는 것일까?" 하고 말이다.

실제 이 영화 촬영 이전에도 물에 빠져 숨이 멎은 닭을 인공호흡으로 살렸다는 등의 기사는 꾸준히 있어 왔지만, 그 진위를 정확히 가릴 증거는 없는 상태였다. 그러다 2011년 7월 미국에서 한 수의사가 야생 독수리를 대상으로 시행한 구강 대 부리 소생법의 성공 사례가 동영상으로 공개되면서 매스컴의 큰 화제를 모았다.

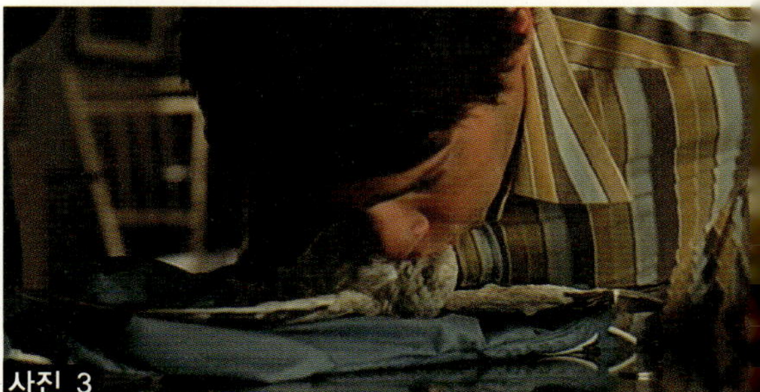
사진_3

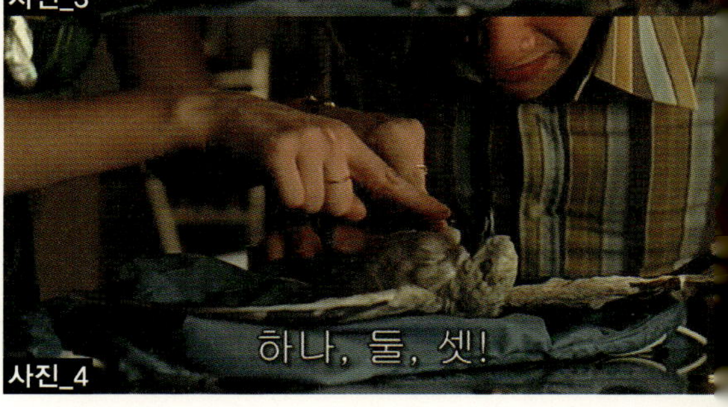

사진_4

결론적으로 말하면 의학적으로는 동물의 종류에 관계없이 기도를 통해 외부에서 숨을 불어 넣어 흉부를 팽창시킬 수만 있다면 구강 대 구강 인공호흡법의 효과를 볼 수 있다는 것이 정답이다.

여기서 구강 대 구강 호흡법에 대해 또 다른 흥미 있는 사실 하나를 이야기하자면 역사상 이에 대한 첫 기술이 성경에 나타난다는 것이다.

구약성경의 열왕기 하편에는 엘리사(Elisha)란 선지자가 수넴이란 지방에서 그에게 인정을 베풀어준 한 여인에게 감사의 뜻으로 그녀가 오랫동안 갖지 못하던 애기를 갖게 하는 장면이 나온다. 구강 대 구강 인공호흡법에 대한 기록은 바로 그 애기가 소년이 된 후 갑자기 죽게 된 4장 18절에서 37절 사이에서 기술되고 있다. 독자의 이해를 돕기 위해 여기서는 대한성서공회가 발행한 공동번역 성서 일부를 발췌해 본다.

≪엘리사는 집안에 들어가 죽은 아이가 침대에 누워있는 것을 보았다. 엘리사는 방 안에 들어가서 문을 닫았다 방 안에는 둘뿐이었다. 그는 야훼께 기도드리고 나서 침대에 올라가 아이 위에 엎드렸다. 그리고는 <u>자기의 입을 아이의 입에</u> 자기의 눈을 아이의 눈에, 자기의 손을 아이의 손에 포개었다. 이렇게 아이 위에 엎드리자 아이의 몸이 따뜻해지기 시작하였다. 엘리사는 일어나서 방 안을 이리로 한 번, 저리로 한 번 걷고 나서 다시 침대에 올라가 아이 위에 엎드렸다. 그러기를 일곱 번 거듭하자 아이가 재채기를 하면서 눈을 떴다.≫

물론 여기서 엘리사가 소년의 입에 그의 입을 갖다 댔다는 표현이 과연 오늘날의 구강 대 구강 호흡법을 의미하느냐는 의학적으로 의문이 있을 수 있다. 먼저 그 소년이 사망하고 나서 소생술을 시행하기까지의 시간 간격이 너무 길다는 점이 문제다. 그리고 엘리사가 그의 입을 소년의 입에다 갖다 대었을 때 동시에 그의 양손도 소년의 양손에 갖다 대었다는 표현도 현대적 의미의 구강 대 구강 호흡법과 맞지 않는 부분이다. 왜냐하면 구강 대 구강 호흡법은 시술자의 한손으로 환자의 콧구멍을 막아 주어야 효율적으로 이루어지기 때문이다. 그러나 성경의 많은 표현들이 그렇듯이, 이에 대한 과학적 분석만이 능사는 아닐 것이다. 결국 여기에 대한 판단은 독자 여러분들의 몫으로 돌리고 싶다.

어쨌든 여러분들도 혹시 어느 날 갑자기 숨이 멎어 가고 있는 불쌍한 새를 발견하게 될 때 이 영화를 한 번 떠올려 보심은 어떨지? 물론 그럴 일이 생길 확률이 한 사람의 일생에서 과연 얼마가 될지는 모르겠지만 말이다.^^

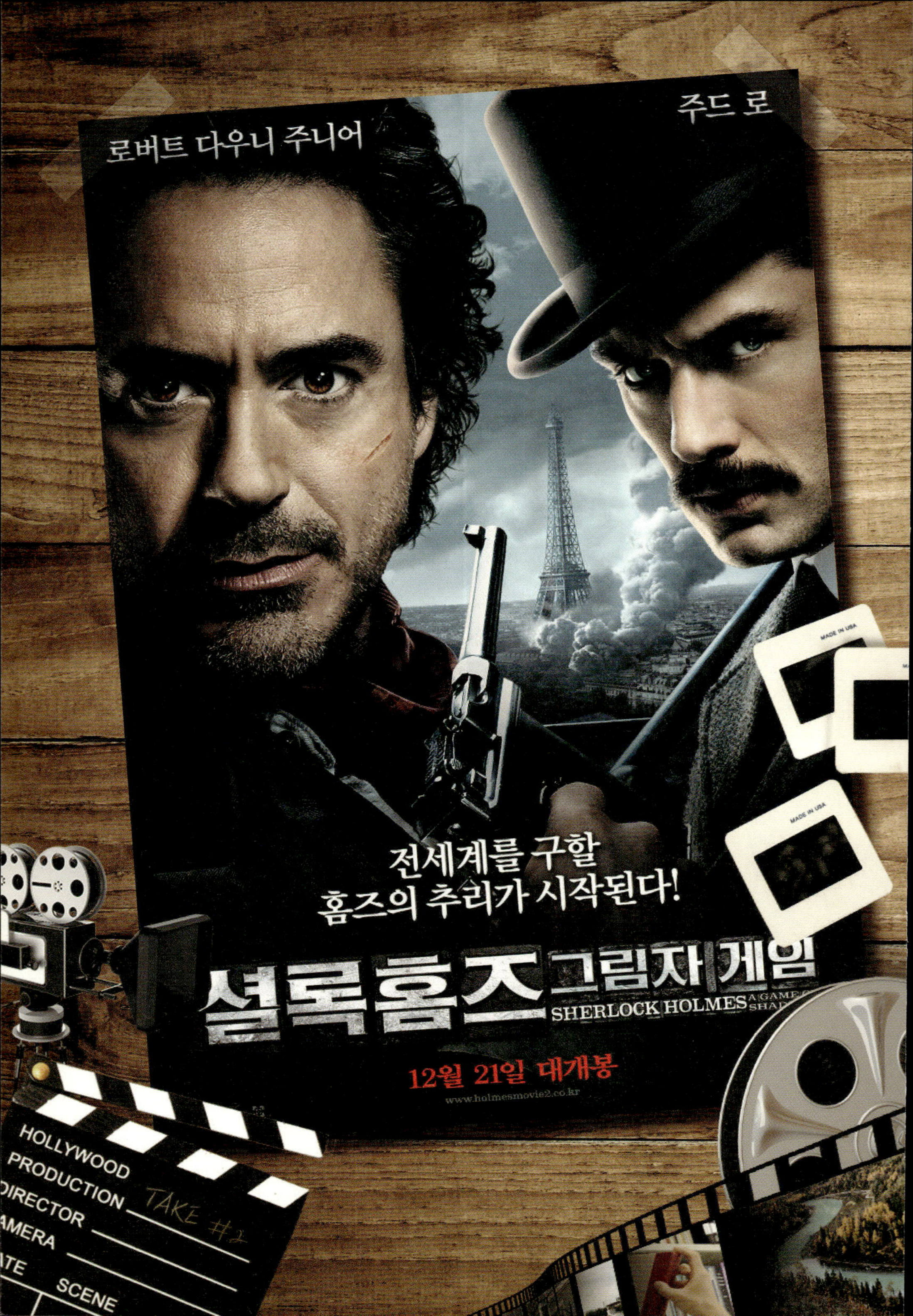
로버트 다우니 주니어
주드 로
전세계를 구할
홈즈의 추리가 시작된다!
셜록홈즈 그림자 게임
SHERLOCK HOLMES
12월 21일 대개봉
www.holmesmovie2.co.kr
HOLLYWOOD
PRODUCTION
SCENE

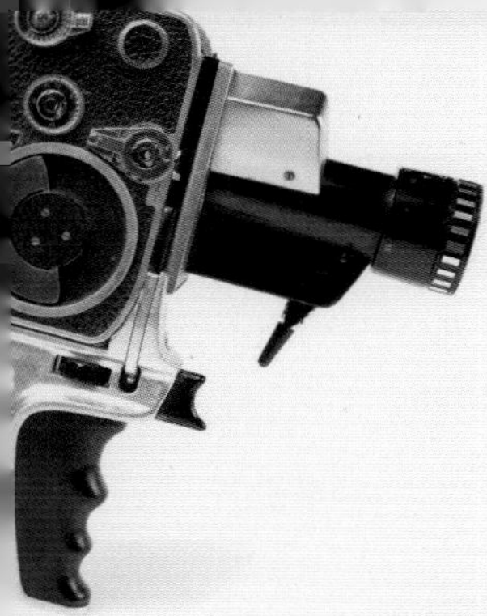

Story_ 18

〈셜록홈즈 II〉와 심장 앞 내려치기

'셜록 홈즈: 그림자 게임(Sherlock Holmes: A Game of Shadows)'은 2011년 가이 리치 감독의 작품으로 2009년 같은 감독이 만든 '셜록 홈즈'의 속편에 해당되는 영화다.

이 영화에서는 전편에서는 그 모습을 감춘 채 등장하는 악의 인물 모리아티 교수(아레드 해리스 분)가 본격적으로 등장하면서 셜록 홈즈(로버트 다우니 주니어 분)와의 본격적인 대결 구도를 펼치게 된다. 그렇지만 영화 줄거리는 전편과 독립적으로 진행되기 때문에, 전편에 대한 지식이 없이도 영화를 보는 데 특별한 지장은 없다. 어차피 셜록 홈즈라는 주인공은 우리들에게 너무나도 잘 알려진 인물이기 때문이다.

앞서 열 번째 이야기에서도 소개된 바와 같이 셜록 홈즈는 영국 에든버러 출신의 의사였던 아서 코난 도일(1859~1930)의 추리소설에 등장하는 작중 인물이다. 홈즈는 소설의 성공과 함께 지금까지 명탐정의 대명사로 전 세계인의 사랑을 받게 되면서 많은 사람들이 그가 실제 인물이라고까지 믿을 정도가 되었다.

그런데 이 영화는 전편과 마찬가지로 코난 도일의 원작과는 관계없이 셜록 홈즈의 이미지를 빌어 새롭게 만든 창작 작품이다. 따라서 영화는 전편에 이어 고전적인 홈즈의 이미지를 떠나 다소 코믹하면서도 역동적인 활약상을 보이는 새로운 홈즈를 선보이고 있다.

영화 줄거리의 시점은 1891년으로 전편의 사건 이후 1년쯤 지났을 때다. 유럽 전역에 걸쳐 의문의 폭탄 테러 사건이 발생하고, 한편으로는 프랑스와 독일 등 강대국 사이에 긴장이 감돌면서 전운이 고조된다. 많은 사람들이 사건의 배경에 극우 민족주의자나 무정부주의자들이 있을 것으로 추정하나, 홈즈는 사건의 중심에 모리아티 교수가 있을 것이라는 심증을 굳히고 그 동기를 밝히려고 애를 쓰고 있다.

홈즈는 수사 도중 그와 애인 관계이면서 모리아티 교수 편에서도 일하고 있는 아이린(레이첼 맥아담스 분)이 의문의 편지를 모리아티 교수에게 전달하려는 것을 포착하게 된다. 그 편지를 중간에서 가로챈 홈즈는, 그 편지의 발신인이 르네라는 프랑스 남자이고 예정 수취인은 그의 여동생이자 집시 점술가로 일하고 있는 심자(누미 라파스 분)라는 것을 알게 된다. 편지를 뺏긴 모리아티 교수 측은 편지의 출처에 대한 비밀을 지키기 위해 관련자인 의사 호프만스탈과 아이린을 모두 죽인다. 이로서 전편에서 홈즈와 함께 극중에서 중요한 역할을 담당하였던 아이린은 속편의 무대에서는 일찌감치 사라지게 된다.

한편 홈즈는 가로 챈 편지 안에서 한 남자의 초상화와 함께 심자에게 보내는 다음과 같은 알 수 없는 내용의 글을 발견한다. 〈사랑하는 여동생에게. 내 얼굴을 영원히 기억해 주렴. 이는 역사를 바꾸기 위한 결정이다.〉

홈즈는 편지 내용의 단서를 찾기 위해 심자를 직접 만나 보기로 하고, 그녀가 점술가로 일하고 있는 한 레스토랑에 친구 존 왓슨(주드 로 분)의 총각파티를 구실 삼아 찾아간다. 의사 왓슨은 홈즈의 절친한 친구이자 영원한 파트너로 그 다음날 사랑하던 여인과 결혼식이 예정되어 있었는데, 순진한 그로서는 그에게 총각파티를 열어 주겠다는 홈즈의 숨은 의도를 알 길은 없었다.

어쨌든 심자를 만나게 된 홈즈는 암살자의 마수에서 그녀를 구하게는 되나, 그녀는 사라지고 만다. 그리고 그 다음 날 전날 일로 술에 만취된 상태에서 결혼식에 참석한 신랑 왓슨과 들러리 홈즈는 간신히 결혼식을 마친다. 그런데 결혼식이 끝난 뒤 모리아티 교수가 보낸 심복 하나가 홈즈에게 모리아티가 그를 직접 만나기를 원한다는 말을 전한다. 마침내 직접 대면하게 된 홈즈와 모리아티 교수 사이에는, 자신의 계획을 저지하려 들면 결국 파멸할 것이라는 모리아티의 협박과 다수의 안녕을 위해 결코 포기하지 않을 것이라는 홈즈의 반박 속에 팽팽한 신경전이 지속된다(사진 1).

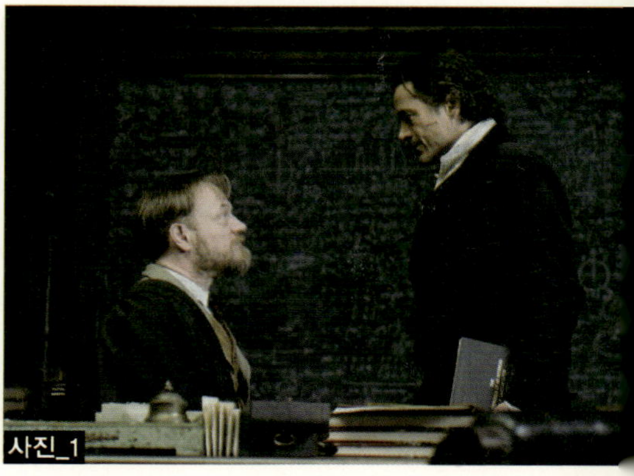
사진_1

홈즈를 설득하는 데 실패한 모리아티는 그 앙갚음으로 기차를 타고 신혼여행을 떠나는 왓슨 부부를 살해하기로 하고 암살자들을 보낸다. 그러나 이를 미리 예상한 홈즈의 등장으로 암살 기도는 실패로 돌아가고, 홈즈는 왓슨을 설득하여 사건의 실마리를 찾기 위해 심자를 찾아 프랑스로 떠난다.

마침내 심자를 다시 찾아낸 홈즈와 왓슨은 그녀와 함께 그녀의 오빠 르네가 일했던 프랑스 무정부주의자 소굴에까지 찾아간다. 그곳에서 그들은 모리아티가 이미 이 조직을 장악하였고, 르네는 모종의 특수 임무를 위해 모리아티에게 따로 고용되었다는 것을 알게 된다.

그리고 홈즈는 곧 파리에서 또 다른 폭발 테러가 있을 것이라는 정보를 조직책임자에게 듣고 이를 막기 위해 노력하지만 결국 실패하고 만다. 이 폭발 테러로 유력한 무기상 한 명이 사망하게 되고 홈즈는 모리아티가 그의 군수공장을 차지하려고 꾸민 음모임을 알게 된다.

홈즈 일행은 그 군수공장에 집시들의 도움을 받으며 잠입하기로 결정한다(사진 2). 그리고 그곳에서 홈즈는 모리아티의 궁극적인 목표가 세계대전을 교묘하게 유발시킨 뒤, 이미 장악해 둔 전쟁 관련 회사들의 주식을 통해 막대한 돈을 벌어들이기 위함을 알게 된다.

그러나 잠입 과정에서 홈즈는 모리아티에게 잡혀 죽을 고비를 넘긴 다음, 어깨 부상을 입은 채로 간신히 왓슨과 심자 등 남은 일행과 기차로 탈출한다.

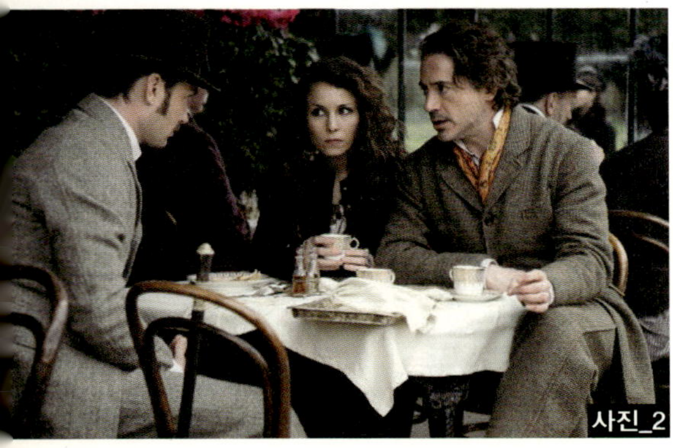
사진_2

그리고 그들은 스위스에서 열릴 예정인 유럽 각국 간의 평화회담 장소로 향한다. 모리아티는 그곳에서 성형수술을 통해 얼굴을 완전히 위장한 르네로

하여금 참석자 중 중요 인물을 암살하게 하여 이를 계기로 유럽 국가 간 세계 대전을 일으킬 계획을 꾸미고 있다.

문제는 르네가 누구의 얼굴로 위장하고 있는지를 찾아내는 것이었다. 연회장에서 왓슨의 기지로 결국 르네를 찾아내어 그의 암살 기도는 저지된다.

그 사이 홈즈는 연회장 앞 발코니에서 모리아티와 대면하면서, 자신의 천재적인 추리력으로 이미 모리아티의 재정을 포함하여 그의 모든 계획을 망가뜨려 놓았다는 것을 알려 준다. 그리고 홈즈는 분노에 찬 모리아티와 결투를 예상하면서, 어깨 부상까지 입은 자신이 복싱선수 출신인 그에게 이길 가능성은 전혀 없다고 판단하고, 그를 껴안고 함께 발코니 앞 천 길 낭떠러지 밑의 깊은 물속으로 뛰어든다.

그 후 홈즈의 주변 사람들은 그의 장례식을 치르게 되는데 과연 이것으로 홈즈의 이야기는 그 끝을 맺게 되는가?

이 영화에서는 응급소생술에 관련되어 매우 흥미로운 장면이 하나 등장한다. 바로 홈즈가 군수공장에 잠입한 뒤 왓슨 등과 기차로 간신히 탈출할 때의 일이다. 잠입 과정에서 모리아티에게 사로잡혀 모진 고문을 당하며 입은 부상이 악화되면서 홈즈의 심장이 갑자기 멈추고 만다.

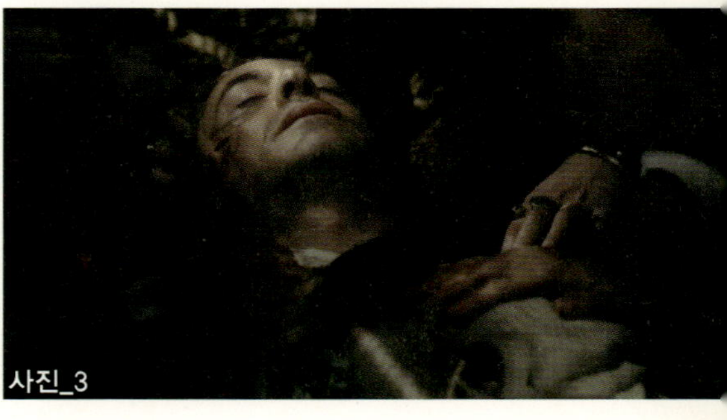
사진_3

사진_4

왓슨은 어떻게 해서든 홈즈를 소생시켜 보려고 의사로서의 능력을 최대한 발휘하여 즉시 심장마사지를 시행한다(사진 3). 그런데 홈즈가 소생할 기미가 전혀 보이지 않자 갑자기 홈즈의 가슴을 주먹으로 수차례 내려치는 장면이 나온다(사진 4). 나중에는 그 모습이 너무 강력하여 옆에서 지켜보고 있던 심자가 걱정이 되어 주먹을 내려치려는 왓슨을 말리는 장면까지 연출된다.

이 영화장면을 본 대부분의 관객들은 아마도 왓슨이 너무 안타가운 나머지 의학적으로는 아무런 의미가 없는 행동을 한 것으로 생각했을 것이다. 그러나 당시 왓슨의 동작은 사실 한때 응급소생술의 중요한 처치방법 중 하나로 자리 잡고 있었던 의학적 행위다.

이는 영어로 'precordial thump'로 불리는 기술로 글자 그대로를 해석하면 '심장 앞 내려치기' 정도가 된다. 우리 의학용어로는 사실 적절한 번역이 쉽지 않아 한때는 '흉부타격법' 등이 사용되기도 하였으나 현장에서는 영어 그대로 사용하는 경우가 더 많다.

이 기술의 이론적 근거는 심장의 앞쪽이 가슴뼈(흉골)와 맞닿는 부위를 찾아 그 부위를 적절한 강도로 순간적으로 내려침으로써 정지 상태의 심장을 자극하여 심장 박동을 회복시키고자 하는 것이다. 한 연구에 의하면 이 방법이 적절히 시행될 경우 약 2~5 줄(joules) 정도의 전기분극을 유발시켜 심장 리듬 회복에 도움을 줄 수 있다고 보고하고 있다.

실제 심장을 노출시킨 채 심장수술을 하는 흉부외과 의사들의 직접 경험으로도, 심장 박동이 매우 불안정한 경우에 손이나 기구를 이용하여 심장을 직접 가볍게 톡톡 쳐주면 심장의 리듬이 정상적으로 회복되는 경우를 종종 볼 수 있다.

그런데 문제는 실제 현장에서 이 기술을 정확하게 사용하기가 매우 어렵다는 것이다. 특히 일반인의 경우 정확한 가격 지점을 알기가 어려울 뿐 아니라, 잘못하면 환자에게 도움을 주기는커녕 주위 뼈 골절이나 심장에 대한 추가 손상을 일으킬 위험성만 커지게 된다. 그렇지 않아도 일반인의 입장에서는 환자가 진정한 심정지 상태에 있는지조차 판단하기 어려운 상황에서 자칫 '심장 앞 내려치기'로 환자에게 불필요한 손상을 주게 된다면 이는 서로 간에 더 큰 불행의 원인이 될 수가 있는 것이다.

그래서 이 시술은 이미 오래전부터, 확인된 심장정지의 초기에 관련 전문가의 손에 의해 한차례 정도 시행하는 것으로 되어 있었고, 지금은 이미 응급소생술의 정식 항목에서는 빠져있는 상태다.

그런데 이 시술법은 비단 이 영화에서뿐만 아니라 주의를 기울이면 다른 영화에서나 의학드라마 등에서도 나타나는 것으로 가끔 볼 수 있다. 그만큼 동작이 간단하면서 강렬하고, 영화를 보는 사람의 입장에서는 상당한 호기심과 흥미를 자아낼 수 있는 방법이기 때문이다.

그러나 어디까지나 영화는 영화일 뿐이다. 이 영화를 통해 이런 흥미로운 의학적 시술법에 대한 상식을 넓히는 것은 좋지만 일반인인 경우, 실생활에서의 적용은 이미 확립된 다른 응급소생술과는 달리 삼갈 일이다. 더구나 영화에서조차 왓슨의 '심장 앞 내려치기'는 실패로 끝나지 않는가. ^^

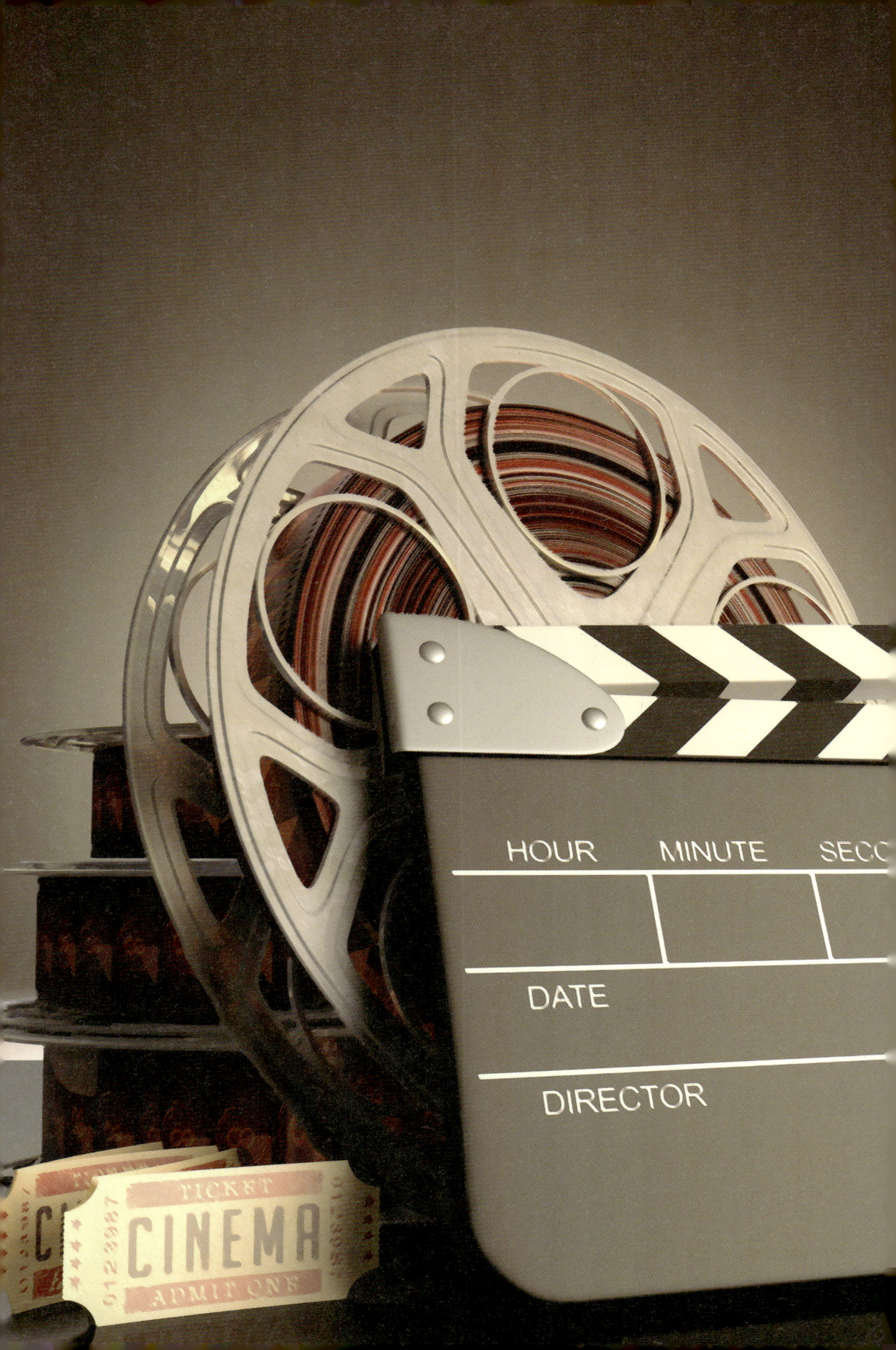
HOUR
MINUTE
DATE
DIRECTOR
TICKET
CINEMA
ADMIT ONE

시각을 바꿔라

When I hear somebody sigh that life is hard, I am always tempted to ask,
'Compared to what?'
누군가 사는 게 힘들다고 한숨을 내쉬면 나는 늘 이렇게 되묻고 싶어진다.
'무엇과 비교해서?'

시드니 J. 해리스 Sydney J. Harris

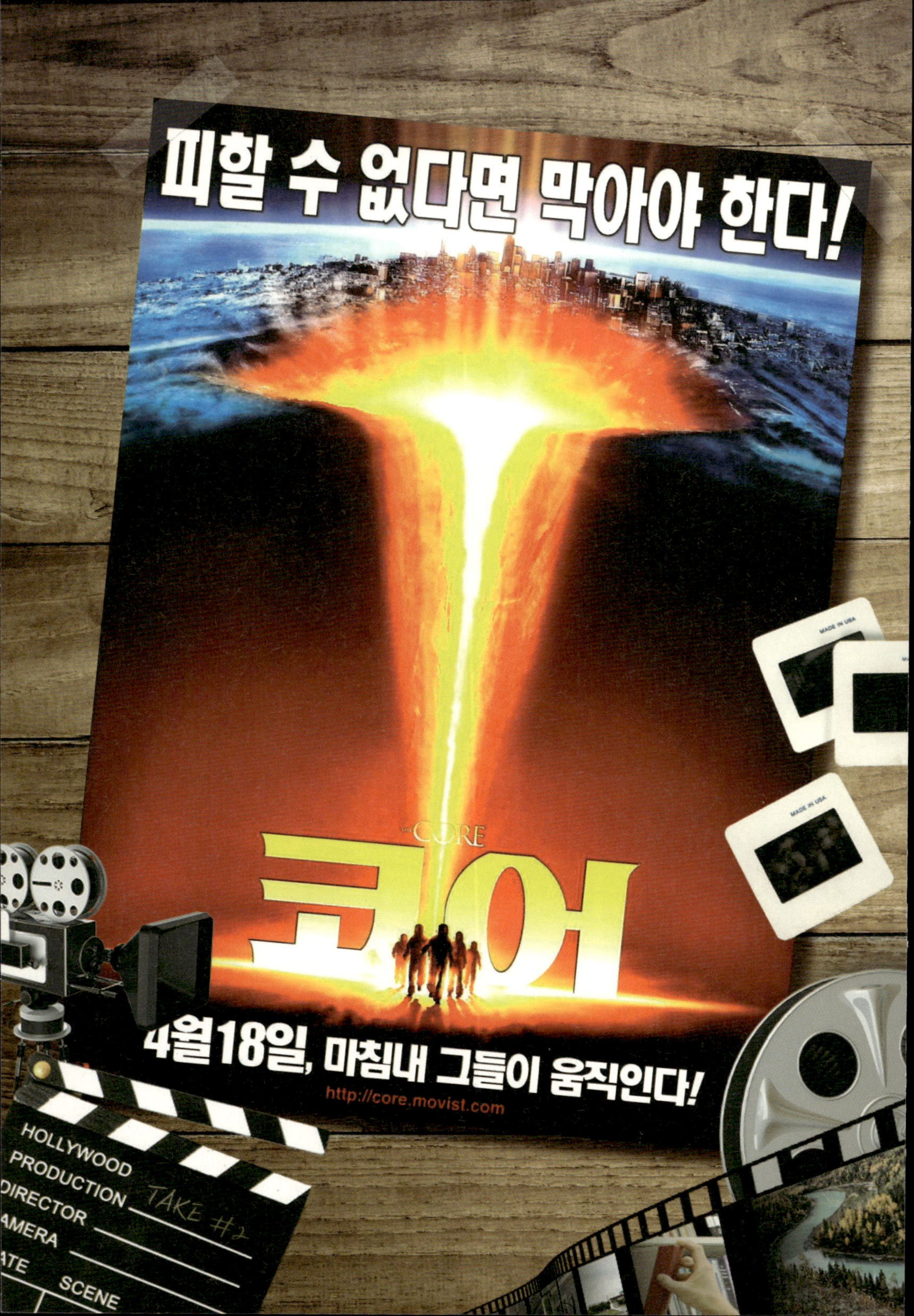
피할 수 없다면 막아야 한다!
THE CORE
코어
4월18일, 마침내 그들이 움직인다!
http://core.movist.com
HOLLYWOOD
PRODUCTION
DIRECTOR
CAMERA
SCENE

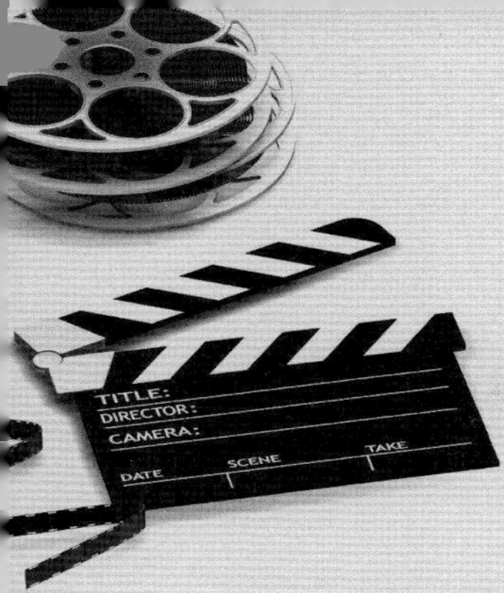

Story_ 19

〈코어〉와 인공심박조율기

공상과학영화의 전형을 보이는 '코어(The Core)'는 존 아미엘 감독의 2003년 작품으로 국내에서는 같은 해 4월 18일 개봉되었다.

어느 날 전 세계적으로 이상한 현상이 발생하기 시작한다. 난데없는 재난으로 도심이 혼란에 빠지는가 하면 미국의 한 지역에서는 수십 명의 사람들이 동시에 갑자기 사망하는 사건이 일어난다. 사망자들이 모두 인공심박조율기를 삽입받은 환자들이라는 점에서 전자파를 방해하는 강력한 신종 무기의 출현을 걱정한 미국 국방부는 지구자기장 전문가인 시카고 대학의 젊은 교수 조쉬 키즈(아론 에크하트 분)와 무기 전문가인 서지 레베크(체키 카료 분)를 몰래 불러 그 가능성을 묻는다.

그러나 그럴 확률은 매우 희박하다는 그들의 견해를 듣고 군 당국자는 국가 안보에 위협이 되지 않는 사안이라면 다행이라며 더 이상 관심을 두지 않으려 한다.

그런 와중에 런던 트라팔가 광장에서 새들이 집단으로 이상 행동을 보이며 큰 소란을 일으키는 일이 발생한다. 이 뉴스를 접한 조쉬는 새들의 행동이 지구 자기장의 변화와 관련이 있을 수 있다는 의심을 하고, 그동안 세계적으로 일어난 일련의 괴현상들을 떠올리며 무언가 이상한 일이 벌어지고 있다는 느낌을 받는다. 그는 바로 대학원 학생들을 총 동원하여 관련 지료를 검색하며 본격적인 연구에 돌입한다.

한편 우주에서의 임무를 마치고 지구로 귀화하던 우주왕복선 인데버호에서 이상이 발생한다. 우주선이 자기장 교란으로 인해 갑자기 예정 항로를 벗어나 로스앤젤레스 시내로 향하게 된 것이다. 우주선의 노련한 선장 아이버슨(브루스 그린우드 분)도 어쩔 줄 몰라 하는 상황에서 최연소 우주비행사이자 여성인 레베카 차일즈 공군 소령(힐러리 스웽크 분)이 기지를 발휘하여 하천에 우주선을 착륙시킴으로써 큰 위기를 모면한다.

그동안 연구에 열중한 끝에 지구 멸망의 불길한 전조를 눈치챈 조쉬는 자료를 들고 지구 물리학의 권위이자 정부에도 막강한 영향력을 가지고 있는 콘래드 짐스키 박사(스탠리 투치 분)를 찾아간다. 콘래드는 조쉬의 자료가 매우 신빙성이 있다고 판단하고 미국 정부 측에 즉시 국가 안보회의를 열 것을 요청한다.

회의석상에서 조쉬는 지구 중심부에 있는 핵(코어)에서 문제가 발생하고 있다고 지적한다. 코어 중에서도 딱딱한 내핵을 둘러싸고 있으면서 한 방향으로 돌고 있는 액체상의 외핵에서 큰 문제가 발생하고 있다고 주장한 것이다. 즉 외핵이 정상적으로 움직이고 있을 때는 이것으로부터 지구 자기장이 만들어지고, 이 자기장 때문에 태양으로부터 오는 극초단파 방사능으로부터 지구가 보호받고 있다는 것이다. 그런데 어떤 이유인지 이 외핵의 움직임이 멈추고 있기 때문에 이대로 가면 수개월 내에 지구는 원시상태로 되돌아가고 1년 내에 모든 지구상의 생명체가 태양열 때문에 멸망할 것이라고 설명한다.

경악스런 상황을 들은 정부 측에서는 어떻게든 해결책을 강구해 달라고 요청하나, 조쉬는 무엇보다도 지구 핵에 접근할 방법이 없기 때문에 불가능한 일이라고 단언한다. 그러자 콘래드 짐스키 박사가 나서 교통수단을 제공해 줄 사람이 있다고 말한다.

그는 바로 콘래드의 옛 동료 과학자이나 지금은 외진 곳에 은둔해 있으면서 엄청난 열과 압력에 견뎌낼 수 있는 특수 탐사선을 연구하고 있는 브레즐턴(들로이 린도 분)이라는 사람이었다. 브레즐턴을 찾아간 정부 관계자와 조쉬, 콘래드 그리고 서지는 원하는 모든 지원은 할 것이니, 3개월 내에 현재 진행하고 있는 지구 핵 탐사선을 완성시켜 줄 것을 부탁한다. 그들은 또 지구가 멸망할 가능성이 있다는 소문이 미리 퍼지면 전 세계가 걷잡을 수 없는 혼란에 빠질 것을 염려하여 최고의 컴퓨터 전문가인 핀치(디제이 쿠올스 분)를 고용하여 인터넷상에서 모든 관련 정보를 철저히 차단시키도록 하는 등 치밀한 사전 준비를 진행시켜 나간다.

탐사선 버질호의 제작과 탑승이 예정된 승무원들의 훈련이 계속되는 가운데, 기상 이변도 점점 진행되어 로마 같은 도시는 전체가 파괴되는 참극을 맞는다(사진 1). 상황의 진전을 심각하게 받아들인 정부 측은 마침내 즉각적인 탐사선 발진을 명령한다.

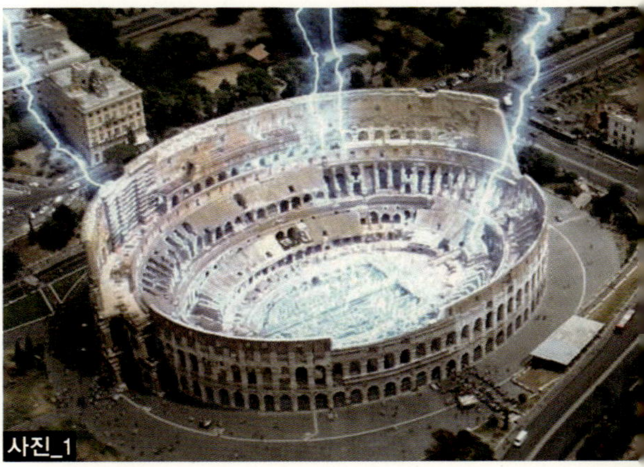
사진_1

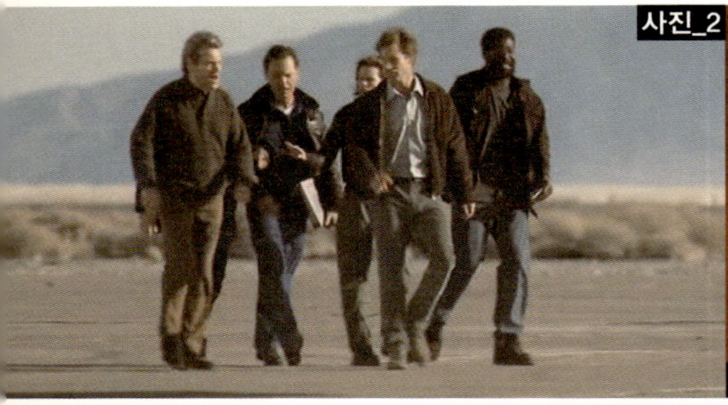

사진_2

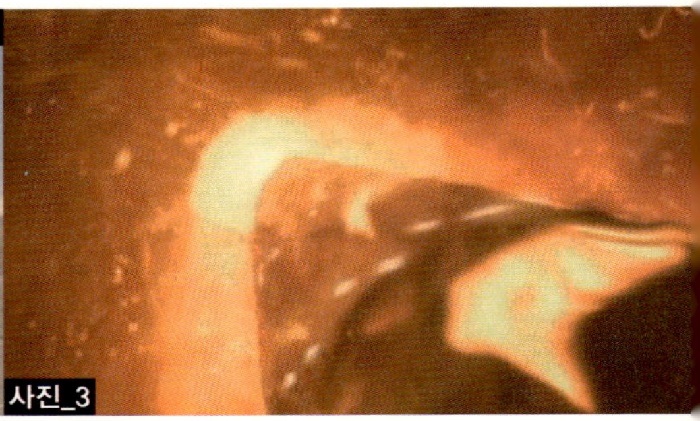

사진_3

특수 임무 팀은 조쉬 키즈를 팀장으로 콘래드, 레베카, 브레즐턴으로 이루어진 관련 전문가들과 우주왕복선 인데버 사건으로 능력을 인정받은 차일즈 소령과 아이브슨 선장의 탐사선 조종 팀으로 구성되었다(사진 2). 그들의 임무는 버질호로 지구 핵에 접근한 다음 천 메가톤에 해당되는 초강력의 핵폭탄을 터뜨려 외핵을 자극시킴으로써 외핵을 다시 회전하게 만드는 것이었다.

드디어 핵폭탄을 실은 탐사선은 지구 중심부를 향해 발진하여, 해저를 통해 성공적으로 지각을 통과한다. 그러나 지구 대부분을 차지하고 있는 맨틀 부위를 통과하는 도중에 아이브슨 선장이 사고로 사망하는 일이 발생한다. 어쨌든 특수 임무 팀은 우여곡절 끝에 맨틀과 지구 핵 경계 부위에까지 도달하나 이 과정에서 또 무기 전문가인 서지를 잃는 비극을 맞이한다.

특수 임무 팀은 천신만고 끝에 목표점인 지구 외핵에 도달하였으나 정작 외핵의 밀도가 예상보다 낮다는 것을 발견한다(사진 3). 이는 싣고 온 모든 핵폭탄을 터뜨려도 충분한 충격파가 전달되지 않아 외핵을 다시 회전시킬 수가 없다는 것을 의미하였다. 콘래드는 이제 원래 계획은 성공 가능성이 없다면서 이때까지 팀원들에게 비밀로 하고 있던 데스트니 프로그램을 작동시켜야 하겠다고 말한다. 데스티니(Destiny)는 그가 극비리에 미국 국방부와 함께 개발한 무기체제로서 강력한 인공지진으로 적을 공격하는 비밀 병기였다. 사실 이번에 외핵이 멈추게 된 원인도 데스티니의 부작용 때문이었던 것이다.

어쨌든 콘래드의 주장은 이제는 데스티니를 다시 쏘아서 외핵을 자극시키는 방법밖에는 없다는 것이었다. 그러나 조쉬는 그것은 오히려 외핵을 결정적으로 완전히 멈추게 하는 어리석은 짓이라며, 어떻게 해서든 애초의 계획을 보완하여 계속 진행하여야 한다고 반박한다. 결과적으로 레베카와 브레즐턴의 지원을 얻은 조쉬의 의견대로 탐사선은 움직인다.

그 사이 지상에서는 지구 자기장의 파괴가 점점 진행되어 태양열에 노출된 지역에서 참극이 발생한다. 지상의 군 사령부도 데스트니의 긴급 작동을 결정하나, 조쉬의 부탁을 받은 핀치의 방해 공작으로 발사에 실패한다.

한편 특수 임무 팀은 궁리를 거듭하다 다시 마음을 고쳐먹은 콘래드의 아이디어대로 핵폭탄을 한 번에 폭파시키지 않고 연쇄 폭발시켜 보다 강력한 추진력을 얻기로 한다. 그러나 폭파 준비 과정에서 브레즐턴과 콘래드가 차례로 사망한다.

이제 남은 생존자인 조쉬와 레베카는 과연 임무를 성공적으로 수행할 수 있을까? 그리고 만일 그렇게 되더라도 그들은 지구로 무사히 귀환하게 될까?

영화 코어는 지구 핵(코어)의 이상으로 인한 천재지변을 다룬 독특한 소재의 공상과학영화로, 지구 지질학과 물리학에 관련된 많은 과학 용어와 현란한(?) 과학이론의 등장으로 개봉할 때부터 적지 않은 화제를 불러일으켰던 영화다. 영화는 지구라는 거대한 땅덩어리의 기본 구성에 대한 비교적 정확한 지식을 바탕으로 펼쳐진다. 그러나 줄거리가 구체적으로 전개되면서 보여주는 각종 과학적 묘사에 있어서는 상당한 허점들이 노출되어 당시에도 과학적 진위 여부에 대해 많은 논란이 있었다.

이에 대해 비판적인 입장의 사람들은 영화가 오류가 있는 가설과 장면 묘사에 근거를 두고 있어 문제가 크다고 지적을 하는 반면, 옹호론자들은 그것이 바로 공상과학영화의 묘미이며 논란이 되는 그 자체로 이미 대중들에게 과학적 진실에 대한 건전한 호기심을 불러일으켜 주었다고 평하였다.

어쨌든 영화의 극적 재미와 작품성에 대한 평가는 관객 각자의 몫이겠지만, 영화의 전체 과학적 묘사 중에서 의학적 관점에서는 영화 초반에 등장하는 인공심박조율기라는 의료장치에 대해 관심을 두지 않을 수 없다.

우리 몸의 심장이 정상 상태에서 일생 동안 규칙적으로 박동할 수 있는 것은 심장 위쪽에 위치한 동결절(洞結節)이라는 작은 특별한 부위에서 전기 자극을 만들어 내어 이를 심장 전체로 전달함으로써 이루어지는 것이다. 그래서 이 부위를 심장의 움직임을 주도한다는 의미에서 페이스메이커(pacemaker)라고 흔히 부른다. 마라톤 경기에서 선수들의 기록 향상을 위해서 초반의 속도를 이끌어 나가는 선수를 페이스메이커로 부르는 것도 여기에서 유래된 용어이며, 과거 국내에서도 같은 제목의 영화가 상영되기도 하였다.

그런데 이런 심장의 페이스메이커 기능에 이상이 발생하여 심장 박동이 제대로 되지 않는 병적인 경우가 있다. 이때 치료를 위하여 몸 안에 삽입되어 원래의 심장 페이스메이커 기능을 대신해 주는 장치가 바로 인공심박조율기(인공심박동기, artificial pacemaker)다. 영화에서는 도입부에서 코어의 이상으로 지구 자기장에 변화가 생기면서 인공심박조율기를 시술받은 환자들에서 인공심박조율기가 갑자기 작동을 멈춤으로써 동시에 사망하는 것으로 나타난다. 이때 미국 국방부로부터 비밀 자문을 의뢰받은 지구자기장 전문 과학자 조쉬가 사망 환자들을 보기도 전에 인공심박조율기에 연관된 문제일 것이라고 알아맞혀 주위를 경탄시키는 장면이 나온다. 그리고 이어서 국방부 관계자가 한 환자 사체의 가슴에 있는 수술 흉터를 보여 주며 조쉬의 예상대로 사망자들이 인공심박조율기 삽입 환자라는 것을 확인시켜 준다. 사망 환자의 가슴 정중앙에는 길이로 난 수술 흉터가 잘 보이고 있다(사진 4).

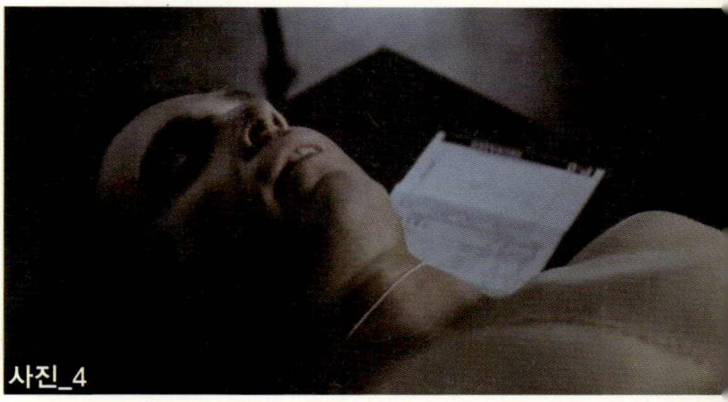

사진_4

그런데 사실 이 장면은 의학적으로 상당한 오류가 있는 장면이다. 영화에서 보여주고 있는 수술 절개 흔적은 일반적인 심장수술 즉 개심술(開心術, open heart surgery)을 받은 환자의 흔적이지 인공심박조율기 삽입 여부와는 아무런 연관이 없기 때문이다. 요즈음의 인공심박조율기 삽입은 보통 좌측 쇄골(빗장뼈) 아래쪽에 작은 절개를 하고 국소마취하에서 시술이 이루어지기 때문에 영화에서와 같이 중앙의 흉골을 자르는 큰 수술은 하지 않는다. 또 드물게 일부 환자에서 직접 심장 바깥쪽을 통해 인공심박조율기 전극을 삽입하는 경우에도 영화의 수술 흔적과는 달리 가슴 아래쪽에 비교적 작은 절개창이 생기게 될 뿐이다.

물론 심장수술과 연관되어 인공심박조율기를 삽입하는 경우도 있지만 이때는 대부분 수술 후 일시적으로 사용할 목적으로 설치되는 것이어서 영화에서 묘사하고 있는 인공심박조율기와는 모양이나 기능이 많이 다르다.

또 한 가지 영화에서의 흥미로운 설정 하나는 지구 코어의 이상으로부터 오는 지구 자기장의 변화로 인공심박조율기의 작동이 멈추는 것으로 되어있다. 그러나 관련 전문가들의 의견으로는 그런 상황이 벌어질 가능성은 매우 희박하다. 다만 인공심박조율기를 가지고 있는 환자들에서 〈고압선, 변압기, 레이더기지, 강력한 자석이 있는 기계(자기공명영상법) 등과 같은 강한 전기나 자석의 간섭을 받기 쉬운 장소는 가까이 가지 말라–서울대학교병원 인공심박조율기 안내서〉는 주의사항이 여전히 적용되고 있는 것은 사실이다. 이 때문에 2011에는 미국 FDA에서는 자기공명영상(MRI) 촬영을 안전하게 받을 수 있는 새로운 인공심박조율기가 사용 승인을 받기도 하였다. 아마 영화에서도 이런 점에 착안하여 아이디어를 낸 것으로 생각된다.

사실 인공심박조율기는 매우 안전한 장치로 환자의 웬만한 일상생활에는 거의 지장을 주지 않는다고 보면 된다. 영화는 어디까지나 영화일 뿐, 영화 속에서의 극적 흥미를 위한 가설에 만일 조금이라도 신경을 쓴다면, 그것은 그야말로 옛 중국의 기(杞)나라의 어떤 사람이 '만일 하늘이 무너지면 어디로 피해야 좋을 것인가?' 하고 침식을 잊고 걱정하였다는 데서 유래된 기우(杞憂)가 아니겠는가?

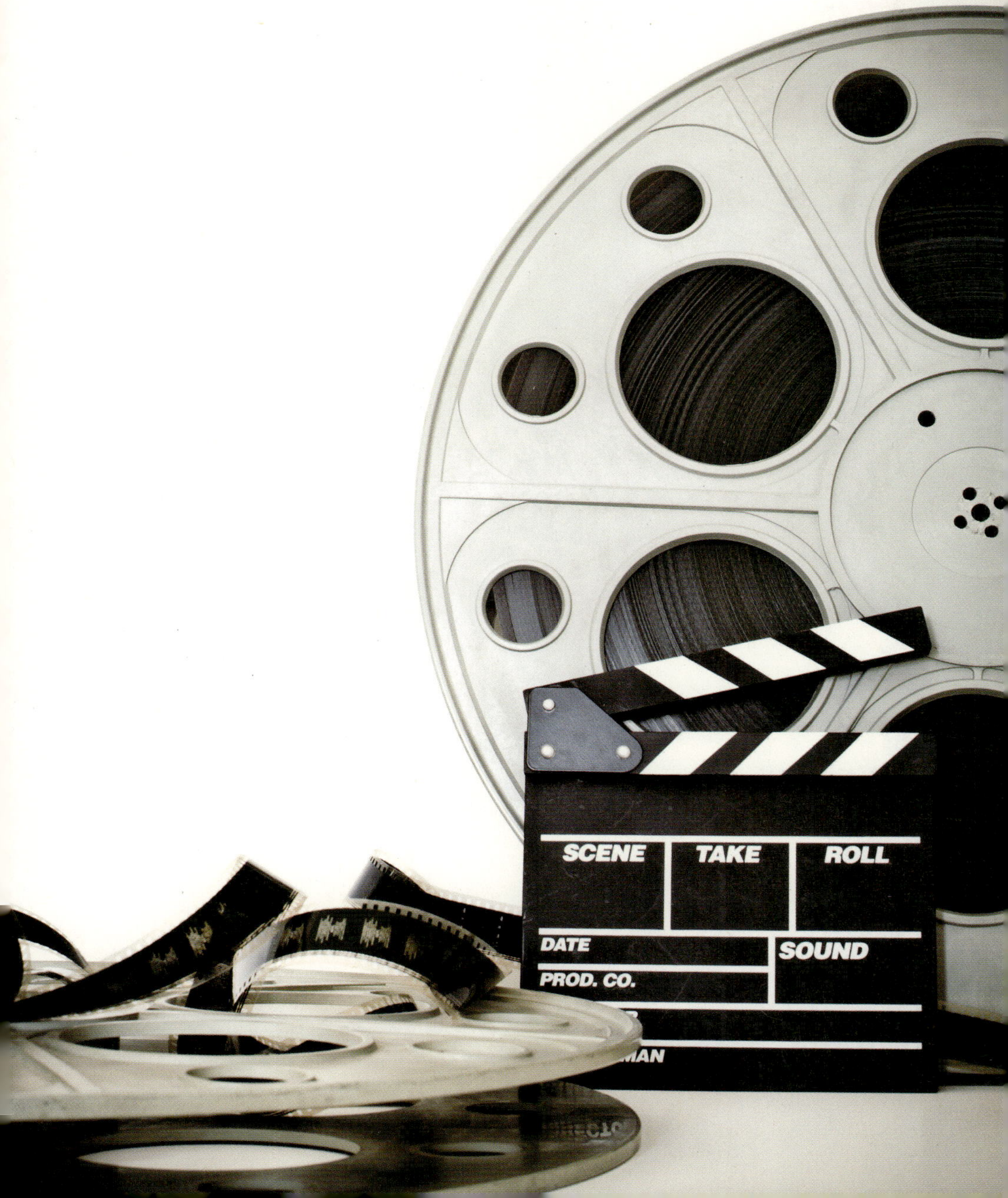
SCENE
TAKE
ROLL
DATE
SOUND
PROD. CO.

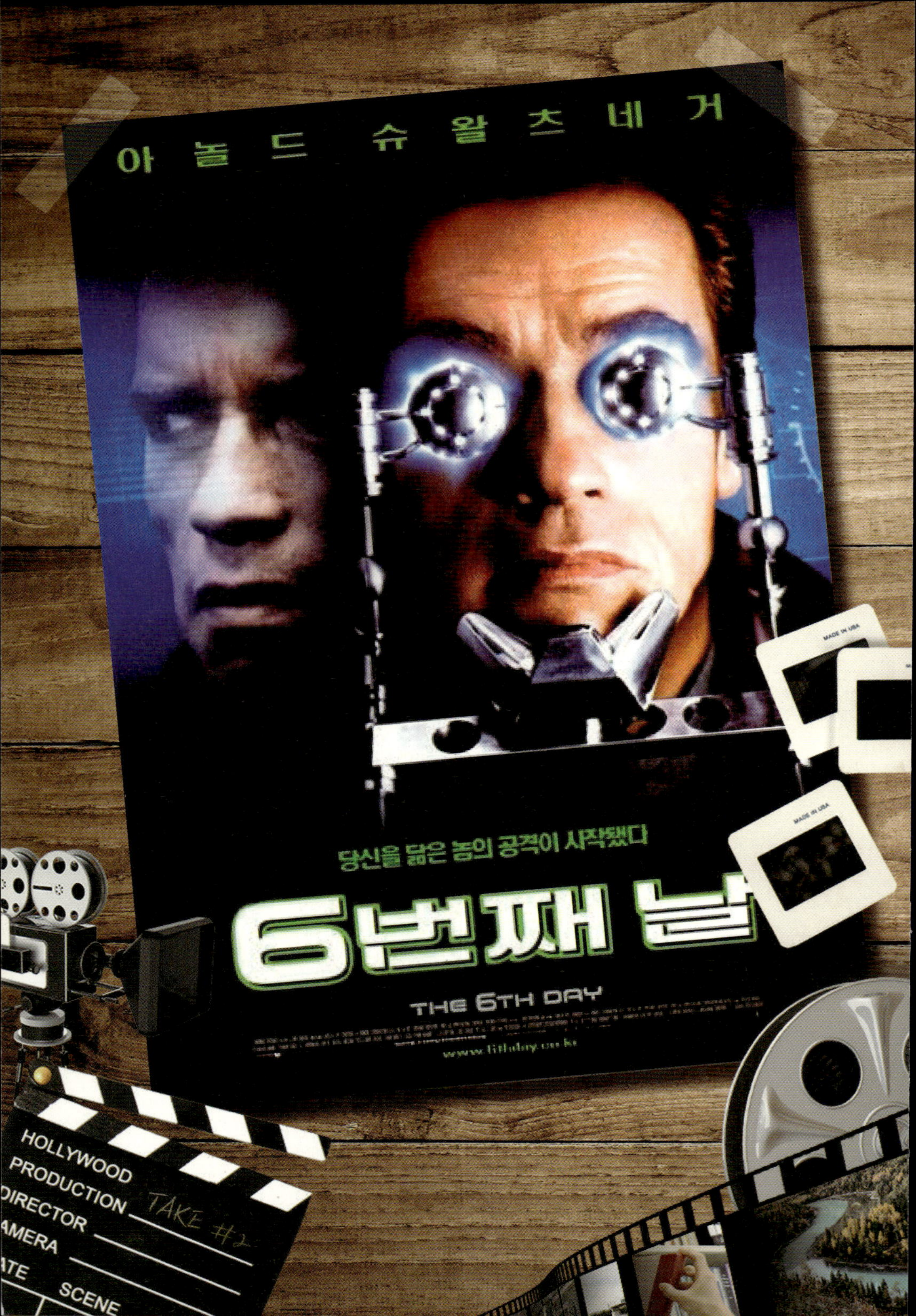
아 놀 드 슈 왈 츠 네 거
당신을 닮은 놈의 공격이 시작됐다
6번째 날
THE 6TH DAY
HOLLYWOOD
PRODUCTION
DIRECTOR
TAKE #2
SCENE

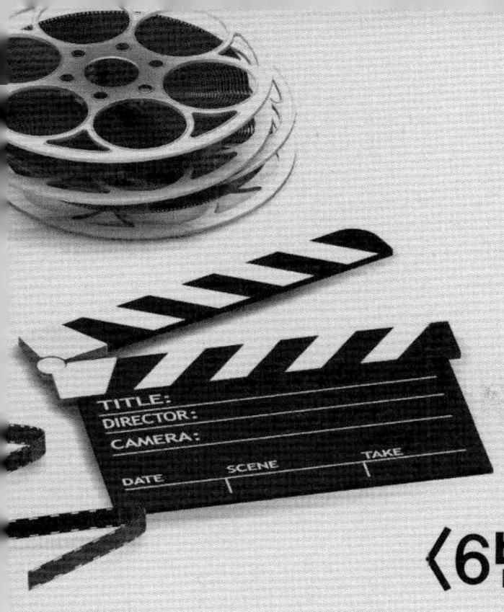

Story_20

〈6번째 날〉의 난치병(낭성 섬유종)

영화 '6번째 날(The sixth day)'은 2000년에 제작된 로저 스포티스우드 감독의 SF 스릴러 영화로, 미국 캘리포니아 주지사까지 지낸 유명한 보디 빌더 출신 영화배우 아놀드 슈왈제네거가 주인공을 맡은 작품이다. 이 영화는 작품성에 대한 전문가들의 평가는 엇갈렸지만 당시 아놀드의 높은 인기에 힘입어 흥행에서는 크게 성공하였다.

영화의 배경은 2015년으로, 복제기술의 발달로 생명체의 복제가 얼마든지 가능한 시대로 설정되어 있다. 인간의 완전한 복제까지 쉽게 가능하여 원한다면 자신이 복제된 사실조차 모를 정도로 감쪽같이 할 수 있을 정도다. 물론 지난 2015년의 관점에서 보면 영화 속의 2015년과는 괴리감이 있지만, 2000년 영화 개봉 당시의 영화적 상상으로는 충분히 있을 수 있는 설정으로 이해된다.

아무튼 2015년 리페트라는 회사는 복제기술을 이용하여 죽은 애완동

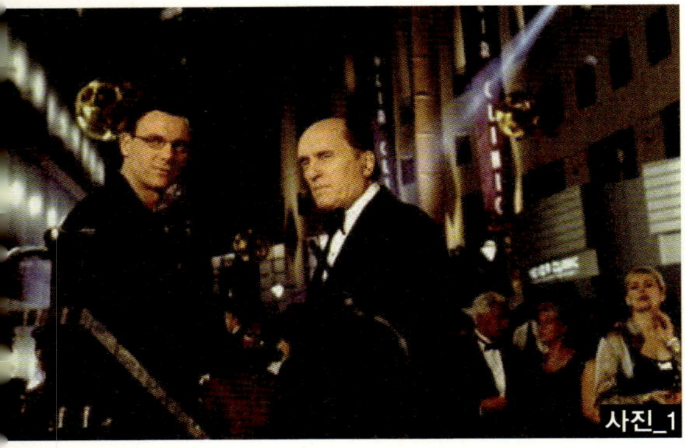
사진_1

물들을 똑같이 복제해주는 영리 사업을 성황리에 운영하고 있다. 다만 인간복제만은 실제 수행할 기술은 있지만 이를 엄격히 금지하고 있는 법 때문에 공식적으로는 시행하지 못하고 있다.

문제는 이 회사의 야심찬 소유주 드러커 사장과 복제실무를 담당하고 있는 위어 박사의 주도로 인간복제가 이미 은밀히 실시되고 있다는 사실이다(사진 1). 위어 박사는 표면적으로는 위어클리닉이라는 연구소를 통해 장기 복제를 통한 장기이식만을 한다고 주위를 속이고 있다.

이 영화의 제목인 '6번째 날(The sixth day)'도 영화 처음에 소개되는 성경 창세기의 구절 '신은 자신의 형상대로 사람을 창조하셨다. 저녁이 되며 아침이 되니 이는 여섯 번째 날이니라.'에서 딴 것이다. 말하자면 인간 복제를 성경상의 인간 창조의 날인 6번째 날에 비유한 것이다.

영화의 주인공 아담 깁슨(아놀드 슈왈제네거 분)은 파트너 행크 모건(마이클 래파포트 분)과 함께 관광용 전세 헬기를 운영하는 소규모 사업자로, 사랑하는 부인과 예쁜 딸과 함께 일상적인 하루하루에 만족하면서 살고 있다. 그런데 어느 날 딸이 애지중지하는 애완견 올리버가 전염병으로 안락사 당하는 일이 발생한다.

사랑하는 딸을 위해 몰래 리페트 회사에 의뢰하여 올리버를 복제해 달라는 부인의 부탁에 복제 애완동물에 반감을 가지고 있는 아담은 결정을 망설이게 된다. 그렇지만 결국 리페트 회사를 방문해 보기로 하고, 마침

스노보드를 즐기기 위해 아담의 전세 헬기 서비스를 부탁한 드러커 사장 일행을 동료 행커에게 맡기고 리페트 회사로 간다.

그러나 복제를 해야 할지를 결정하지 못하고 딸을 위해 인형만 사가지고 집으로 돌아가는데 놀랍게도 집에는 이미 복제된 올리버뿐 아니라 자기와 똑같은 또 하나의 아담이 가족들과 함께 자신의 생일잔치를 즐기고 있는 것이 아닌가?

충격을 금치 못하고 있는 아담 앞에 갑자기 리페트 회사에서 보낸 요원들이 나타나 그를 살해하려 한다. 아담은 우여곡절 끝에 그들의 추격을 간신히 뿌리치고 행커의 집으로 피신한다. 그러나 자신의 복제 인간이 있다는 아담의 설명을 행커는 믿지 못한다.

아담은 이런 행커를 데리고 자신의 복제품을 제거하려고 집으로 몰래 잠입하나 차마 실행에 옮기지 못한다. 그런데 다시 행커 집으로 돌아온 그들 앞에 트립이라는 복제반대주의 행동요원이 나타나 아담이 보는 앞에서 행커를 살해하고 만다. 그리고 트립은 죽기 전에 아담에게 충격적인 사실을 밝힌다.

즉 〈자신이 이미 복제 사업 반대 운동을 위해 헬기 스노보드 관광에 나섰던 드러커 일행을 모두 죽였는데, 이를 안 위어 박사가 사고 은폐를 위해 드러커 뿐만 아니라 조종사인 행커까지 복제하였다는 것이다. 그리고 아담의 경우는 위어 박사가 그 헬기에 같이 동승하고 있었다고 오해하여 덩달아 복제한 것이라는 설명이었다.〉

비로소 자기 집에 나타난 복제 인간의 정체를 알게 된 아담은 위어 클리닉에 몰래 들어가 드디어 위어 박사(로버트 듀발 분)를 만나게 된다. 그리고 그로부터 아담과 행커의 복제에 필요한 DNA는 드러커가 헬기에 탑승하기 전에 보안요원들이 신분확인을 구실로 아담과 행커에게 시행

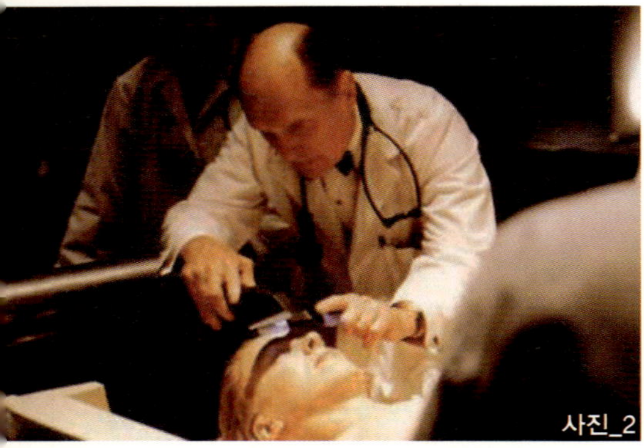
사진_2

한 혈액 및 안구검사에서 얻은 것이라는 사실을 알게 된다(사진 2).

드러커(토니 골드윈 분)가 암살자들을 보내 아담을 죽이려고 한 것도 잘못 복제되어 인간복제의 증거가 되고 있는 그를 없애기 위한 것이었다. 드러커는 이미 자신이 두 번이나 복제된 상태로 아담으로 인해 인간복제의 진상이 밝혀지면 당시의 법률상 그 어떤 권리를 가지지 못하게 되기 때문에 더욱 아담의 제거에 초조한 상태였다.

위어 박사는 자신이 초래한 일에 양심의 가책을 느끼고 아담에게 드러커의 복제 정보가 들어 있는 디스크와 함께 드러커의 부하들이 아담의 가족들을 인질로 잡기 위해 갔다는 정보를 그에게 알려 준다. 그리고 그 후 곧 위어 박사는 복제에 대한 견해 차이로 드러커에게 살해당하고 만다.

한편 가족을 구하기 위해 황급히 달려간 아담은 마침내 그의 복제인간과 조우하게 되나 그의 부인과 딸은 결국 인질로 잡히고 만다. 이제 아담은 그의 복제품과 함께 가족을 구하기 위해 다시 드러커의 본부로 들어가 그와 숙명적인 대면을 하게 된다.

그런데 여기에서 이 영화의 대반전이 이루어진다. 아담을 만난 드러커는 이때까지 자신이 진짜 아담으로 알고 있던 그에게 사실은 그가 복제품이라는 사실을 알려주는 것이다. 말하자면 영화에서 아담의 복제가 이루어지는 순간부터는 관객들은 진짜 아담이 아니라 복제인간 아담의 시각에서 영화를 보고 있었던 것이다.

과연 진짜 아담과 복제 아담의 앞에는 어떤 결말이 기다리고 있을까?

이 영화는 인간복제의 문제점을 주제로 다루고 있기 때문에 기본적으로 의학적 연관성을 떠날 수 없는 작품이다. 그런데 이 영화에서는 매우 생소한 이름의 병 하나가 중요한 역할을 하면서 등장하고 있다.

영화에서 위어 박사는 자신이 개발한 인간복제 기술을 이용하여 수년 전에 사망한 사랑하는 자신의 부인까지 복제를 한 것으로 설정되어 있다. 그러나 애써 다시 살게 한 부인이 시름시름 앓으며 점점 상태가 악화되어 갔다. 영문을 알 수 없게 된 그는 검사를 의뢰했는데 부인이 '낭성 섬유종(cystic fibrosis)'이라는 불치병에 걸렸다는 놀라운 결과를 듣게 된다. 그러자 위어 박사는 그 병은 어린아이 때 걸려 죽는 병으로 만일 그 병이라면 자기 부인이 지금까지 살아 있다는 것은 말이 안 된다고 제대로 믿지 못한다.

그러다 그는 드러커사장이 복제인간 중 중요인물들을 통제하기 위해 일부러 간암이나 낭종성 섬유종과 같은 치명적인 병을 일으키는 유전자를 복제 과정에서 함께 주입한 뒤 이를 협박 도구로 사용하려 했다는 것을 알게 된다.

그런데 우리나라 사람들의 경우, 간암에 대해 모르는 사람은 드물겠지만, 낭종성 섬유종이라는 병에 대해서는 알고 있는 사람이 거의 없으리라 생각된다. 사실 이 병에 대해서는 우리나라 의사들 중에서도 알고 있는 사람이 그렇게 많지 않다. 그도 그럴 것이 이 병은 우리나라에는 아직 보고되지 않은 병이기 때문이다.

낭종성 섬유성은 유전성 질환으로 부계와 모계 양측에서 동시에 유전인자를 받으면 발병된다. 한쪽에서만 유전 인자를 받으면 보균자로 남게 된다. 영국과 같은 나라에서는 백인 인구 25명당 1명이 이 병의 유전 인자를 가지고 있다고 할 정도로 많은 병이나 아시아인들에게는 매우 드물다.

이 병은 주로 폐와 췌장에서 증상을 일으킨다. 폐에서는 제대로 뱉어내기 힘든 매우 짙은 점액이 계속 생성되면서 기침, 가래, 천식, 호흡곤란, 폐렴 등의 각종 증상들을 끊임없이 일으키게 된다. 췌장에서는 점액성 분비물 형성으로 소화 장애, 영양 결핍 등의 증상이 흔히 동반된다.

현재 이 병을 완치할 수 있는 방법은 없다. 이 때문에 1960년대 이전까지는 이 병을 갖고 태어난 아이들은 대부분 수개월에서 기껏해야 수년간만 생존할 수 있는 것이 고작이었다. 최근에는 많은 보조 치료법의 발전으로 많은 환자들이 30대까지 생존하고 있고 심지어 4~50대까지 비교적 건강한 삶을 누리고 있는 환자들도 적지 않다. 그러나 아직까지도 여전히 폐렴 등 각종 감염 증상으로 조기 사망하는 환자들이 있는 것이 현실이다.

이 영화에서도 이런 배경 속에서 서양의 입장에서 일반 대중들이 보편적으로 무섭게 인식하고 있는 낭종성 섬유종이라는 병을 소재로 활용하고 있는 것이다.

사실 비단 낭종성 섬유종이라는 병뿐만 아니라 의학적으로 인종 간 또는 국가 간에 있어 질병의 분포 차이가 발견되는 경우는 흔한 일이다. 여기에는 낭종성 섬유종과 같이 유전적 측면이 중요한 역할을 하는 경우도 많지만 때로는 식이 습관 등 환경적 요인이나 심지어 의학적, 경제적 발전 상태까지 영향을 끼치게 된다.

오늘날 우리나라 전국의 병원 흉부외과에서 보편적으로 시행되고 있는 수술 중의 하나인 관상동맥우회수술의 경우도 불과 30년 전까지는 매우 보기 드문 수술 중 하나였다. 당시에는 인종적 차이 때문에 이 병 자체가 앞으로도 우리나라에는 많이 발병하지 않을 것으로 주장하는 사람도 있었다. 이 때문에 초창기에 외국에서 이 수술방법을 배우고 온 흉부외과 의사 중에서는 제대로 활용하지도 못할 수술을 배우고 왔다고 아쉬워하는 사람까지 있을 정도였다. 그러나 그간 진단법 등 각종 연관 분야의 발전으로 잠깐 사이에 이제는 흔히 보는 수술 중의 하나가 되고 만 것이다.

또 과거 우리나라에 결핵이 만연했을 때는, 우리나라 사람이 선진국에 유학을 원하면 결핵이 없다는 엑스레이 사진 결과를 반드시 제출해야 하기도 하였다. 그러던 것이 이제는 병이 줄어들면서 너무 사회적 관심에서 멀어져 오히려 문제가 될 상황까지 되었다.

이처럼 한때 없던 병이 생기기도 하고, 있던 병이 없어지기도 하듯이 유전적인 병조차도 언젠가는 전혀 다른 양상으로 변할 가능성이 크다. 그렇게 되면 첨단 SF 주제를 내세우며 서기 2000년에 만들어졌던 이 영화에서의 '낭종성 섬유종'에 대한 설정도 한때의 추억으로 남게 될지도 모른다. 그리고 이는 일상생활 속의 추억과는 달리, 질병의 치료라는 측면에서 볼 때 전혀 아쉬울 것은 없을 것이다.

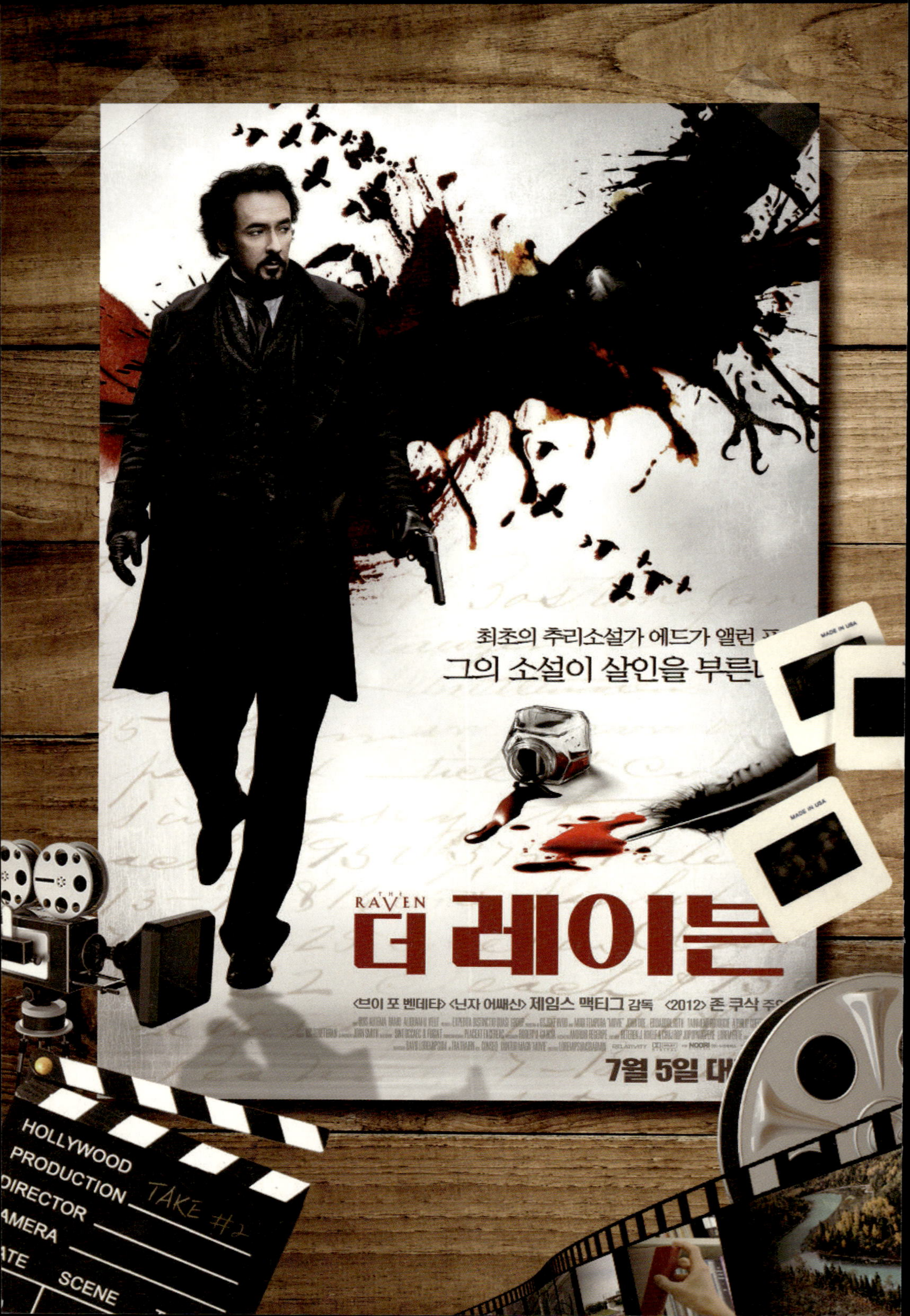

최초의 추리소설가 에드가 앨런
그의 소설이 살인을 부른
THE RAVEN
더 레이븐
〈브이 포 벤데타〉 〈닌자 어쌔신〉 제임스 맥티그 감독 〈2012〉 존 쿠삭
7월 5일
MADE IN USA
MADE IN USA
HOLLYWOOD
PRODUCTION
DIRECTOR
TAKE #2
SCENE

Story_21

〈더 레이븐〉과 수술에서 위스키와 자석의 이용

영화 '더 레이븐(The Raven)'은 정지훈(가수 비)이 주연한 〈닌자 어쌔신〉의 감독으로 국내에도 잘 알려진 제임스 맥티그 감독의 2012년 작품이다. 이 영화는 '추리소설의 개척자'로 평가받고 있는 에드거 앨런 포(1809~1849)의 의문에 싸인 죽음을 바탕으로, 그가 죽기 전의 행적을 추정하여 픽션으로 구성한 작품이다.

천재적 작가였던 포는 비록 어려움을 겪기는 하였지만 전업으로 생활을 유지하려고 했던 최초의 미국작가였다. 그의 추리소설 중 특히 〈모르그가의 살인〉에 등장하는 탐정 '뒤팽(C. Auguste Dupin)'은 훗날 아서 코난도일의 유명한 '셜록 홈즈'의 모델이 되기도 하였다. 이 영화의 제목인 더 레이븐(갈가마귀)은 실제 그의 시 제목에서 유래한 것이다(사진 1).

이 영화에서와 같은 방식으로 역사상의 실제 인물과 시대를 근거로 쓰

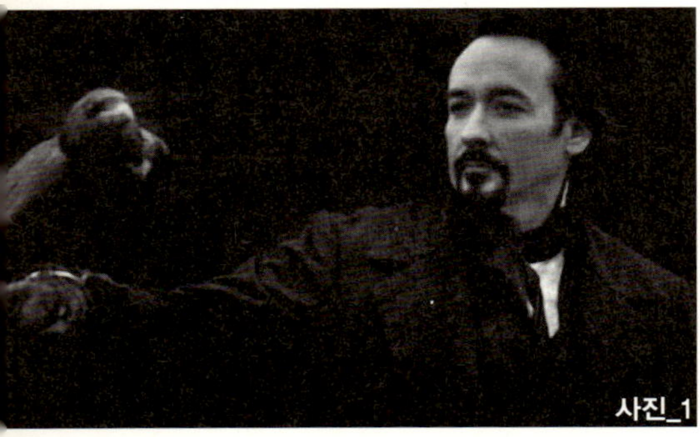
사진_1

인 가상의 영화나 사극 또는 소설 등을 팩트(fact)와 픽션(fiction)의 합성어로 '팩션'이라고 부르고 있는데, 더 레이븐은 팩션 스릴러 장르에 속하는 작품이라고 볼 수 있다.

에드거 앨런 포는 그의 문학적 업적과는 달리 알코올 중독 등 실제 삶은 매우 순탄하지 못했다. 그는 1849년 10월 3일 볼티모어 길거리의 한 벤치에서 다른 사람의 옷을 입은 채 빈사 상태로 한 행인에 의해 발견된다. 그는 병원에 옮겨졌으나 결국 10월 7일 아침에 사망하고 만다. 입원 기간 내내 그는 횡설수설하며 왜 자신이 그런 상태에 이르게 되었는지 제대로 설명하지 못했다. 죽기 전날 밤에는 레이놀즈(Reynolds)라는 알 수 없는 사람의 이름을 반복하여 불렀으며, 임종 전에 마지막 남긴 말은 '신이여 내 불쌍한 영혼을 구원하소서.'였다고 한다.

영화 '더 레이븐'은 그가 죽기 전날 밤 반복하여 불렀던 '레이놀즈'라는 이름에 착안하여 허구적 상상력을 동원하여 전개된다. 영화의 기본 줄거리는 포의 추리소설에 대한 열렬한 독자이기도 한 연쇄살인마가 그의 소설에 나오는 방식대로 차례차례 사람들을 살해해 나간다는 것이다. 그런데 그 살인마의 범행 대상 중에 포가 사랑하는 애인이 포함되면서, 포를 본격적으로 사건 속으로 휩쓸리게 한다.

포(존 쿠색 분)는 베테랑 수사관인 에멧 필즈(루크 에반스 분)와 힘을 모아 사랑하는 애인을 구하기 위해 범인을 필사적으로 추적해 나간다(사진 2). 그리고 마침내 밝혀진 범인의 이름이 바로 레이놀즈(샘 헤이즐딘 분)였다. 영화는 이 때문에 포가 실제 죽어 가면서 레이놀즈라는 이름을 불렀다고 해석하고 있다.

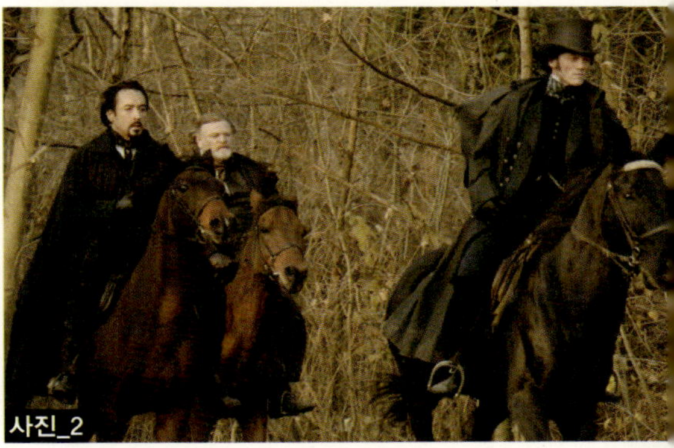
사진_2

그런데 이 영화는 연쇄살인범이 포의 추리소설에 등장하는 방식에 맞추어 살인을 저질러 나간다는 형식을 취하고 있기 때문에 영화를 제대로 즐기기 위해서는 포의 작품에 대한 사전 지식이 상당히 중요한 의미를 지니게 된다. 이 때문에 평소 포의 추리소설에 대한 열렬한 팬이거나, 아니면 영화를 보기 전에 그의 소설에 대해 사전 예습을 한 사람이 아니라면 이 영화를 100% 즐기기에는 한계가 있는 것이 사실이다. 이 영화에 대한 국내 관객들의 전반적인 평점이 그렇게 높지 않은 것도 아마 이런 이유와 무관하지 않을 것으로 생각된다.

영화에서 살인의 모티브로 등장하게 되는 포의 추리소설은 모두 6편이다.

우선 영화에 등장하는 첫 살인 장면을 검사한 필즈 수사관은 모녀에 대한 살인 수법이 그가 얼마 전에 읽은 포의 추리소설 〈**모르그가의 살인, The Murders in the Rue Morgue, 1841**〉에서의 방식과 유사함을 알아차린다. 모르그가의 살인은 포의 대표작으로 진정한 의미에서의 첫 추리소설로 평가받고 있는 작품이다.

다음으로 포의 소설이 등장하는 것은 포의 문학적 라이벌로 등장하는 루푸스 그리즈월드(존 와나비 분)의 죽음에서이다. 필즈 수사관을 도우기 위해 현장에 온 포는 살인범이 그를 칼날이 달린 진자(振子)로 잔인하게 죽인 수법이 그의 소설 〈**함정과 진자, The Pit and the Pendulum, 1842**〉

에서의 방식을 본뜬 것임을 알고 경악한다. 포와 필즈는 추리를 통해 세 번째 범죄는 포의 소설 〈**붉은 죽음의 가면**, The Masque of the Red Death, 1842〉에서처럼 포의 연인 에밀리의 아버지 해밀튼 대령(브랜든 글리슨 분)이 개최하는 가면무도회에서 일어날 것이라고 예측하고 이를 막으려고 하나 결국 에밀리는 살인범에 의해 납치되고 만다. 이어서 빨간 드레스를 입은 매춘부로 분장한 연극배우가 살해당하는 사건이 발생한다. 포와 필즈는 이 또한 포의 소설 〈**마리로제의 수수께끼**, The Mystery of Marie Rogêt, 1842〉의 내용을 본뜬 살인임을 알아차린다. 포와 필즈는 에밀리를 구하기 위해 혼신의 힘을 당해 그녀의 행방을 쫓던 중에 한 지하수로의 벽 속에서 그녀가 납치당하던 당시 옷을 입고 있는 시체를 발견한다. 연쇄살인범의 이번 살인 수법은 포의 소설 〈**아몬틸라도의 술통**, The Cask of Amontillado, 1846〉을 모방한 것이었다. 영화 종반부에 가서 포는 마침내 연쇄살인범의 정체가 신문사 직원인 이반 레이놀즈임을 알아낸다. 그러나 그는 에밀리를 구하기 위해 자신은 이반이 건넨 독약을 마시고 죽음을 선택한다. 포는 죽기 전에 이반이 그에게 언급한 그의 소설 〈**고자질하는 심장**, The Tell-Tale Heart, 1843〉을 힌트로 에밀리가 건물 바닥 밑에 갇혀 있다는 것을 알고 필사의 힘을 다해 결국 그녀를 구해 낸다.

그리고 포는 독약을 마신 것 때문에 길거리 벤치에서 레이놀즈라는 이름을 마지막으로 전하며 죽어간다. 그런데 과연 도망친 희대의 살인범 이반은 이대로 놓치고 마는 것일까?

이 영화에서는 의학적으로 상당히 흥미 있는 장면이 등장한다.

바로 영화 후반부에 필즈 수사관이 범인을 추적하던 도중 범인이 쏜 총을 어깨 근처 가슴에 맞고 치료를 받는 장면이다(사진 3). 그의 총상 치료를 맡은 의사는 조수에게 위스키를 가져 오게 한다. 그리고 필즈에게 마취를 위해 술을 마시게 한다. 여기서 더 흥미로운 것은 몸 안에 박힌 총알을 찾아내기 위해 가슴 위에 자석을 대는 방법을 사용하는 것이다.

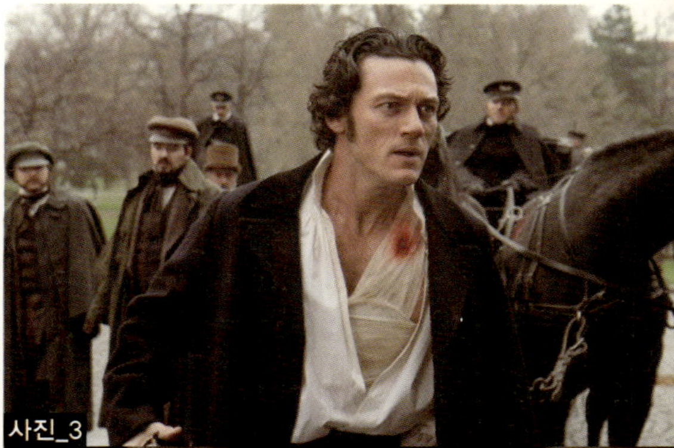
사진_3

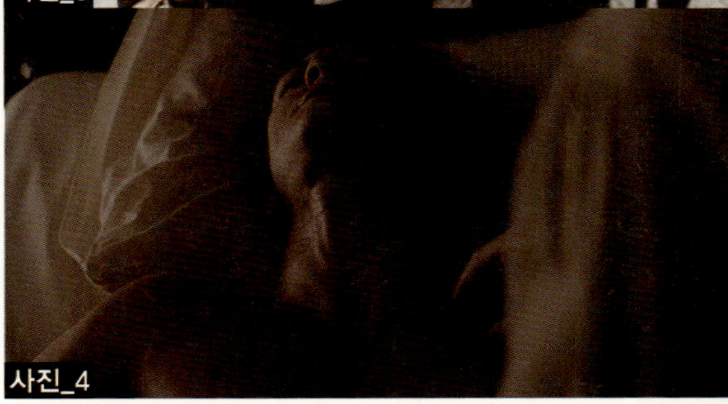
사진_4

먼저 독한 술을 마시게 하여 일시적으로 마취 효과를 대신해 보고자 하는 것은 이 영화 이외의 많은 다른 영화에서도 종종 볼 수 있는 장면이다. 그런데 이는 영화에서의 설정을 떠나 옛 기록을 보면 실제로도 행해진 방법이었다. 임상의학에서 제대로 된 마취제가 처음으로 도입되기 시작한 것이 19세기 중반 무렵이니까 이 영화의 무대가 되고 있는 1849년에는 아직 마취제의 사용이 보편화되어 있지 않을 때였다. 이런 배경에서 당시 수술이라는 혹독한 과정을 겪기 위해 환자의 의지(?)와 함께 독한 술로 의식을 잠시나마 몽롱한 상태로 만들어 주려는 의도는 쉽게 짐작이 되는 임시방편의 수단이었을 것이다.

마취효과를 위해 위스키를 사용한 것보다 이 영화에서 더 흥미로운 것은 몸 안의 총알을 찾는 데 자석을 사용하는 장면이다(사진 4).

독일의 물리학자였던 빌헬름 뢴트겐(1845~1923)의 역사적인 엑스레이 발견이 이루어진 것이 1895년의 일이니까, 1849년의 일을 다룬 이 시대에는 사실 몸 안에 박힌 총알을 찾아내는 일은 총알이 조금만 깊게 있더라도 매우 어려운 작업이었을 것이다. 더구나 앞서 말한 대로 제대로 된 마취약도 없는 상태라면 아예 불가능한 일로 생각해도 무방할 정도다.

이럴 때 몸 밖에 강력한 자석을 갖다 대어 총알을 찾아내려는 시도는 충분히 이해가 되고 또 실제 행해졌던 임상 술기 중의 하나였다. 다행히 당시의 총은 관통력이 그렇게 강하지 않아 비교적 피부 가깝게 위치하고 있는 경우가 많았기 때문에 더욱 이런 방법을 가능하게 해 주었다.

그런데 자석을 수술에 이용하고자 하는 시도는 이런 역사적인 과정에서뿐만 아니라 현대의학에서도 그 응용 가능성이 꾸준히 시도되고 있다. 예를 들어 흉부외과 영역에서는 2007년 미국에서 자석을 이용한 오목가슴 교정술에 대해 보도되기도 하였다. 간단히 말하자면 변형되어 있는 가슴뼈 앞뒤에 자석을 고정하여 자석의 힘으로 서서히 변형을 치료하자는 방법이다. 물론 아직까지는 임상시험 수준의 시술이기는 하나 자석의 현대적 수술 이용이라는 측면에서 매우 흥미롭지 않을 수 없다.

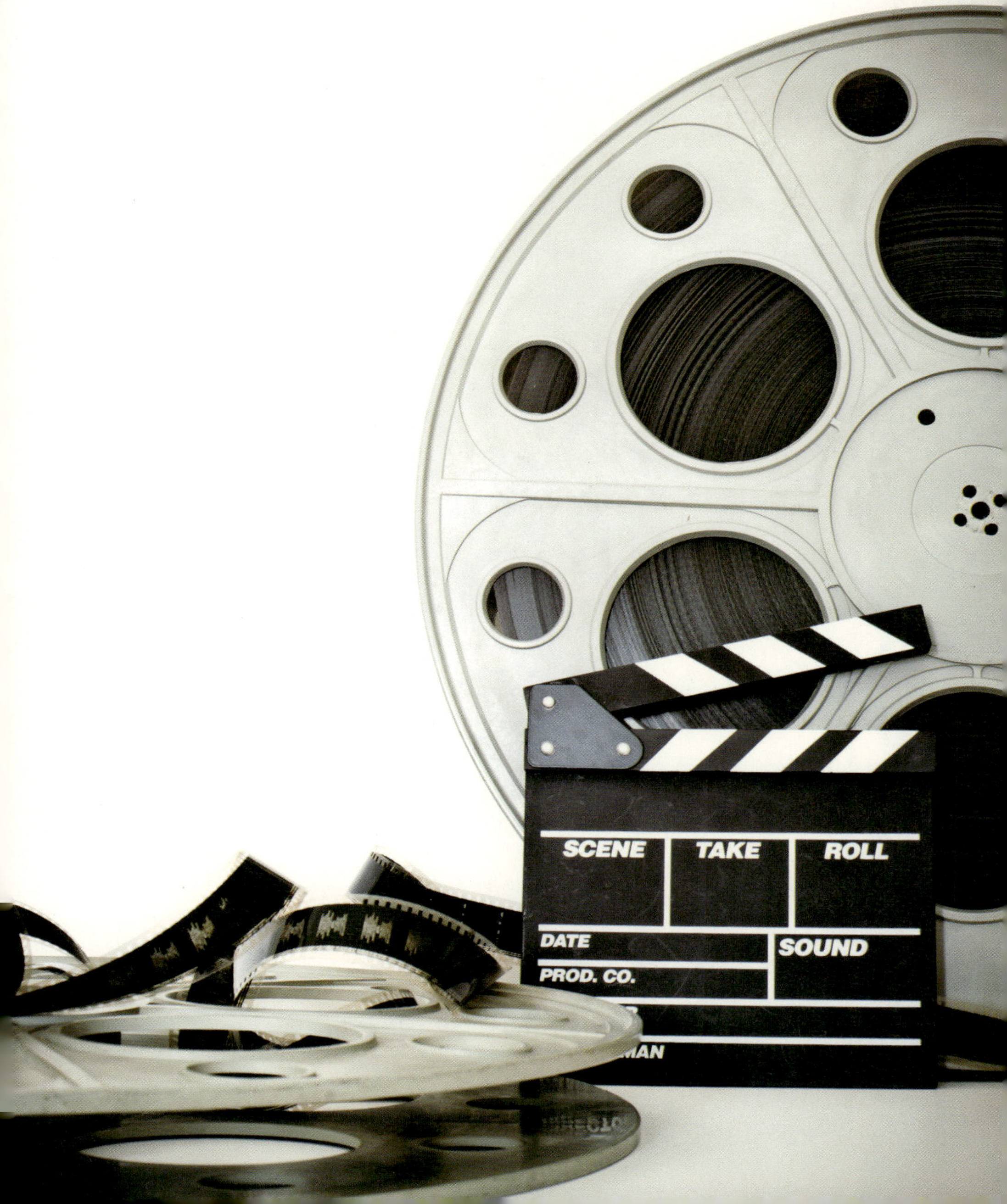
SCENE
TAKE
ROLL
DATE
SOUND
PROD. CO.

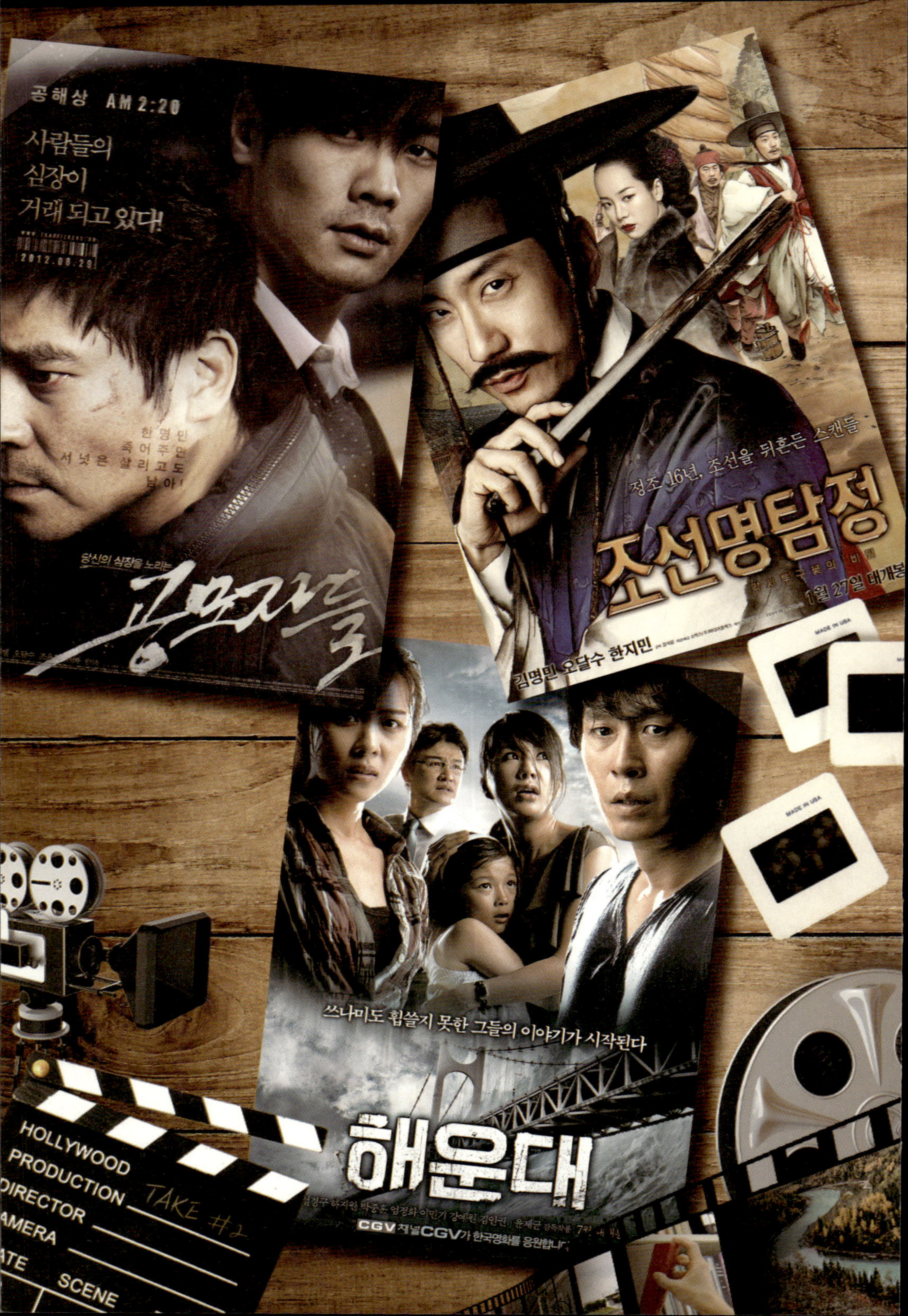
공해상 AM 2:20
사람들의 심장이 거래 되고 있다!
당신의 심장을 노리는
공모자들
정조 16년, 조선을 뒤흔든 스캔들
조선명탐정
1월 27일 대개봉
김명민 오달수 한지민
MADE IN USA
쓰나미도 휩쓸지 못한 그들의 이야기가 시작된다
해운대
HOLLYWOOD
PRODUCTION
DIRECTOR
TAKE #2
SCENE

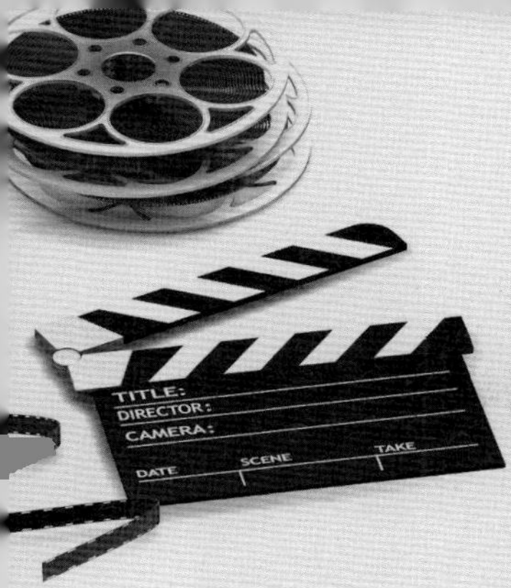

Story_22

'영화'와 갈비뼈 골절

김홍선 감독의 영화 〈공모자들〉은 2012년 8월 29일에 개봉된 작품으로, 지난 2009년 한 주간지에 실렸던 중국 여행 신혼부부의 장기밀매 사건 기사를 모티브로 만들어진 범죄스릴러다(사진 1). 특히 이 영화에서는 그간 여러 영화 출연에서 코믹한 캐릭터로 페이소스 짙은 소시민 역을 주로 해왔던 임창정이 냉정한 장기밀매 조직의 현장총책인 '영규' 역할로 강렬한 카리스마를 선보이며 이미지 변신을 꾀하고 있어 흥미를 더해주고 있다.

그런데 개봉 전 달인 7월 23일 동대문 메가박스에서 열린 영화 제작보고회에서 임창정이 영화 촬영 중 갈비뼈 골절을 당했다는 사실이 인터넷 신문들을 중심으로 일제히 보도되었다.

보도에 따르면 임창정은 중국을 무대로 한 극중 액션 장면 촬영을 대역 없이 소화한 뒤 갈비뼈 골절 사실을 모른 채 귀국하였다고 한다. 그런데 귀국 후 열흘 정도 있다가 가슴이 욱신욱신하여 숨도 제대로 못 쉬고 그대로 쓰러졌다고 전해졌다. 그는 "병이 생긴 줄 알고 병원에 갔는데 갈비뼈가 두 동강 났다고 하더라. 그걸 모르고 지냈는데 의사가 자칫 잘못하면 움직이다 뼈가 장기를 찌를 수도 있다고 했다. 다행스럽게 현재는 뼈가 잘 붙었다"라고 말하였다고 한다.

그는 또 "갈비뼈가 부러져 있는 상태에서 자동차 본네트에 올라타서 찍는 장면을 찍었는데 안전장치를 안 하고 촬영했다. 아무 사고가 없이 잘 마무리된 게 너무 다행이었다."고 덧붙였다.

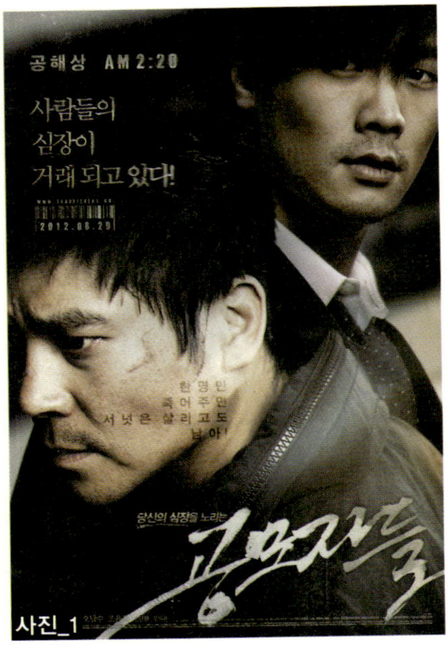

사진_1

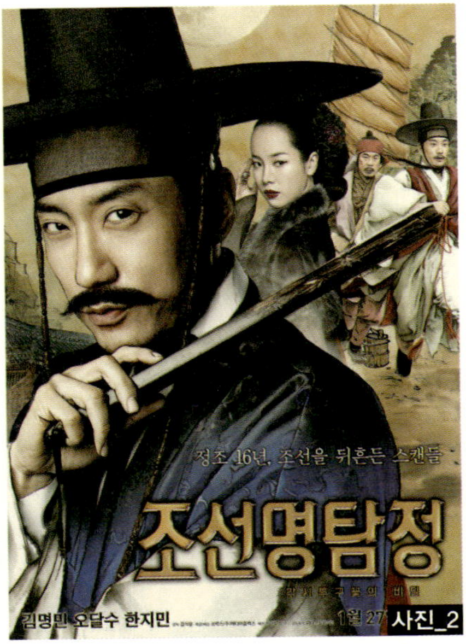

사진_2

한편 2011년 1월 27일에 개봉된 김석윤 감독의 작품 〈조선명탐정: 각시투구꽃의 비밀〉은 김영민, 오달수, 한지민 등이 출연하는 코믹 미스터리 장르의 영화다(사진 2). 이 영화는 김탁환의 장편추리소설 "백탑파 시리즈"의 두 번째 작품인 2005년의 〈열녀문의 비밀〉을 원작으로 만들어진 작품이다.

해당 영화사에서는 이 영화의 기본 줄거리를 다음과 같이 소개하고 있다.: 〈**정조 16년, 공납 비리를 숨기려는 관료들의 음모를 짐작한 정조는 조선 제일의 명탐정(김명민 분)에게 사건의 배후를 찾으라는 밀명을 내린다. 수사 첫날부터 자객의 습격을 받은 명탐정은 개장수 서필(오달수 분)의 도움으로 위기를 모면하게 되고, 서필과 함께 사건의 결정적 단서인 각시투구꽃을 찾아 적성(경기도 파주)으로 향하게 된다. 그 곳에서 그들은 조선의 상단을 주름잡으며 사건의 열쇠를 쥐고 있는 한 객주(한지민 분)를 만나게 되는데… 비밀을 파헤칠수록 드러나는 거대한 음모의 실체 2011년 1월, 조선 최초의 탐정극이 온다.**〉

그런데 이 영화는 극중 흥미를 위해 두 가지 반전을 마련해 놓고 있다. 그중 하나는 한객주가 원래는 한 가문의 며느리로 천주교 신자였는데 당시의 엄격한 천주교 탄압을 피해 자살로 위장한 후 한객주라는 신분으로 살고 있었다는 것이다. 그리고 또 다른 반전은 주인공 김명민과 시종일관 코믹한 상황을 만들어 가고 있는 개장수 서필이 사실은 진정한 한객주였다는 사실이다. 그는 김명민을 관료들의 비리를 밝혀 줄 수 있는 인물로 생각하고 그를 도와 관리들을 처단하는 동시에 천주교인들을 보호하기 위한 목적으로 김명민과 동행하였던 것이다.

어쨌든 당시 500만에 육박하는 관객을 동원하여 흥행에도 성공한 이 영화에서도 역시 주인공의 촬영 중 갈비뼈 골절에 관련된 기사가 등장한다.

영화 개봉 얼마 전인 2011년 1월 12일자 스포츠조선의 보도에 의하면 김명민은 보도 전날인 11일 취재진과 만난 자리에서 2010년 11월 용인에서 영화를 촬영하는 도중 갈비뼈 골절을 당한 것을 밝혔다고 한다.

기사에 따르면 〈**갈비뼈가 부러진 것은 김명민이 맡은 주인공 김진이**

거구의 상대를 제압하는 장면에서였다. 작은 체구의 김명민이 놀랍게 상대를 제압하는 이 장면을 위해 키 1m 90cm, 체중 150kg에 육박하는 보조출연자를 구했다. 김명민은 "진짜로 쓰러뜨릴 수가 없으니까, 합을 맞춰서 내가 치면 쓰러져 달라고 부탁했는데 그 타이밍이 잘 안 맞았다"며 "상대를 쓰러뜨리지 못하고 내가 튕겨나가면서 충격을 받는 바람에 갈비뼈가 부러졌다"고 말했다.〉 고 한다.

그리고 그는 〈갈비뼈가 부러진 뒤에 그 장면을 한 번 더 촬영했고, 결국 OK를 받았다고. 뭔가 이상이 생겼다는 것은 알았지만 골절인 줄은 몰랐던 김명민은 "보조 출연자가 미안해할까 봐 조용히 밤중에 병원을 갔는데 부러졌더라. 한동안 통증이 심해서 잘 때도 눕지 못하고 앉아서 자야 했다"며 "그 보조 출연자는 여전히 자신 때문에 내가 다쳤다는 것을 모른다."〉라고 이야기했다고 한다.

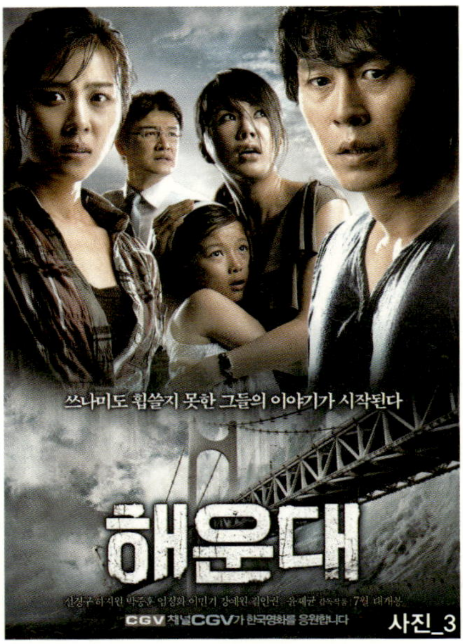

사진_3

마지막으로 2009년 7월 22일에 개봉된 윤제균 감독의 작품 〈해운대〉에서도 또 다른 배우의 갈비뼈 골절에 관련된 기사가 보도된 적이 있다.

설경구, 하지원, 박종훈 등이 열연하였던 이 영화는 국내에서는 보기 드문 대형재난에 대한 영화로, 2014년 기준으로 우리나라 역대 영화 관람객 수 9위를 차지할 정도로 크게 흥행 성공을 거둔 작품이었다(사진 3).

이 영화 역시 영화사의 공식 사이트를 통해 소개된 간략한 줄거리는 다음과 같다.: 〈**2004년 역사상 유례없는 최대의 사상자를 내며 전 세계에 엄청난 충격을 안겨준 인도네시아 쓰나미. 당시 인도양에 원양어선을 타고 나갔던 해운대 토박이 만식은 예기치 못한 쓰나미에 휩쓸리게 되고, 단 한 순간의 실수로 그가 믿고 의지했던 연희 아버지를 잃고 만다. 이 사고 때문에 그는 연희를 좋아하면서도 자신의 마음을 숨길 수 밖에 없다. 그러던 어느 날, 만식은 오랫동안 가슴 속에 담아두었던 자신의 마음을 전하기로 결심하고 연희를 위해 멋진 프로포즈를 준비한다.**

한편 국제해양연구소의 지질학자 김휘 박사는 대마도와 해운대를 둘러싼 동해의 상황이 5년 전 발생했던 인도네시아 쓰나미와 흡사하다는 엄청난 사실을 발견하게 된다. 그는 대한민국도 쓰나미에 안전하지 않다고 수차례 강조하지만 그의 경고에도 불구하고 재난 방재청은 지질학적 통계적으로 쓰나미가 한반도를 덮칠 확률은 없다고 단언한다. 그 순간에도 바다의 상황은 시시각각 변해가고, 마침내 김휘 박사의 주장대로 일본 대마도가 내려 앉으면서 초대형 쓰나미가 생성된다. 한여름 더위를 식히고 있는 수백만의 휴가철 인파와 평화로운 일상을 보내고 있는 부산 시민들, 그리고 이제 막 서로의 마음을 확인한 만식과 연희를 향해 초대형 쓰나미가 시속 800km의 빠른 속도로 밀려오는데…〉

그런데 이 영화에서 남편과 이혼하고 홀로 딸을 키우는 싱글맘 이유진 역을 맡았던 엄정화가 영화 촬영 도중 발가락뼈와 함께 갈비뼈가 골절된 에피소드를 밝히고 있다. 기사(2009년 6월 18일 머니투데이)에 따르면, 엄정화는 18일 오전 서울 압구정CGV에서 열린 영화 제작보고회에서 "극중 딸을 지키기 위해 치열한 몸싸움을 벌이는 장면에서 부상을 입었다"며 "맨발로 촬영하다 구둣발에 밟혀 발가락뼈가 골절되고 팔꿈치에 맞아 갈비뼈가 금이 갔다"고 말했다고 전하고 있다. 이상의 사례에서 보듯이 영화 촬영 도중 배우들이 갈비뼈 골절을 당하는 것은 그리 드문 일이 아니다. 그리고 이런 일이 언론에 자주 노출되는 것은 그런 부상에도 불구하고 프로 직업 정신을 발휘하여 촬영을 끝냈다고 하는 일종의 홍보 효과를 노리는 측면이 있을 것이다. 사실 이런 사례들은 우리나라에서뿐만 아니라 외국에서도 종종 발견될 수 있는 일이다.

그런데 이런 일들은 갈비뼈 골절이 일반 뼈의 골절과는 조금 다른 양상을 가지는 데에서 출발한다고 볼 수 있다. 우리가 일반적으로 골절이라고 하면 그 부분을 움직여서는 절대 안 된다든지 또는 깁스 같은 부상 부위를 고정하는 치료법 등이 자동적으로 연상된다. 갈비뼈 골절도 만일 이와 같다면 앞의 배우들이 단지 불편감을 참는 선에서 촬영을 계속할 수는 없었을 것이다.

갈비뼈는 한자 용어로는 늑골(肋骨)이라고도 하는데 우리 가슴에 있는 중요한 내부 장기인 심장이나 폐 등을 보호하기 위해 좌, 우 12개씩 쌍을 이루며 가슴을 둘러싸고 있는 뼈를 말한다. 그런데 이 뼈는 그 숫자도 많을 뿐 아니라 외부 충격에 노출이 잘 되는 위치에 있기 때문에 골절 부상에 상당히 취약하다. 그러나 골절이 잘 생길 수 있는 대신에 다행히 회복이나 치료도 잘 되는 편이다.

우선 단순한 갈비뼈 골절은 대부분 특별한 문제를 일으키지 않는다. 단지 고령자나 중증 환자에서는 가슴 통증으로 인해 기도 내 분비물을 제대로 배출하지 못하여 폐렴, 무기폐 등의 합병증이 생길 수 있다. 또 단순 갈비뼈 골절에 비해 다발성 갈비뼈 골절은 보통 3개 이상의 늑골골절이 있는 경우를 말하는데, 이 경우에는 호흡능력의 감소와 함께 통증 때문에 객담 배출 능력이 현저히 저하되는 것이 보통이기 때문에 보다 세심한 환자관리가 요구된다.

사실 갈비뼈 골절은 골절 그 자체보다는 이러한 합병증이나 또는 갈비뼈의 부러진 끝이 폐나 혈관을 건드려 생기는 기흉이나 혈흉이 더 문제가 될 때가 많다. 이런 경우는 대개 교통사고 등에서와 같이 외부 충격이 클 때 잘 생긴다.

갈비뼈 골절 치료에는 중요한 호흡 기능을 담당하는 가슴의 특성상 깁스는 절대 하지 않는다. 또 외과적 수술을 필요로 하는 경우도 거의 없다고 보면 된다.

다만 환자에서 통증 치료가 적절히 이루어지지 않으면, 얕은 호흡과 함께 기도분비물이 제대로 제거되지 못해 폐가 쪼그라드는 무기폐나 폐렴 등의 합병증이 초래될 수 있기 때문에, 적절한 통증 관리가 치료의 가장 중요한 부분이 된다. 통증 치료방법으로는 진통제 사용이 가장 보편적이다. 그밖에 고령이나 병약한 환자에서는 물리치료가 도움이 될 수도 있다.

M O V I E P O S T E R

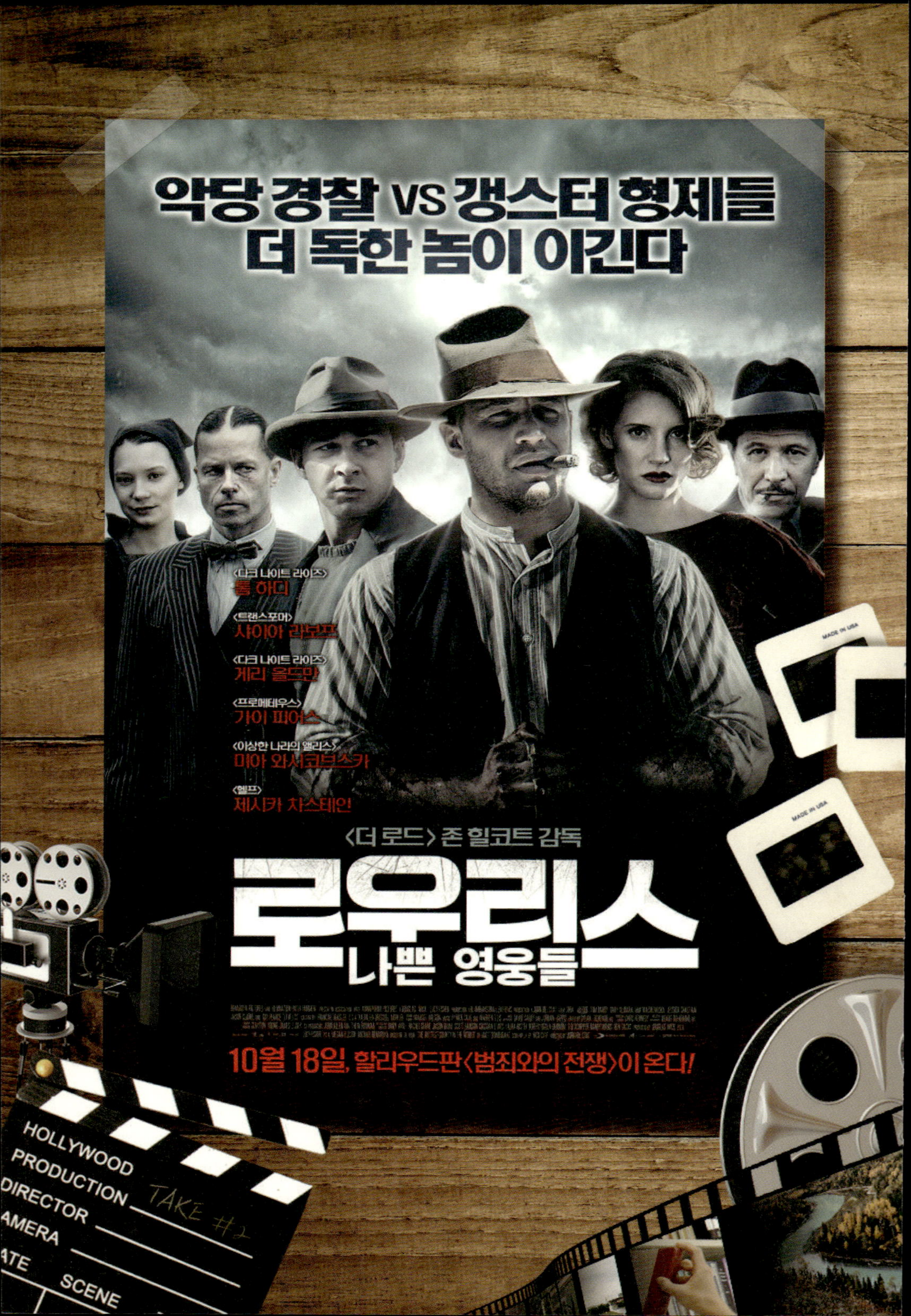

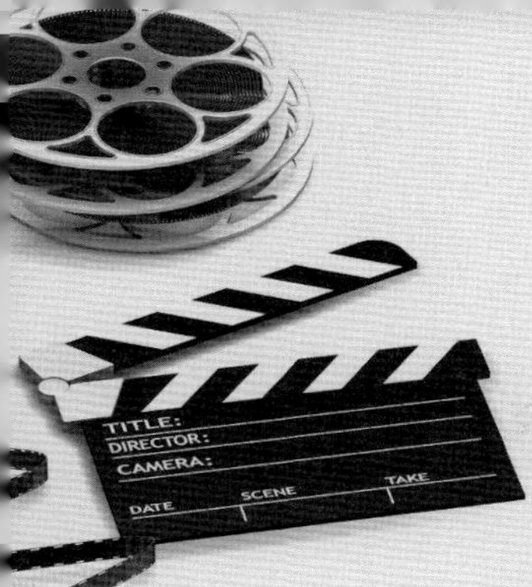

Story_23

〈로우리스〉와 경부 자상(刺傷)

2012년에 개봉된 영화 로우리스(Lawless)는 호주 출신인 존 힐코트 감독의 작품이다. 로우리스는 우리말로는 무법자라는 뜻이 되는데 제목 그대로 미국 금주법 시대를 배경으로 불법적으로 밀주 사업을 벌이며, 한편으로는 또 다른 불법을 요구를 하는 공권력에 맞서 싸우는 삼형제의 이야기를 실화를 바탕으로 그린 영화다.

이 영화는 삼형제 중 막내인 잭 본두란의 손자인 매트 본두란이 2008년에 쓴 역사소설 'The Wettest County in the World'를 원작으로 만들어졌는데 2012년 5월 칸 영화제에 출품되어 뛰어난 작품성으로 약 10분간의 기립박수를 받기도 하였다. 그렇지만 정작 흥행 성적은 그렇게 좋지 않았다.

우리나라에서는 〈로우리스 : 나쁜 영웅들〉이라는 제목으로 2012년 10월 18일에 개봉되었다. 이 영화는 시종 강한 폭력성을 배경으로 몇

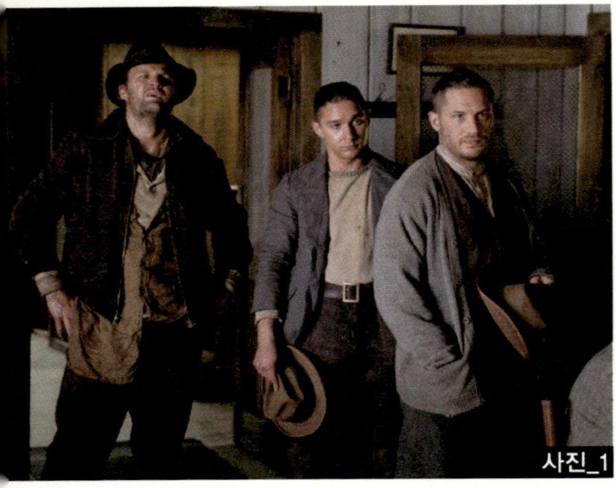
사진_1

몇 잔인한 장면들이 등장하는 데에다 미국의 금주법 시대라는 역사적 배경이 우리나라 팬들에게는 익숙하지 않은 탓인지 국내에서의 평가는 썩 긍정적이지는 않았다.

때는 1931년, 미국의 버지니아주에 있는 프랭클린 카운티라는 마을의 본두란가(家) 삼형제는 카리스마 넘치는 둘째 포레스트(톰 하디 분)를 중심으로 밀주 사업을 벌이고 있었다(사진 1). 다리를 저는 마을 청년 크리켓 파트는 막내 잭의 절친이자 밀주 사업의 충실한 동료다.

그런데 어느 날 마을에 새로 부임한 특별수사관 찰리 레이크(가이 피어스 분)가 밀주 사업을 눈감아 주는 대가로 상납금을 요구하며 그들을 협박한다. 포레스트는 그의 제의를 단호히 거절하나 마을의 다른 밀주업자들은 결국 모두 찰리의 위협에 굴복하고 만다.

한편 포레스트는 자신의 바에 찾아 온 시카고 댄서 출신의 매기(제시카 차스테인 분)를 바 종업원으로 고용하고, 막내 잭(샤이아 라보프 분)은 목사의 딸인 버사 미닉스(미아 바시코브스카 분)에게 연정을 품는다.

뇌물 상납 요구를 거절당한 수사관 찰리는 이를 앙갚음하기 위해 포레스트에게 밀주 구입 고객을 가장한 두 명의 청부 폭력업자를 보낸다. 결국 포레스트는 청부 폭력업자들에게 목에 심한 부상을 입게 되고, 매기도 그들에게 강간을 당한다.

불행 중 다행으로 포레스트는 매기의 도움으로 병원으로 실려 가 응급처치를 받고 간신히 목숨을 구한다. 곧 그들이 찰리 수사관이 보낸 청부

업자들임을 알게 된 포레스트는 그들을 찾아가 철저하게 복수한다.

그 후 본두란 형제들은 밀주 증류소를 비밀리에 더 크게 지으면서 사업을 확장해 나가고, 잭과 버사의 사랑도 더욱 깊어진다.

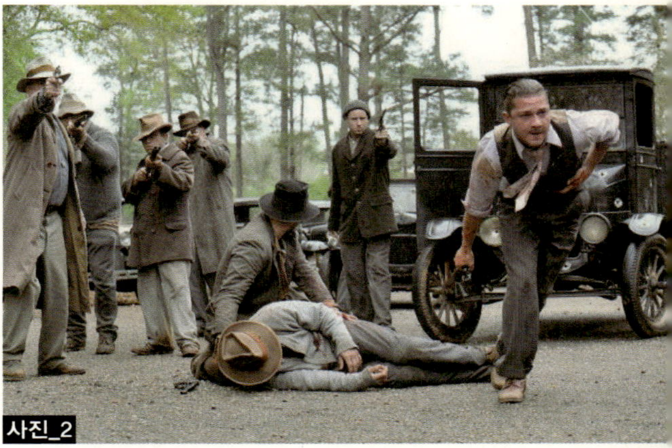
사진_2

그런데 어느 날 본두란가에 대한 복수의 기회를 호시탐탐 노리고 있던 찰리 수사관이 단속반을 이끌고 밀주 증류소를 급습한다. 그 와중에 크리켓은 찰리에게 잡혀 살해당하고 만다.

잭은 크리켓의 복수를 위해 찰리에게 달려가고 이어서 그의 형들과 마을 주민들까지 합류하면서, 마을 다리에서 이들을 기다리고 있는 찰리 수사관 일행과 일대 격전이 벌어진다.

이 싸움에서 포레스트는 찰리의 총에 큰 부상을 입지만 극적으로 다시 살아나고, 찰리는 포레스트의 손에 비참한 최후를 맞이한다(사진 2).

영화는 매기와 결혼한 포레스트와 버사와 결혼한 잭, 그리고 또 다른 동네 처녀와 결혼한 장남 호워드가 그들의 애들과 함께 행복한 저녁 시간을 보내고 있는 1940년 11월 밤의 장면을 보여 주며 종반부를 맞이한다. 그런데 이날 밤 수많은 죽을 고비에서 살아남은 불사조 포레스트 앞에 뜻밖의 일이 기다리고 있는데...

본두란가 삼형제들의 남성미가 영화 전편을 장식하고 있는 이 영화를 보다 재미있게 감상하기 위해서는 영화의 중요한 시대적 배경이 되고 있는 미국의 금주법(Prohinition)에 대해 어느 정도 알 필요가 있다.

미국이 청교도 사상으로 무장된 개척자들에 의해 시작되었다는 것은 널리 알려진 사실이다. 이런 영향 탓인지 미국의 금주운동은 그 역사가 결코 짧지 않아 제1차 세계대전 이전까지만 해도 주류의 제조판매를 금지하고 있는 주가 10여 곳에 이르고 있었다.

그러던 것이 제1차 세계대전의 발발과 함께 미국이 이 전쟁에 참여하면서 전시의 식량 절약, 작업 능률 향상, 맥주로 상징되는 독일에 대한 반감 등이 어우러지고 또 당시 가난한 이민자들에 의한 음주 문제가 부각되면서 보다 전국적인 규모의 금주운동에 대한 필요성이 추진력을 얻게 되었다. 그 결과 미국연방의회를 통과한 미국 수정헌법 제18조에 의해 마침내 1920년 1월 금주법이 정식으로 발효된다.

그러나 그 본래 뜻과는 달리 금주법의 실제 시행 과정은 부패와 범법으로 얼룩졌다. 굳이 오늘날의 관점에서 보지 않더라도 사회적 캠페인으로 추진되어야 할 정도의 사안이 국가에 의해 법의 이름으로 강요되었으니 그 부작용은 어쩌면 당연한 일이었는지 모른다. 술에 대한 사람들의 강력한 수요 때문에 필연적으로 밀주가 등장할 수밖에 없었고, 이에 얽힌 각종 폐해는 이 영화에서와 같이 그 후 수많은 미국 영화들의 좋은 소재가 되었다.

밀주와 함께 무허가 술집도 대도시를 중심으로 금주법을 비웃듯이 번창하였다. 이는 자연스럽게 또 다른 범죄의 온상이 되었다. 덩달아 정치,

사회 전반에 걸쳐 혼란스러운 날들이 계속되었다. 그리고 또 하나 역설적인 사실은 금주법으로 술을 못 마시게 하니까 이전에 술을 마시지 않던 사람들까지도 호기심으로 오히려 술을 마시게 되어 금주법 기간 동안의 음주율이 그 이전보다 더 높아지는 진풍경이 연출되기도 하였다. 이런 와중에 1929년 대공황(Great Depression)의 발생으로 극심한 경기 침체가 오면서 금주법은 사실상 그 효력을 잃고 말았다.

그리고 마침내 1933년 온갖 부작용만 낳은 채 미국의 금주법은 수정헌법 21조에 의해 폐지되고 만다.

이러한 금주법의 역사는 어쨌든, 이 영화에서 중요한 의학적 장면은 포레스트가 밀주를 사려는 고객으로 위장한 찰리 수사관이 보낸 청부 폭력업자와 만날 때 등장한다.

그들은 방심한 상태의 포레스트를 기습적으로 공격하여, 한 사람이 포레스트를 잡고 있는 사이에 또 다른 일당이 칼로 찰리의 목을 횡으로 잔인하게 긋는다. 찰리는 피를 흘리며 의식을 잃고 쓰러지나 매기의 도움으로 병원에 실려가 수술을 받고 의식을 차리게 된다(사진 3).

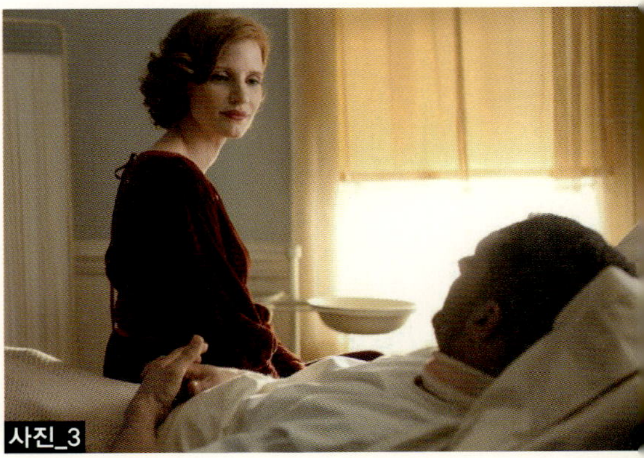
사진_3

그런데 이런 치명적인 부상에서 살아남은 포레스트의 무용담에 대해 다른 사람들이 과장을 섞어 이야기하면서 포레스트가 칼로 베인 상처를 통해 위스키를 마셨다고 하면서 소문을 전하는 장면이 나온다. 말하자면 칼로 식도가 베인 것으로 묘사하고 있는 셈이다.

그런데 재미있는 것은 의사가 아닌 일반인들과 이야기를 하다 보면 이 영화에서의 묘사에서뿐만 아니라 의외로 적지 않은 사람들이 우리 목의 앞쪽에 식도가 바로 위치하고 있다고 생각하고 있다는 것을 알게 된다. 이는 아마 우리가 일상생활에서 침을 삼키거나 또는 다른 사람들이 음식물을 삼킬 때 목젖이 함께 움직이는 것을 보고 무의식적으로 그렇게 생각하는 것이 아닌가 하고 생각된다.

그렇지만 참고 모식도에서 보는 바와 같이 식도는 우리 목의 안쪽에 위치하고 있다(사진 4). 앞쪽에 있는 것은 식도가 아니라 우리가 숨을 쉬는 데 필요한 숨길 즉 기관(氣管)이다. 이 때문에 이 영화에서와 같은 외상을 입은 경우에는 식도가 아니라 기관이 열리는 상처를 입었을 가능성이 매우 크다. 이렇게 되면 출혈 자체가 심각한 경우는 많지 않기 때문에 숨길만 잘 확보하고 흉부외과 전문의가 있는 병원으로 환자를 이송하면 생명을 구할 수가 있다.

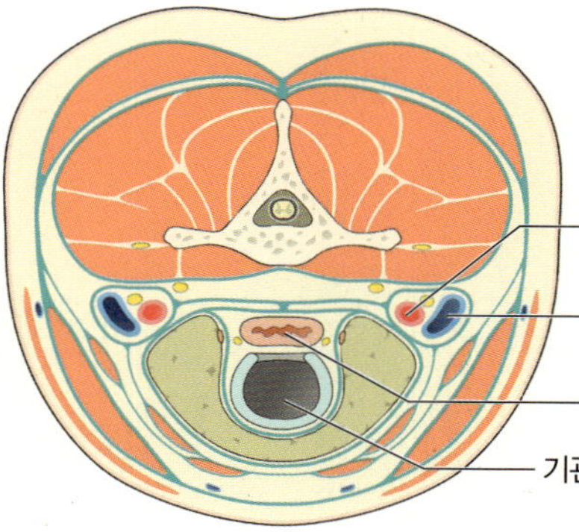

사진_4

간혹 목에 자상을 입고 많은 양의 피를 흘리는 경우는 모식도에서 보이는 목의 양옆에 쌍으로 위치하고 있는 경동맥이나 경정맥이 상처를 입을 때 주로 생긴다. 이런 부상은 영화에서처럼 칼로 목을 횡으로 긋는 상해로는 생기기 어렵고 일반적인 자상처럼 칼을 세워서 찌르는 경우에 발생하게 된다.

이때 만일 경동맥이 상처를 입게 되면 단순히 출혈이 되는 정도가 아니라 마치 피가 뿜듯이 나오기 때문에 주위 사람이 상처 부위를 제대로 지혈해 주지 않으면 현장에서 바로 사망하는 경우가 적지 않다. 경동맥은 심폐소생술을 시행하기 전에 심장 박동 여부를 먼저 확인하기 위해 촉진하는 대상이 될 정도로 중요한 혈관이기 때문이다.

경동맥에 비해 경정맥의 상처 역시 출혈량은 적지 않지만 상대적으로 외부 압박을 통한 지혈이 용이하기 때문에 현장에서 침착하게 대처만 하면 위험한 상황을 성공적으로 모면할 수 있는 경우가 많다.

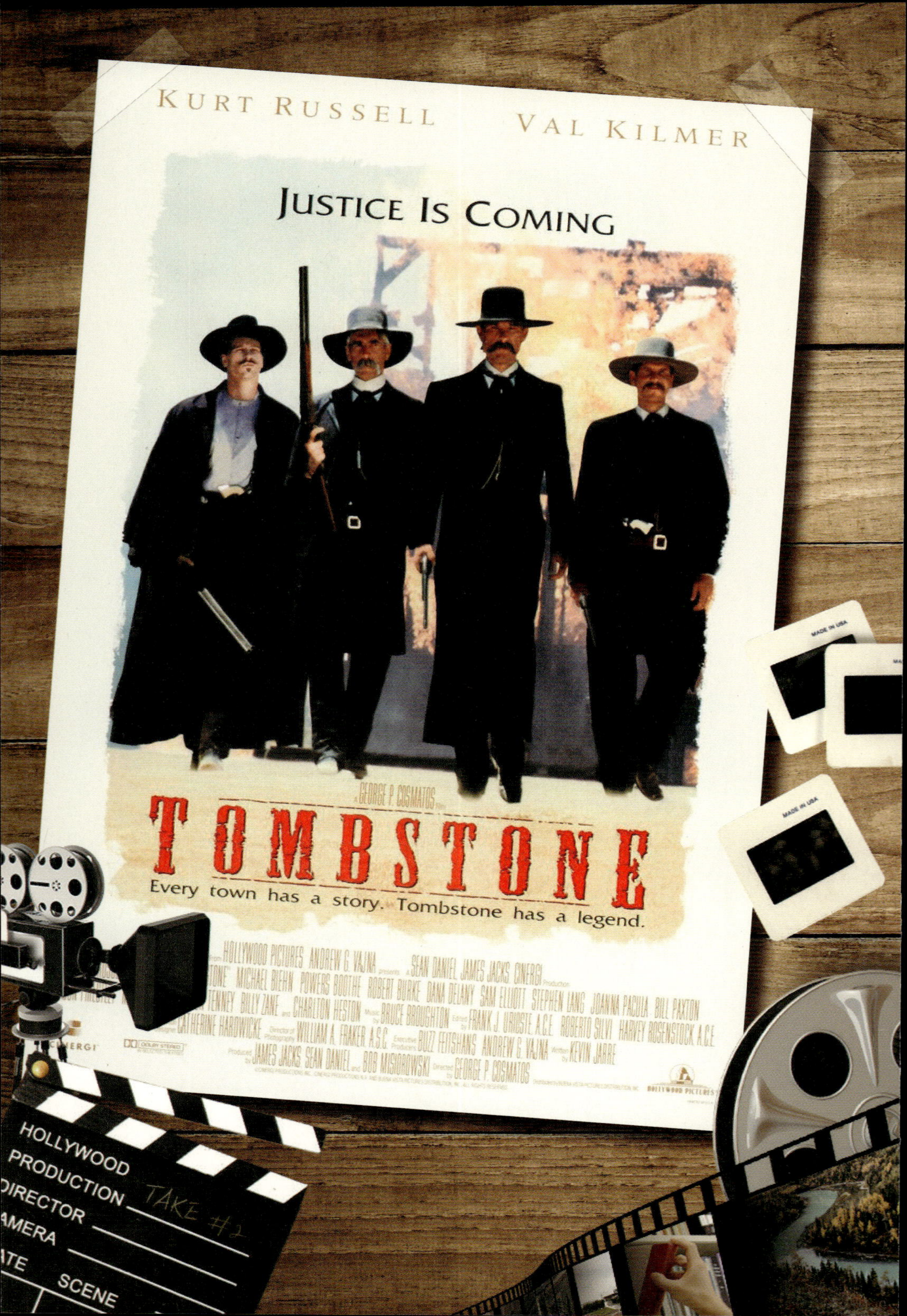
KURT RUSSELL
VAL KILMER
JUSTICE IS COMING
A GEORGE P. COSMATOS FILM
TOMBSTONE
Every town has a story. Tombstone has a legend.
HOLLYWOOD PICTURES ANDREW G. VAJNA presents A SEAN DANIEL JAMES JACKS CINERGI Production
MICHAEL BIEHN POWERS BOOTHE ROBERT BURKE DANA DELANY SAM ELLIOTT STEPHEN LANG JOANNA PACULA BILL PAXTON
BILLY ZANE and CHARLTON HESTON Music by BRUCE BROUGHTON Edited by FRANK J. URIOSTE, A.C.E. ROBERTO SILVI HARVEY ROSENSTOCK A.C.E.
CATHERINE HARDWICKE Director of Photography WILLIAM A. FRAKER A.S.C. Executive Producers BUZZ FEITSHANS ANDREW G. VAJNA Written by KEVIN JARRE
Produced by JAMES JACKS SEAN DANIEL and BOB MISIOROWSKI Directed by GEORGE P. COSMATOS
CINERGI
HOLLYWOOD PICTURES
MADE IN USA
HOLLYWOOD
PRODUCTION
DIRECTOR
SCENE
TAKE #2

Story_24

〈툼스톤〉과 폐결핵

영화 툼스톤(Tombstone)은 조지 P. 코스마토스 감독의 1993년 작품이다.

이 영화는 1881년 실제 미국의 서부 개척시대에 일어났던 사건으로 세간에 〈OK 목장의 결투〉로 널리 알려진 실화에 바탕을 두고 만들어졌다.

〈OK 목장의 결투〉는 1881년 10월 26일 애리조나주 툼스톤이라는 은광 마을에서 총잡이 닥 할리데이의 지원을 받은 어프 3형제와 카우보이(the Cowboys)로 불리던 무법자 일당들 간에 벌어진 총격전을 일컫는 것으로, 결국 카우보이 측의 3명이 사망하게 된다. 이 결투 후 카우보이 측의 보복으로 어프 3형제 중 모건이 살해당하고 버질이 부상을 입자, 주인공 격인 와이어트 어프는 친구 닥 할리데이의 도움을 받아가며 '어프의 피의 복수전(Earp Vendetta Ride)'이라고 불리는 철저한 복수를 한다.

미국 서부 시대에서 벌어진 일 중 대중적으로 가장 유명한 사건으로

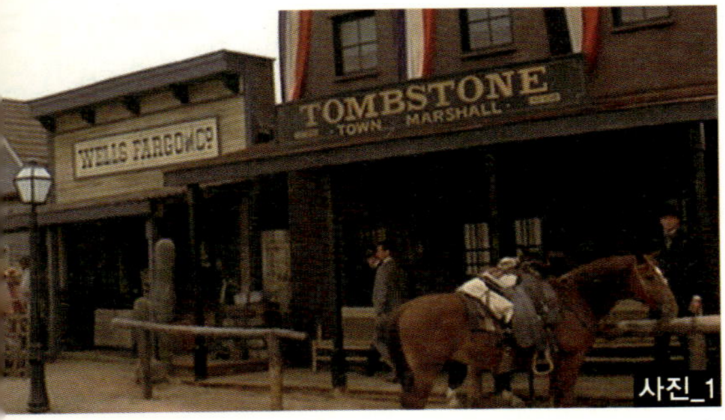

사진_1

간주되는 이 결투는 그 유명세 때문에 이 영화 이전에도 이미 1946년 존 포드 감독의 '황야의 결투(My darling Clementine)', 1957년 존 스터지스 감독의 'OK 목장의 결투(Gunfight at the O.K. Corral)' 등으로 영화화된 바 있다.

사건의 무대가 된 툼스톤 마을이 묘비(툼스톤, tombstone)라는 독특한 이름을 가지게 된 것은 이유가 있다(사진 1). 이 마을은 1877년 광산 탐사가 에드 시펠린(Ed Schiefelin)에 의해 조성되었는데, 그가 이곳에서 금광을 찾아 나서자 주위 사람들이 무모한 시도라고 비웃으며 결국 그곳에 자신의 묘비만 남기고 끝날 것이라고 놀렸지만 그는 은광을 찾는 데 성공하였다.

그러자 시펠린은 자기를 비웃었던 사람들을 오히려 비아냥거리는 의미에서 이 마을에 툼스톤이라는 이름을 붙이게 된 것이다. 시펠린의 발견 이후 툼스톤에는 은광 붐이 일어나 1881년까지 약 7,000명의 탐광자가 몰려들 정도가 되었다.

이 영화의 배경이 되고 있는 〈OK 목장의 결투〉도 이때 마을에 몰려든 여러 모험가들과 불한당들이 마을의 질서와 법을 무시하고 무법천지를 이루면서 서로의 갈등 끝에 벌어진 사건이었다. 그러나 툼스톤의 이러한 번성기는 노동쟁의와 함께 은광이 물에 잠기고 은값까지 하락하자 1890년 은광이 폐광되면서 끝나고 만다. 툼스톤은 1962년에 미국 국립사적지로 선정되면서 지금까지 〈OK 목장의 결투〉를 테마로 한 관광 명

소로 자리 잡고 있다.

영화 툼스톤에서 전직 보안관인 와이어트 어프(커트 러셀 분)는 은퇴 후 흩어져 있던 두 형 버질(샘 엘리오트 분), 모건(빌 팍스톤 분)과 함께 작지만 새롭게 번성하는 광산 마을인 툼스톤에 정착한다. 와이어트는 그곳에서 친구인 닥 할리데이(발 킬머 분)를 만난다(사진 2). 치과의사 출신의 도박사이자 유능한 총잡이인 닥은 지병인 폐결핵을 치료할 목적으로 건조한 기후를 가진 애리조나를 택하여 이곳에 온 것이었다.

그러나 당시 툼스톤은 일확천금을 노리고 마을에 몰려든 광산가들과 각종 불한당들이 마을의 질서와 법을 무시하고 무법천지를 이루면서 혼란에서 벗어나지 못하고 있었다. 그중에서도 빨간 띠를 허리에 두르고 다니는 카우보이라는 무법자 일당은 컬리 빌리를 두목으로 각종 행패를 부리면서 마을을 공포에 떨게 하고 있다.

이런 가운데 와이어트를 중심으로 한 어프 형제들은 살롱에서 새롭게 도박 관련 사업을 하며 돈을 벌고자 하는 과정에서 카우보이 일당과 첫 조우를 한다. 특히 닥과 카우보이 일당의 최고 총잡이인 조니 링고(마이클 빈 분)는 서로 첫 대면을 하는 순간 본능적인 적대감을 느끼게 된다.

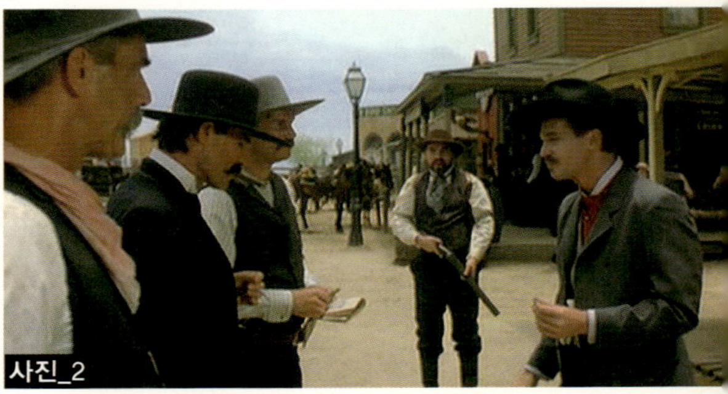
사진_2

어느 날 컬리 빌리가 아편

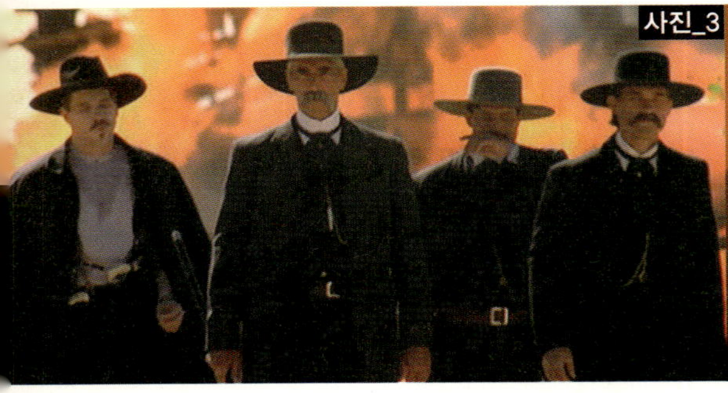
사진_3

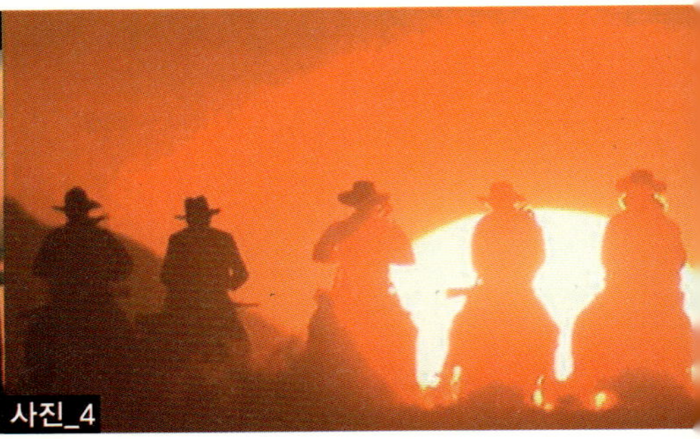
사진_4

굴에서 나온 후 까닭 없이 보안관을 쏘아 죽이는 사건이 발생한다. 이를 본 와이어트가 컬리 빌리를 잡아 사법 당국에 넘기자, 카우보이 일당과 어프 형제들 간의 반목이 본격적으로 진행된다. 그 후 컬리 빌리는 어처구니없게도 증거 부족이란 이유로 석방된다.

이런 와중에 극심한 혼란을 겪는 툼스톤 마을을 외면하지 못한 어프 형제의 맏형 버질은 보안관직을 맡고 누구든지 마을 내에서는 일체 총기를 휴대하지 못한다는 규정을 발표한다. 이 조처로 카우보이들의 불만은 더욱 고조되고 긴장감이 감도는 가운데 마침내 1881년 10월 26일 오후 3시경 유명한 OK 목장의 결투가 벌어지게 된다(사진 3).

어프 3형제와 닥은 아주 가까운 거리에서 카우보이 일당과 마주한 약 30초간의 짧은 총격전에서 일당 중 3명을 죽인다.

그러나 이후 카우보이 일당에게 모건이 살해당하고 버질은 왼쪽 팔을 잃는 보복을 당한다. 와이어트는 버질과 다른 가족들을 기차로 떠나 보내고 닥과 함께 카우보이들의 소탕에 나선다. 이것이 바로 OK 목장의 결투에 이은 유명한 '어프의 피의 복수전(Earp Vendetta Ride)'이다(사진 4).

마침내 컬리 빌리까지 제거한 와이어트는 새로 일당의 두목이 된 조니 링고에게 1:1 결투 신청을 받는다. 총 솜씨로는 와이어트가 링고의 상대가 되지 않는다고 생각한 닥은 폐결핵이 심각하게 진행된 힘든 상태임에도 불구하고 와이어트 몰래 링고와의 결투 장소에 먼저 나간다. 그리고 링고와의 결투 끝에 결국 그를 제거하는 데 성공한다.

이후 닥은 콜라라도주의 한 요양소에 입원한 상태에서 폐결핵으로 파란만장한 삶을 마감한다. 영화에서는 그의 생전에 와이어트가 닥을 면회하는 것으로 되어 있지만 실제로는 와이어트는 닥이 사망한 수개월 후에 비로소 그 소식을 들었다고 한다.

영화 마지막에 와이어트는 그가 사랑했던 유랑극단 배우 출신의 조세핀을 찾아가 결혼을 한다. 그 후 와이어트는 1929년 로스앤젤레스에서 죽었다는 설명이 나온다.

영화 툼스톤의 주인공은 엄연히 와이어트 어프이지만 영화에서 가장 매력적인 인물을 꼽자면 아마 많은 사람들이 주저하지 않고 닥 할리데이를 선택할 것이다. 영화에서 닥 할리데이는 중증 결핵을 앓고 있는 상태에서 친구 와이어트를 도와 무법자 일당을 무찌르는 데 결정적 역할을 한다.

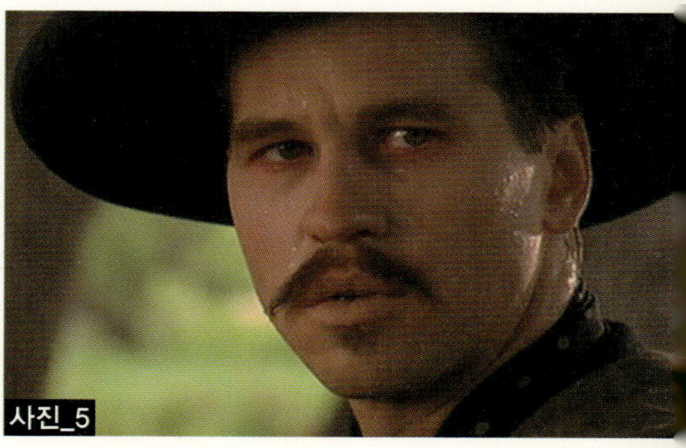
사진_5

국내에서도 잘 알려진 배우인 발 킬머는 닥 할리데이를 연기하며 창백한 얼굴로 결핵 환자 분위기를 최대한 살려 닥을 더없이 매력적인 인물로 만들어 주고 있다(사진 5). 사실 19세기 당시를 돌이켜 보면 결핵은 비록 치명적인 병이긴 하였지만 그 만성적인 경과와 환자의 혈색을 창백하게 만드는 효과로 일부 지식인들을 중심으로 '낭만적인 병(romantic disease)'으로까지 간주된 적도 있었다. 결핵에 걸리면 감성과 영감이 증가한다는 소문까지 나돌 정도였고, 일부 젊은 부유층 처녀들은 일부러 결핵 환자처럼 창백하게 보이게끔 화장을 하여 최대한 매력적으로 보이도록 노력하기도 하였다.

이런 당시의 분위기는 유명한 영국의 대시인 바이런(1788~1824)의 '나는 결핵에 걸려 죽고 싶다.'라는 말에서도 잘 들어나고 있다. 바이런의 이 말은 결핵이 예술가들의 병으로 취급되는 계기가 되기도 한다.

우리나라에서도 약간의 차이는 있지만 과거 결핵에 대한 인식은 이와 크게 다르지 않았다. 특히 젊은 여자들이 결핵에 걸리면 얼굴이 예뻐진다는 이야기는 옛 의사들 사이에서는 공공연한 사실로 인식되기도 하였다.

그렇지만 결핵은 엄연히 치명적인 병으로, 당시 많은 젊은 사람들의 목숨을 속절없이 빼앗아 가는 현실에 사람들은 안타까울 수밖에 없었다. 이런 분위기는 1932년에 조선 최초로 결핵 퇴치 사업을 위한 크리스마스 실 판매에 즈음하여 조선일보에 게재된 기사(1932년 12월 11일자~2012년 12월 12일 기사에서 재인용) 중 다음 글에서도 잘 나타나고 있다.

'폐병으로 말미아마서 죽는 사람의 수효는 세일 수 업스리만치 만흐니… 조선의 젊은 장래가 유망한 남녀 청년도 이 병으로써 세상을 떠나는 사람이 얼마나 만은가. 이를 절실이 늣긴 해주 구세료양원장 하락(賀樂) 박사는 금년부터 폐결핵을 철저이 퇴치하고자 하야 '크리스마쓰 씰'을 선전판매하게 되엿다….'

어쨌든 O.K. 목장의 결투가 일어난 1881년에는 결핵에 대한 마땅한 치료 방법이 없을 때였다. 프러시아의 세균학자 로버트 코흐가 결핵균을 발견한 것이 1882년이고, 이소니아지드(isoniazid)라는 첫 경구용 항결핵치료제가 등장한 것이 그로부터 한참 후인 1952년이니까 당시의 실상을 미루어 짐작할 수 있을 것이다. 실제 1880년에 조사된 미국 뉴올리언스의 한 통계에 의하면 당시 인구 1,000명당 1년 동안 백인은 3.3명이 흑인은 6.0명이 사망할 정도였다.

닥 할리데이도 당시에 결핵 치료를 위해 그나마 추천되는 방법 중의 하나로 건조한 기후를 가진 장소를 찾아 툼스톤까지 흘러온 것이었다. 그러나 결국 닥은 별다른 치료 효과를 보지 못한 채 콜라라도주의 한 요양소에서 폐결핵으로 불과 36세의 젊은 나이로 삶을 마감하게 된다(사진 6).

결핵은 효과적인 항결핵치료제의 소개로 한때 국내외적으로 완전 퇴치가 되는 것은 아닌가 하는 기대까지 갖게 하였으나, 1980년대부터 항결핵제에 내성을 가진 결핵균이 등장하면서 다시 문제가 되고 있다. 또 국내에서도 농촌 지역의 경우 의료서비스에 대한 접근성이 여전히 도시에 비해 상대적으로 떨어지기 때문에 효과적인 결핵의 예방과 치료에 애로를 겪고 있다.

질병관리본부의 통계에 의하면 2011년 결핵감염으로 신고된 환자의 수는 3만9557명으로 2010년에 비해 3,000여명이 증가하고 있다. 2008년 이전까지는 환자 감소세가 크게 둔화되는 정도의 경향을 보이다가 2008년부터는 결핵 환자 발병률이 오히려 조금씩 증가하는 추세

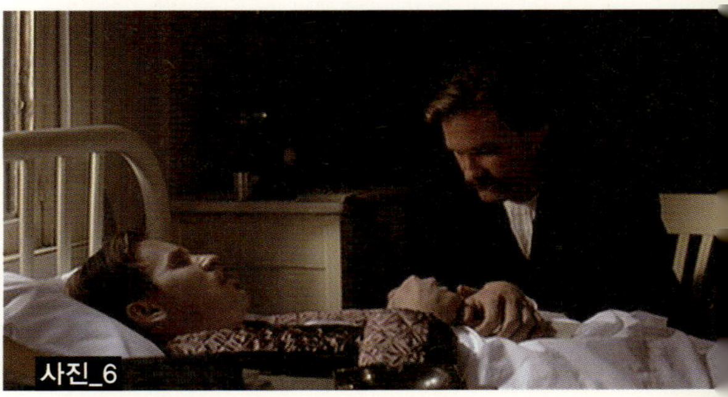
사진_6

를 보이고 있는 것이다.

결핵은 아직 사라진 병이 아니다. 결핵은 여전히 우리 국민들의 건강을 위협하고 있으며 이에 대한 제대로 된 인식을 가지는 것이 무엇보다 중요하다.

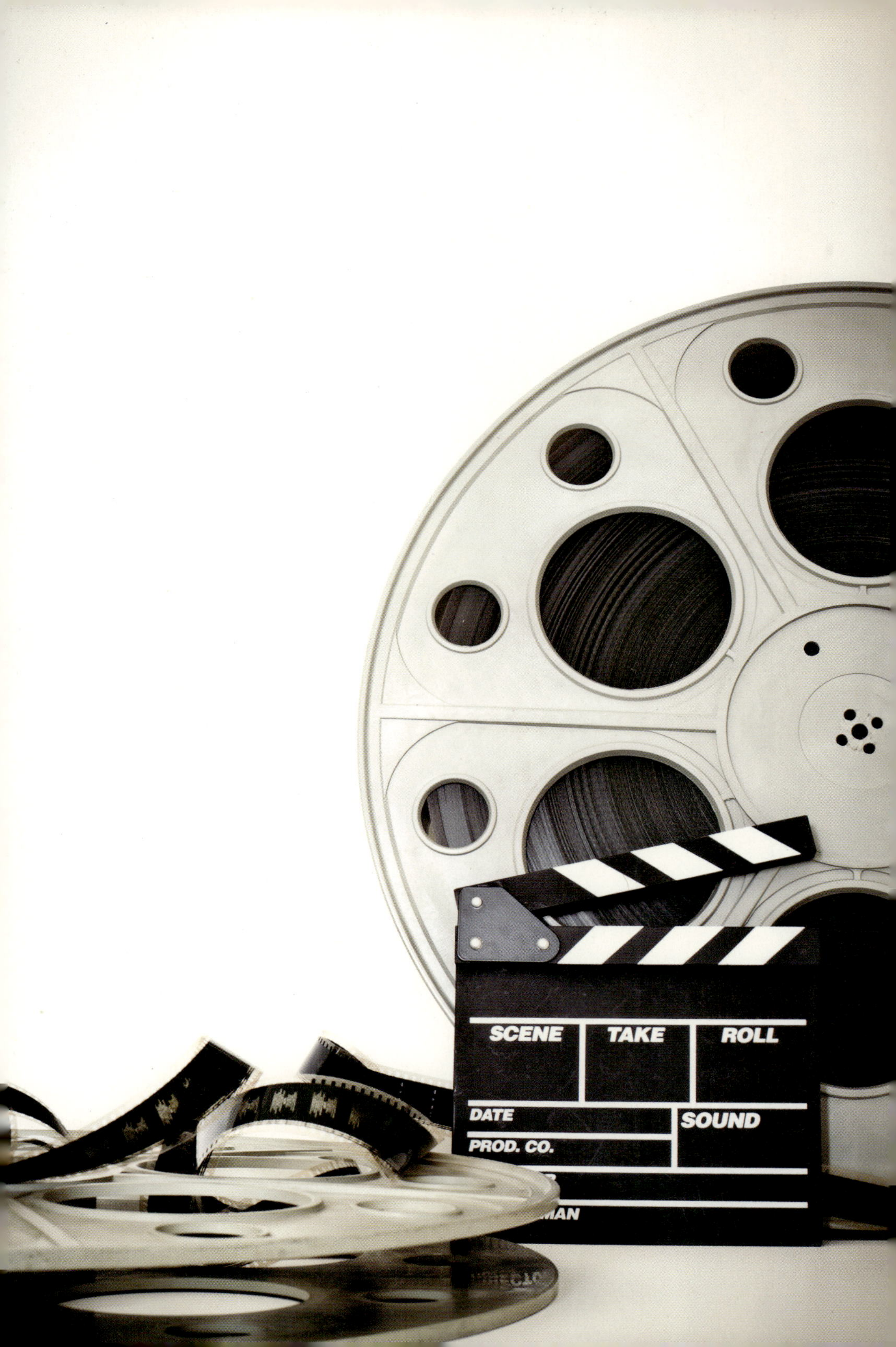
SCENE
TAKE
ROLL
DATE
SOUND
PROD. CO.

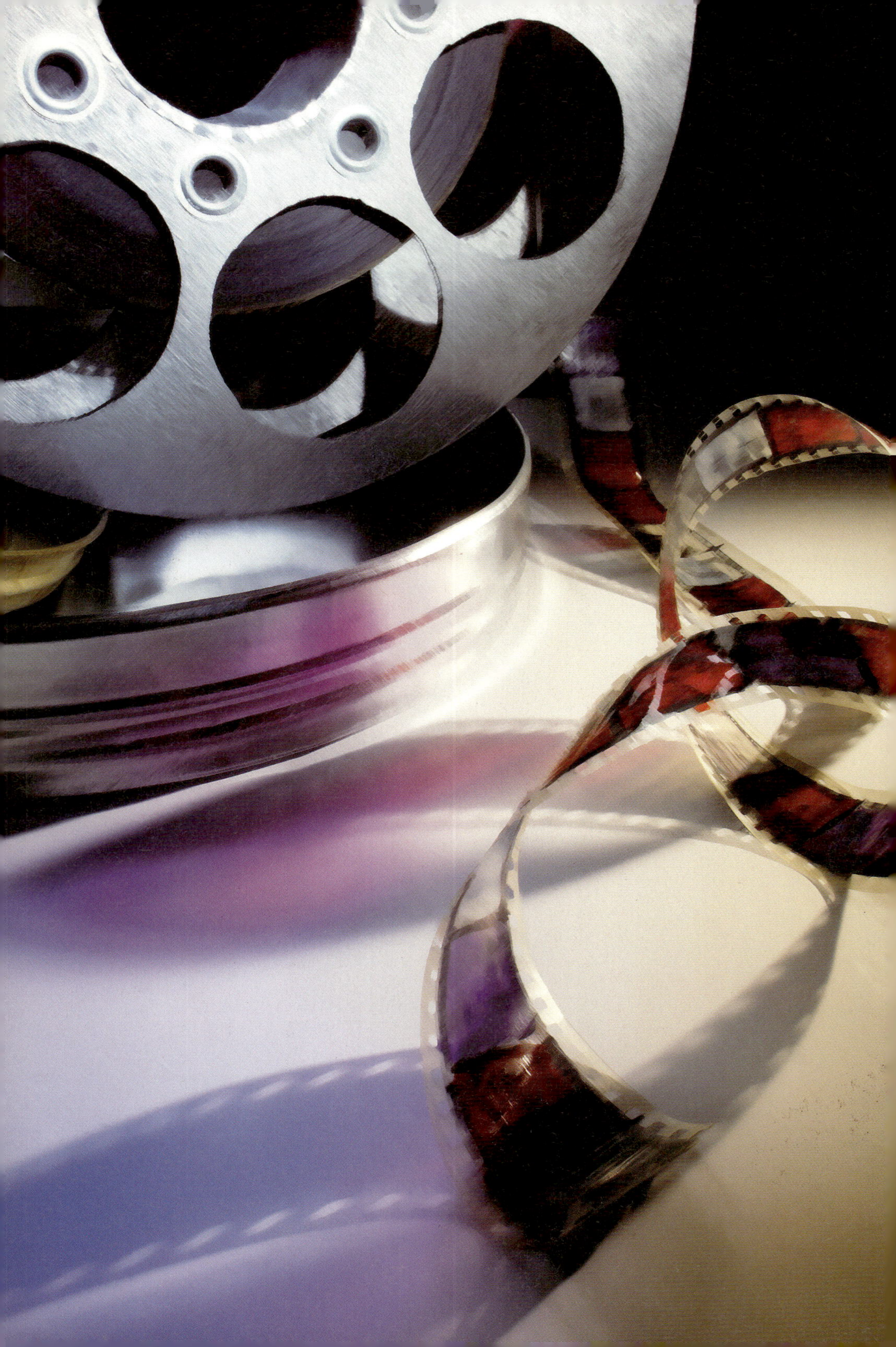

시야

Every man takes the limits of his own field of vision
for the limits of the world.
누구나 자기 시야의 한계가
세상의 한계인 줄 안다.

아서 쇼펜하우어 Arthur Schopenhauer

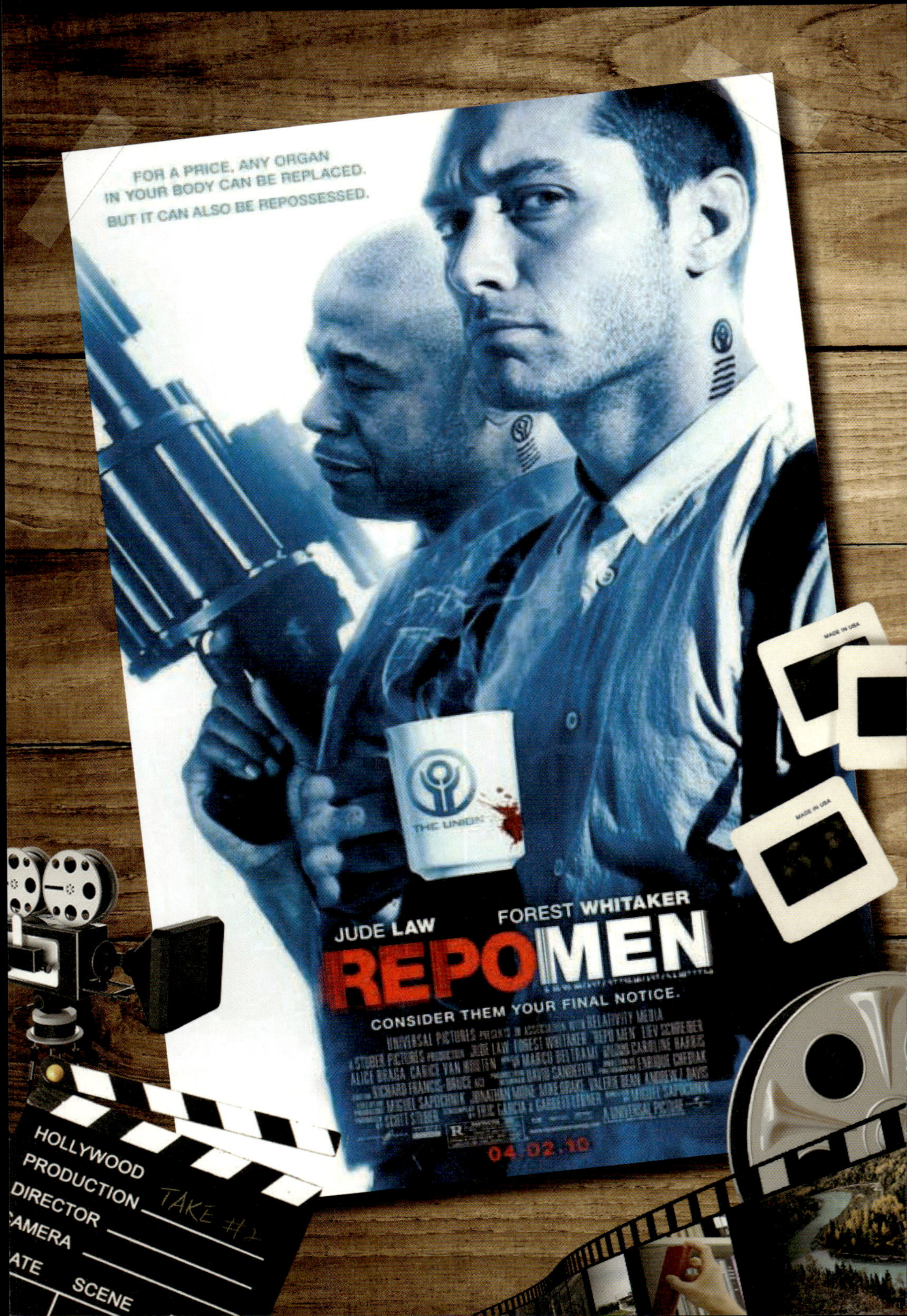
FOR A PRICE, ANY ORGAN
IN YOUR BODY CAN BE REPLACED.
BUT IT CAN ALSO BE REPOSSESSED.
THE UNION
JUDE LAW
FOREST WHITAKER
REPO MEN
CONSIDER THEM YOUR FINAL NOTICE.
04.02.10
HOLLYWOOD
PRODUCTION
DIRECTOR
TAKE #2
SCENE

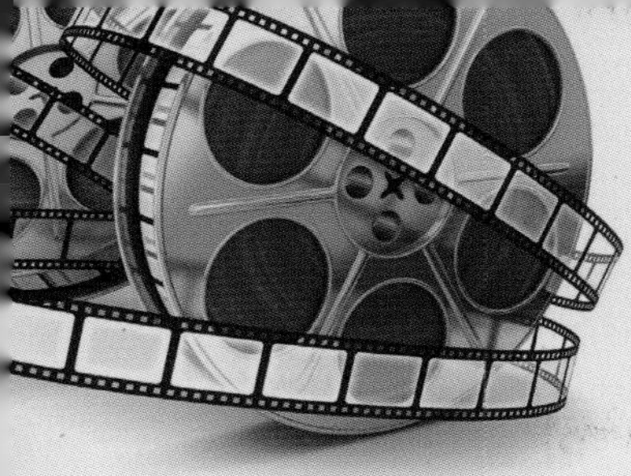

Story_25

〈리포맨〉의 인공장기 잔혹사

리포맨(Repo man)은 마구엘 사포크닉 감독의 2010년 작품이다. 전형적인 SF 장르의 이 영화는 할리우드의 유명 시나리오 작가이자 소설가인 에릭 가르시아의 2009년 소설 '상품회수 맘보(Repossession Mambo)'를 바탕으로 만들어진 것이다. 이 소설은 영화 제작 후 그 인기에 힘입어 소설 제목을 아예 리포맨으로 바꾸었다.

리포맨이라는 용어는 원래 소비자가 상품 대금을 미납하는 경우 그 상품을 다시 회수해 가는 직업적인 사람을 일컫는 영어 표현이다. 이 영화에서는 당장 돈은 없으나 생명을 위해 인공장기를 절실히 필요로 하는 사람들에게 일단 인공장기 삽입 시술을 해주고, 만일 그 대금을 제때에 갚지 못하는 경우 인공장기를 다시 회수해 가는 사람들을 의미하고 있다.

그런데 일반 상품과는 달리 몸 안에 이미 삽입된 중요한 인공장기를 회수한다는 것은 곧 환자의 죽음을 의미한다. 영화는 의료기술의 발달과 인공장기의 보편화와 함께 나타날 수 있는 이런 미래의 가상 상황을 관중들에게 보여 줌으로써, 어떤 첨단과학 발전도 이를 악용하는 경우 자칫 이처럼 끔찍한 일이 벌어질 수 있음을 상기시켜 주고 있다.

영화의 무대는 2025년 유니온이라는 회사를 중심으로 전개된다. 이 회사는 아티포그(Artifog)라는 제품명으로 다양한 인공장기들을 개발한 뒤, 돈이 없는 사람들에게도 신용거래로 삽입 수술을 해 주고 있다. 다만 수술 후 3개월 이내에 그 대금을 갚지 못하면 회사 소속 리포맨들을 보내 가차 없이 당사자의 생명을 빼앗고 인공장기를 회수해 간다.

주인공 레미(주드 로 분)는 그의 단짝 친구 제이크(포레스트 휘태커 분)와 함께 회사에서 그 능력을 인정받는 유능한 리포맨이다. 목표물이 발견되면 어떤 경우에도 실수 없이 인공장기를 회수해 간다는 뜻이다. 레미와 제이커는 자신과 가족의 생계를 위한다는 명분하에 이런 잔인한 일들을 해 나가면서도 마치 사냥감을 쫓는 사냥꾼처럼 이런 상황을 즐긴다. 그들에게 리포맨의 직업은 일종의 게임과도 같은 것으로 환자들에 대한 존엄성이나 연민의 감정 따위는 찾아볼 수 없다(사진 1).

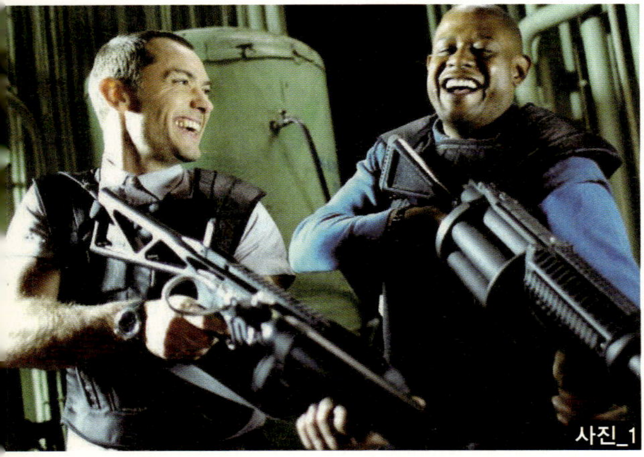
사진_1

그러나 이런 잔인한 일에 종사하는 레미를 지켜보는 아내는 그에게 영업파트로 전직할 것을 간곡히 부탁한다. 처와 아이를 바라보면서 마음이 동요된 레미는 그의 능력을 높이 사 앞으로 풀타임으로 일할 것을 제의하는 사장에게 오히려 영업직으로 전출을 요청한다. 그러나 레미의 이런 태도를 못마땅하게 여기는 제이크는 "직업은 직업일 뿐"이라고 말하며 리포맨 일을 계속하도록 그를 부추긴다. 그래도 레미가 고집을 굽히지 않자, 제이크는 마지막으로 대금이 밀린 한 음악가로부터 인공심장을 회수해 오라는 부탁을 그에게 한다. 그런데 레미는 음악가에게서 인공심장을 회수하기 위해 특수 기계 장치를 사용하는 도중, 그만 기계 오작동으로 그 자신이 심한 전기 충격을 입고 의식을 잃게 된다(사진 2).

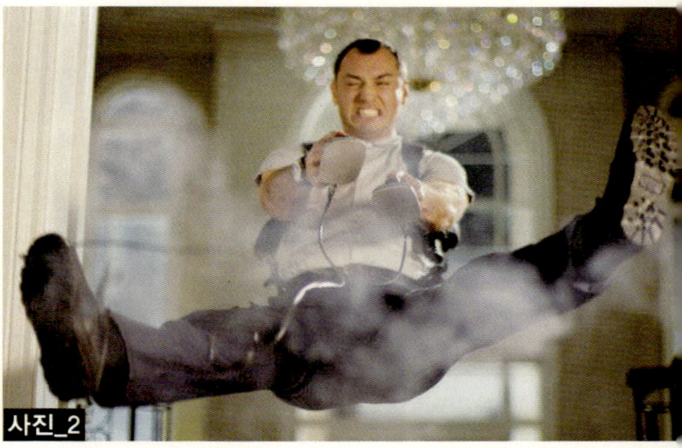

사진_2

얼마 후 병원에서 깨어난 레미는 자신의 가슴에 이식되어 있는 인공심장을 발견하고 충격을 받는다. 전기 쇼크로 인해 심장이 회복 불가능하게 손상을 입어 인공심장 이식이 불가피하였다는 것이다. 이제 레미 자신도 제때에 고가의 인공심장 비용을 갚지 못하면 그가 이때까지 수많은 환자들에게 그랬던 것처럼 다른 리포맨이 그에게 나타나 태연히 그의 인공심장을 적출해 갈지 모르는 상황에 처하게 된 것이다.

이후 우여곡절을 겪으면서 레미는 결국 부인과 이혼하고 혼자 사는 제이커와 함께 생활하게 된다. 제이커는 레미가 그의 인공장기 빚을 제때에 갚아 나갈 수 있도록, 가급적 리포맨으로서의 일거리를 많이 마련해 주려고 애를 쓴다.

그러나 그 자신이 언제라도 리포맨의 공격대상이 될 수 있는 입장이 된 레미는 과거와는 달리 자기 앞에 놓인 인공장기 회수 대상자들에게 깊은 동병상련의 감정을 느낀다. 이런 중에 베쓰(앨리스 브라가 분)라는 젊은 여자를 만난다. 그녀는 간, 콩팥, 무릎 관절 등 온갖 인공장기들을 이식 받고 지금은 리포맨의 추적 대상이 되고 있다.

레미는 베쓰와 함께 비행기로 탈출하여 유니온 회사의 구속으로부터 벗어나려고 시도를 하나 실패로 끝나고 만다. 어쩔 수없이 레미와 베쓰는 유니온 회사 본부로 들어가 그들의 인공장기 시술 관련 기록을 제거함으로써 이런 구속의 굴레에서 영원히 벗어나고자 계획을 짠다.

그러나 그 와중에 제이커의 제지를 받게 된 레미는, 그와 싸우던 도중 그만 제이커가 휘두르는 쇠막대기에 의식을 잃고 만다. 그런데 사실은 이전에 레미가 인공장기 회수 과정 중 기계 오작동으로 의식을 잃었던 것도 리포맨 직업을 떠나려는 레미를 그 세계에 계속 머물게 하기 위해 제이커가 고의적으로 기계를 고장 내었던 것이었다. 그 이유야 어떻든 간에 레미로서는 절친한 친구에게 뒤통수를 맞은 셈이었다.

아무튼 이번에도 간신히 의식을 되찾은 레미는 천신만고 끝에 모든 인공장기 시술 관련 기록을 없애는 데 성공하고, 이 과정에서 제이커도 뒤늦게 마음을 바꾸어 레미를 도와준다. 그리고 레미는 베쓰와 제이커와 함께 승리를 자축하며 열대 해변에서 행복한 시간을 보낸다.

바로 여기에 이 영화에서 관객들을 위해 마련해 둔 큰 반전이 기다리고 있다. 과연 레미는 그가 바라는 대로 열대 해변에서의 행복한 여생을 즐길 수 있을까?

인공장기라는 의학적 주제를 주요 소재로 펼쳐지는 영화 리포맨에서 흥미로운 것은 정작 의학적 묘사 자체는 레미의 인공심장 이식수술 후 장면을 포함하여 인공장기 적출 장면 등 부정확한 곳이 한두 군데가 아니라는 점이다.

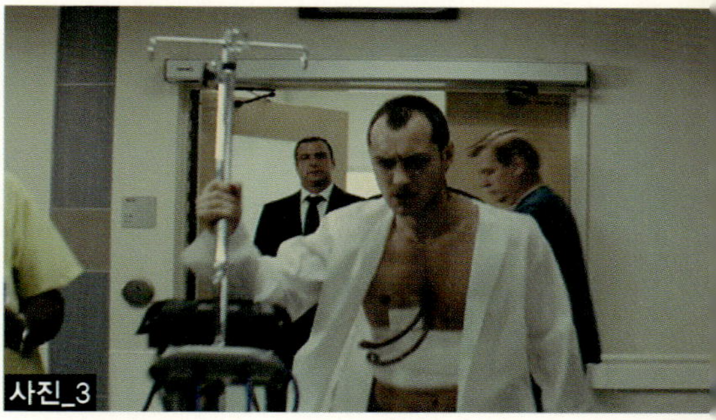
사진_3

예를 들면 레미가 인공심장 수술 후 충격을 받고 병실을 나서고 있는 장면이 있는데, 수술 부위에 두 개의 큰 관을 달고 있는 것을 표현한 것까지는 좋으나 그 위치가 전문가의 입장에서 볼 때 전혀 맞지가 않다(사진 3). 또 그 관들의 끝이 그냥 공중에 떠 있는 것처럼 묘사된 것도 명백한 오류다.

이런 사소한 점 이외에 영화의 기본 설정 자체도 크게 흔쾌하지는 않다. 아무리 대금 미납 상품 회수를 명분으로 활동하는 리포맨이라고 하더라도 이를 위해 사람 목숨을 그야말로 파리 목숨처럼 죽이고도 아무런 법적 제제를 받지 않는다는 설정은 지금으로부터 불과 10년 후인 2025년의 현실로 생각하기에는 무리가 있기 때문이다.

그러나 이런 문제점들에도 불구하고 나름대로 충격적이고 색다른 주제의 영향 때문인지 이 영화는 평론가들부터 비교적 좋은 평가를 받았다. 우리나라에서도 이 영화를 본 사람들의 전반적인 평 자체는 나쁘지 않았다.

사실 인공장기가 앞으로 더욱 발달되어 그 성능과 안전성이 높아지면 높아질수록, 단지 높은 비용 때문에 필요한 환자가 시술을 받지 못하게 된다면 그 좌절감은 매우 클 수밖에 없을 것이다. 실제 영화에서 주인공 레미가 시술받은 인공심장의 경우 억대를 호가하는 비싼 비용이 지금 현재까지도 관련 수술의 활성화에 큰 제약이 되고 있는 것도 사실이다.

이런 상황에서 신용거래로 먼저 인공장기 수술을 해주어 생명을 건지게 해 준 다음, 차후 대금을 받아 간다는 영화 설정 자체는 그럴듯한 작가의 상상으로 생각된다.

그리고 이를 배경으로 리포맨들이 잔인한 행적을 펼친다든지, 레미 자신이 친구의 배신으로 인공심장 이식수술을 받고 오히려 리포맨의 추적 대상이 된다는 설정 등도 관객들에게 첨단 의학의 발전이 가져다 줄 수 있는 생명의 상품화 가능성에 경종을 울리는 역할을 한다고도 볼 수 있다.

결론적으로 그 어떤 과학적 발전도 인간 본연의 도덕성이 함께 하지 않으면 얼마든지 더 큰 부메랑이 되어 우리에게 비정하게 되돌아올 수 있다. 그런 면에서 이 영화는 몇 가지 세부적인 묘사의 결함에도 불구하고 그 주제의 개연성만으로도 충분한 한 번쯤은 볼 가치가 있는 영화다.

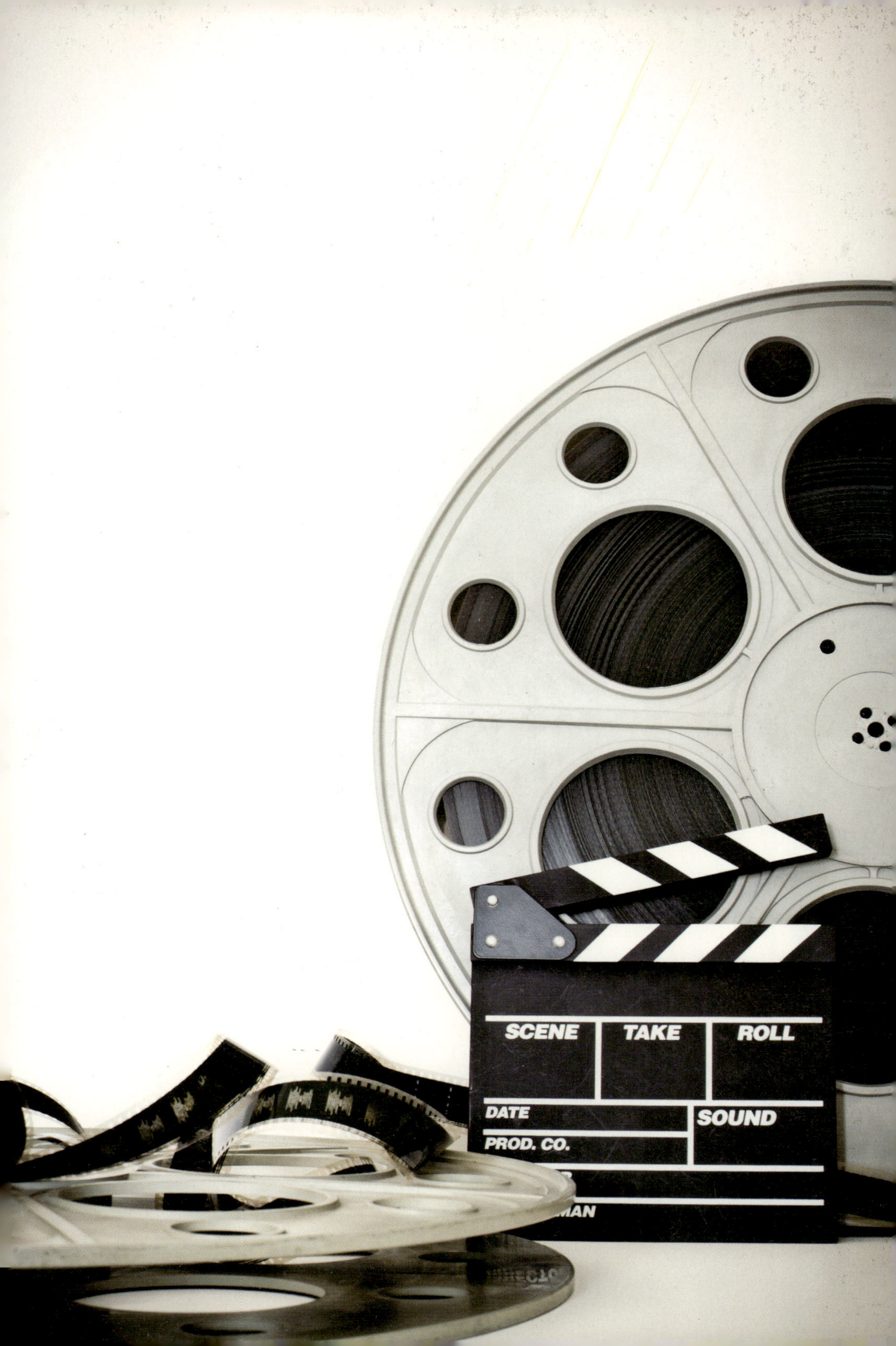
SCENE
TAKE
ROLL
DATE
SOUND
PROD. CO.

MOVIE POSTER

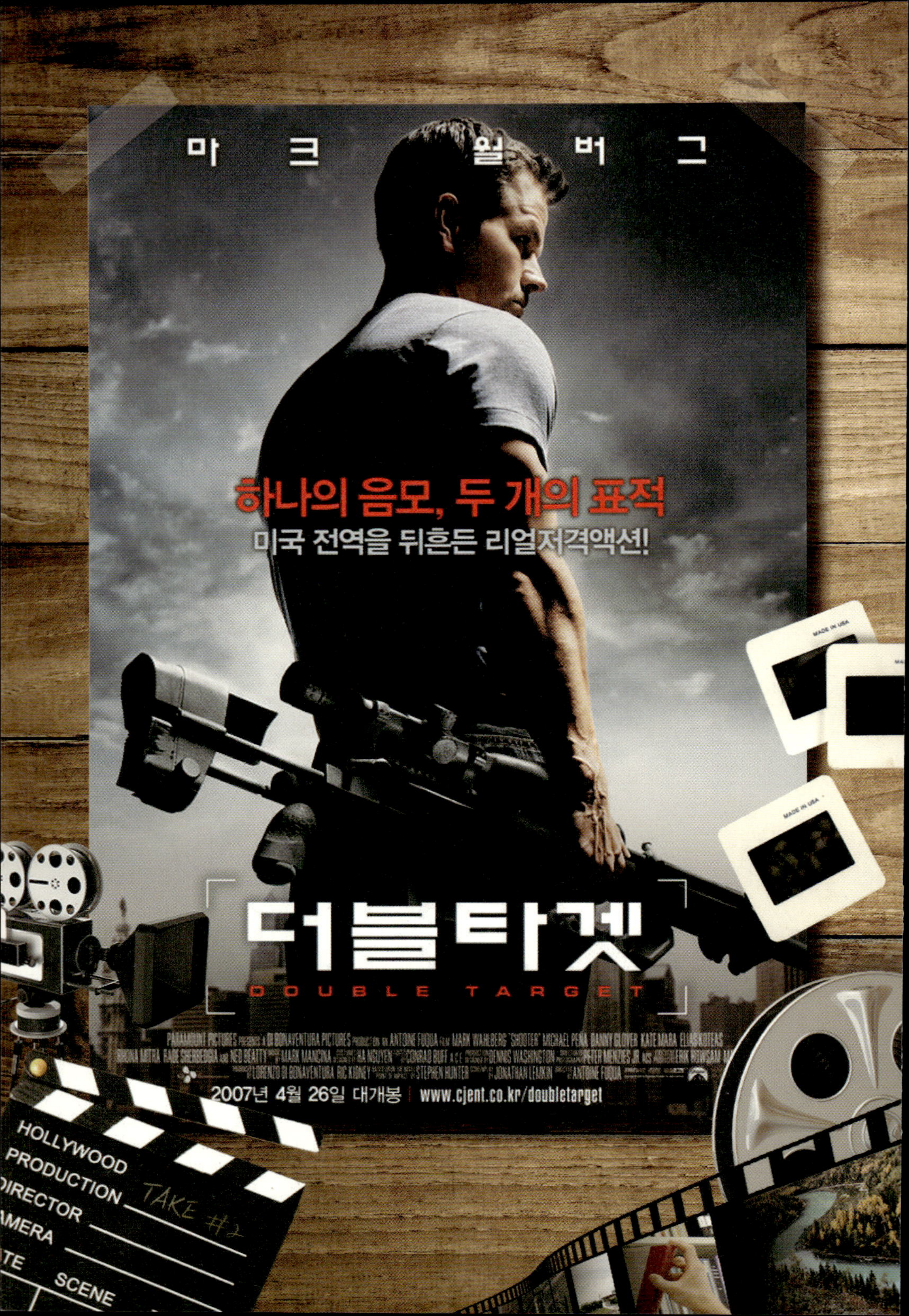

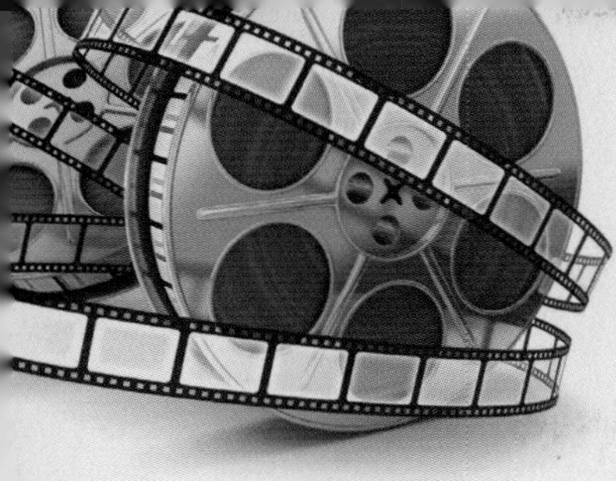

Story_26

〈더블타켓〉과 흉부총상

더블타켓(원명; Shooter)은 2007년 안톤 후쿠아 감독 작품으로, 스테판 헌터의 원작 소설 '충격점(Point of Impact)'을 바탕으로 만들어진 음모 스릴러 장르의 영화다.

아프리카에서의 작전 중 실수로 동료를 잃은 전직 미해병 저격병 출신의 스웨거(마크 월버그 분)는 죄책감으로 산속 외딴집에서 은둔 중이다.

그런데 어느 날 대통령 경호에 관여하고 있다는 이삭 존슨 대령(대니 글로버 분)이라는 사람의 방문을 받게 된다. 그는 스웨거에게 최고의 장거리 저격수로서의 경험을 살려 대통령을 저격하려는 음모를 막아달라는 요청을 한다. 존슨 대령이 전한 정보에 의하면 신원 미상의 저격수는 대통령이 방문하기로 되어 있는 3개 주요 도시 중의 한 곳을 이용하여 일반 경호 범위를 훨씬 넘어선 장거리에서 대통령을 저격을 할 예정이라는 것이었다.

애국심에 호소하는 그의 설득에 어쩔 수 없이 응하게 된 스웨거는 현장 답사 결과 장거리 저격수의 입장에서 필라델피아가 최적 장소라고 판단한다. 그런데 존슨은 내친김에 스웨거에게 당일 대통령의 옥외 연설장에서 그의 전문성을 살려 저격수를 색출하는 데 도움을 줄 것을 부탁한다.

행사 당일, 스웨거와 함께 일하게 된 경호팀에는 존슨의 심복들 이외에도 지역 경찰관인 티몬이란 사람도 합류하고 있었다. 그런데 정작 대통령 연설이 시작되고 나서 어디선가 날아온 저격수의 총탄은 대통령이 아니라 옆에 같이 서 있던 에티오피아 대주교에게 적중되었다. 그리고 그 순간 경관 티몬이 스웨거가 잠복하고 있던 방으로 들어와 그의 가슴에 총을 쏘았다.

사실 이 모든 것은 존슨 대령이 사전에 치밀하게 짠 음모로 그들의 실제 암살 목표는 대통령이 아니라 바로 에티오피아 대주교였던 것이다. 이는 그들이 과거 유전 확보를 위해 에티오피아의 한 마을에서 저질렀던 양민 학살의 증거를 은폐하려는 시도였는데, 그들의 배후에는 부패한 현역 상원의원 찰스 미첨(네드 베티 분)이 있었다. 그들은 스웨거를 대통령을 암살하려다 실수로 대주교를 죽이고 만 저격수 역할로 이용할 계획이었다. 그들의 각본에 의하면 저격수 스웨거를 발견한 티몬 경관이 용감하게 그를 현장에서 사살하는 것으로 되어 있었다. 그렇게 되면 원하는 대로 대주교를 제거하는 동시에 모든 증거도 없앨 수가 있기 때문이었다.

그런데 문제는 티몬의 총격으로 중상을 입은 스웨거가 간신히 현장을 탈출하는 데 성공한 것이었다. 난감해진 존슨 대령은 일단 증거를 없애기 위해 먼저 티몬부터 제거한 뒤, 스웨거를 대통령 암살미수범으로 추적하였다.

스웨거는 심한 총상을 입고 도망가던 중에 길에서 조우하게 된 신참

FBI 요원인 닉 멤피스(마이클 페나 분)의 차를 빼앗아 탈출하는 데 성공한다. 그는 군생활 중에 배운 응급조치법으로 상처를 임시로 치료한 뒤, 아프리카 작전 중 사망한 그의 동료의 미망인인 사라 펜(케이트 마라 분)의 집까지 찾아간다. 그리고 그곳에서 그녀의 도움으로 건강을 회복한다.

한편 스웨거를 놓친 죄로 징계위기에 처한 멤피스는 암살 사건에 석연치 않은 여러 가지 점들을 발견하고 스웨거가 범인이 아니라는 확신을 갖게 된다.

존슨 일당은 점점 그들의 애초 계획이 틀어지고 있는 것을 간파하고 자살을 위장하여 멤피스를 제거하려 한다. 그러나 스웨거의 저격 솜씨로 멤피스의 납치범들은 모두 현장에서 사살되고 만다.

이제 스웨거와 멤피스는 힘을 합쳐 음모의 진상을 캐기 위해 나선다. 그리고 한 무기 전문가의 도움으로 대주교를 저격한 진짜 암살자를 찾는 데 성공한다. 그런데 그 암살자는 스웨거에게 모든 진상을 다 이야기해 준 뒤 스스로 자살한다. 그 후 스웨거는 멤피스와 함께 곧이어 들이닥친 존슨의 용병들을 모두 처치하고 탈출하는 데 성공한다.

그러나 사라는 존슨의 심복에게 납치된다. 스웨거와 멤피스는 우여곡절 끝에 사라를 구하는 데 성공하고 곧 FBI에 자수한다. 그러나 진실 규명에 대한 스웨거의 희망은 미국 영토 밖에서 벌어진 일에 대해서는 미국 법으로 처벌할 수 없다는 법무장관의 설명에 좌절된다. 존슨 대령은 의기양양하게 비공개 회의장의 문을 나서지만 스웨거의 입장에 심정적으로 동조하고 있는 법무장관은 그에게 다가가 법으로 되지 않으면 행동으로 악을 응징할 수도 있다는 암시를 한다.

과연 저격수 스웨거의 복수극은 어떻게 전개될까?

스나이퍼(저격수)에 대한 영화는 일정 정도의 고정 팬을 항상 확보하고 있는 장르의 영화다. 그런 만큼 관련 작품도 꾸준히 만들어지고 있다.

그런데 이 영화에서는 장거리 저격수에 대한 세밀한 묘사 이외에도 흉부총상의 치료에 대한 매우 흥미로운 응급 처치법들이 소개되고 있어 의학적인 측면에서도 흥미를 더해 주고 있다. 이는 물론 원작 소설의 자세한 기술 때문이겠지만 영화에서 나름대로 이를 충실히 반영하려고 한 시도 역시 높이 살만하다.

영화에서 총상을 입고 도망 중인 스웨거가 작은 슈퍼에 들러 소금, 설탕, 요리용 주입기, 물 몇 병을 사간 것을 알게 된 FBI 수사진 간부 한 명이 다른 것은 출혈로 인한 수액 보충을 위해 사간 것으로 생각되지만 설탕은 왜 샀는지 이해할 수 없다고 말하는 장면이 나온다(사진 1). 그러자 멤피스가 설탕은 나폴레옹 전쟁과 같은 옛날 전쟁 때 항생제로 사용했으며 삼투압 원리로 작용한다는 설명을 하면서 그의 해박한 상식을 과시한다(사진 2).

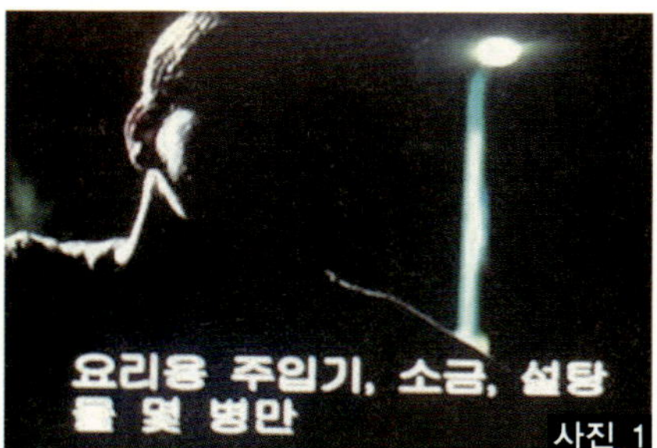
요리용 주입기, 소금, 설탕
물 몇 병만
사진_1

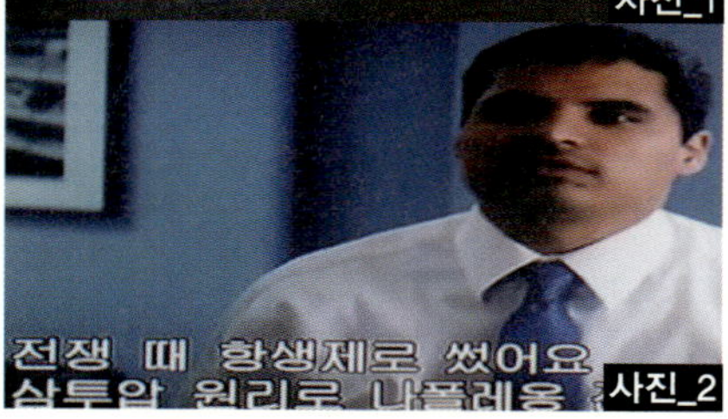
전쟁 때 항생제로 썼어요
사진_2

여기서 설탕의 항생제 효과에 대해 설명하기 전에 먼저 소금과 물을 이용한 수액 보충법에 대해 잠깐 언급할 필요가 있다. 영화에서 스웨거는 흉부 총상으로 인한 많은 출혈을 보충해 주기 위해 슈퍼에서 산 소금과 물로 수액을 만든 다음 요리용 주입기로 혈관주사처럼 찔러 자신의 몸에 주입하는 장면이 나온다(사진 3).

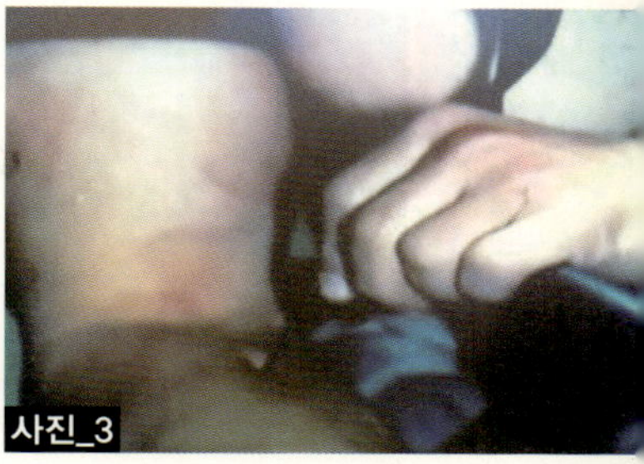
사진_3

그런데 이는 현실적으로는 거의 불가능한 일이다. 우선 멸균 상태를 유지하기 어렵고, 혼자서 혈관을 통해 수액을 주입하는 것 또한 쉽지 않기 때문이다. 그리고 무엇보다도 의료용 수액에서처럼 소금의 농도를 우리 몸에 맞춘 생리적 식염수를 만들기가 영화와 같은 상황에서는 가능하지 않다.

어쨌든 설탕 이야기로 다시 돌아가면, 사실 살균제로서 설탕을 사용한 것은 영화에서 언급한 나폴레옹 전쟁 훨씬 이전인 고대 이집트 때부터로 알려져 있다. 항생제가 발견된 것은 1928년 스코틀랜드의 약리학자 플레밍(Alexander Fleming; 1881~1955)이 우연히 페니실린을 발견한 것으로부터 시작되니까 그 이전만 해도 상처에 필수적으로 동반되는 세균 감염을 확실히 방지할 방법은 없었다고 볼 수 있다. 그런 중에 고대 이집트인들이 경험을 통해 전쟁 부상으로 감염된 사람들에게 설탕이나 꿀을 이용하여 효과를 본 이후 오랫동안 항생제 역할을 해왔던 것이다.

설탕이나 꿀이 세균을 죽이는 기전은 영화의 설명처럼 삼투압에 의한 것이다. 즉 대부분 수분으로 이루어진 세균 외부를 높은 농도의 설탕이나 꿀로 덮어 싸줌으로써 삼투압 작용에 의해 세균 안의 수분을 밖으로 끌어내는 것이다. 결과적으로 세균을 말라 죽이는 것이나 다름이 없다.

그런데 재미있는 것은 이런 고대의 요법이 오늘날의 첨단 의료 현장에서도 사용되는 경우가 있다는 것이다. 바로 항생제에 심한 내성을 가진 세균의 경우인데, 이때 설탕이나 꿀 성분을 이용한 제품으로 세균을 없

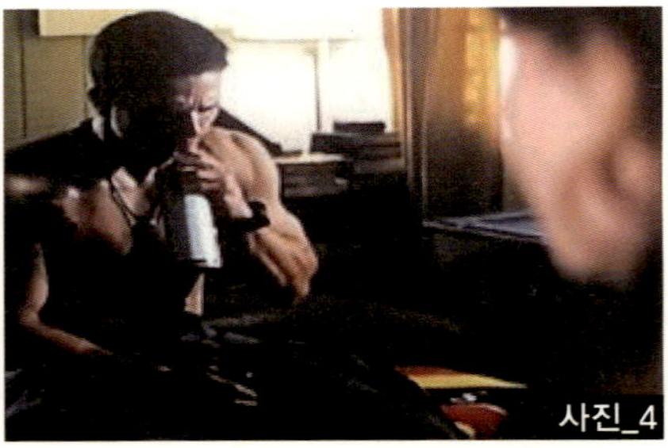
사진_4

했다는 의학보고가 드물지만은 지금까지 이어지고 있다. 그리고 또 하나 영화에서 등장하는 흥미로운 의학 장면은 마취제로 아산화질소(nitrous oxide)를 사용하는 장면이다. 이는 스웨거가 사라의 집에 도착한 후 그녀에게 상처 치료를 부탁하며 슈퍼에서 구입한 아산화질소를 스스로 흡입하며 마취 상태로 들어가는 장면에서 등장하고 있다(사진 4).

아산화질소는 흡입 시 마치 웃는 것과 같은 현상을 만들기 때문에 흔히 소기(笑氣)라는 이름으로 잘 알려져 있는 물질이다. 그리고 아산화질소는 본격적인 마취제가 발견되기 이전에 사용되던 클로로포름, 에테르 등의 초창기 마취제 중에서 아직까지 임상에서 사용되고 있는 유일한 마취제이기도 하다. 다만 그 효과가 강력하지 않기 때문에 현재 주로 통증이 심하지 않은 가벼운 치과시술에 주로 이용되고 있다.

그런데 영화에서 아산화질소를 슈퍼에서 구한다는 설정은 바로 이 아산화질소가 마취제로서뿐만 아니라 요리에 사용되는 거품크림(whipped cream)을 만드는 재료로도 사용되기 때문이다. 이 때문에 영화에서는 거품크림 제품으로 미국에서는 유명한 레디 휩(Reddy Whip)이라는 제품을 스웨거가 슈퍼에서 구하여 자신의 마취에 사용하는 것으로 되어 있다.

그러나 실제 레디 휩에 들어 있는 아산화질소의 양은 사람을 불과 30초 정도 약간 어지럽게 만들거나 기분이 몽롱하게 만드는 정도로 마취에 충분한 양이 될 수는 없다. 그리고 실제 아산화질소를 이용한 마취는 산소를 같이 투입하여야 하는 등 세밀한 조절이 필요하기 때문에 영화에서처럼 마취제로 이용할 수는 없지만 어쨌든 이를 연계시켜 아이디어를 짜낸 작가의 기발한 발상이 대단하게 느껴진다.

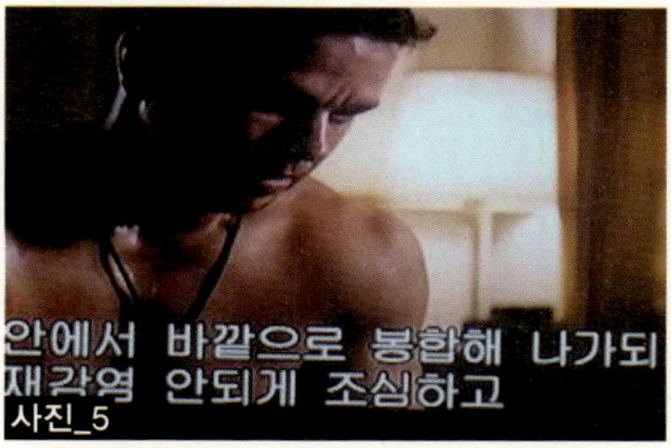
안에서 바깥으로 봉합해 나가되
재감염 안되게 조심하고
사진_5

마지막으로 영화에서 스웨거는 스스로 아산화질소 마취를 하기 전 사라에게 상처 치료에 대해 구체적으로 부탁을 남기고 의식을 잃는 장면이 나온다(사진 5). 영화에서 사라는 간호대학을 들어가려 했으나 뜻을 이루지 못한 사람으로 기술되고 있는데, 이런 배경을 가진 사람이 스웨거의 깊은 흉부총상을 제대로 치료할 수는 없지만 영화에서 이 정도의 설정은 어쩔 수 없다는 생각도 든다.

어차피 영화는 자유롭게 과학을 이용할 수 있으나 그 자체가 과학적 검증의 대상은 아니기 때문이다.

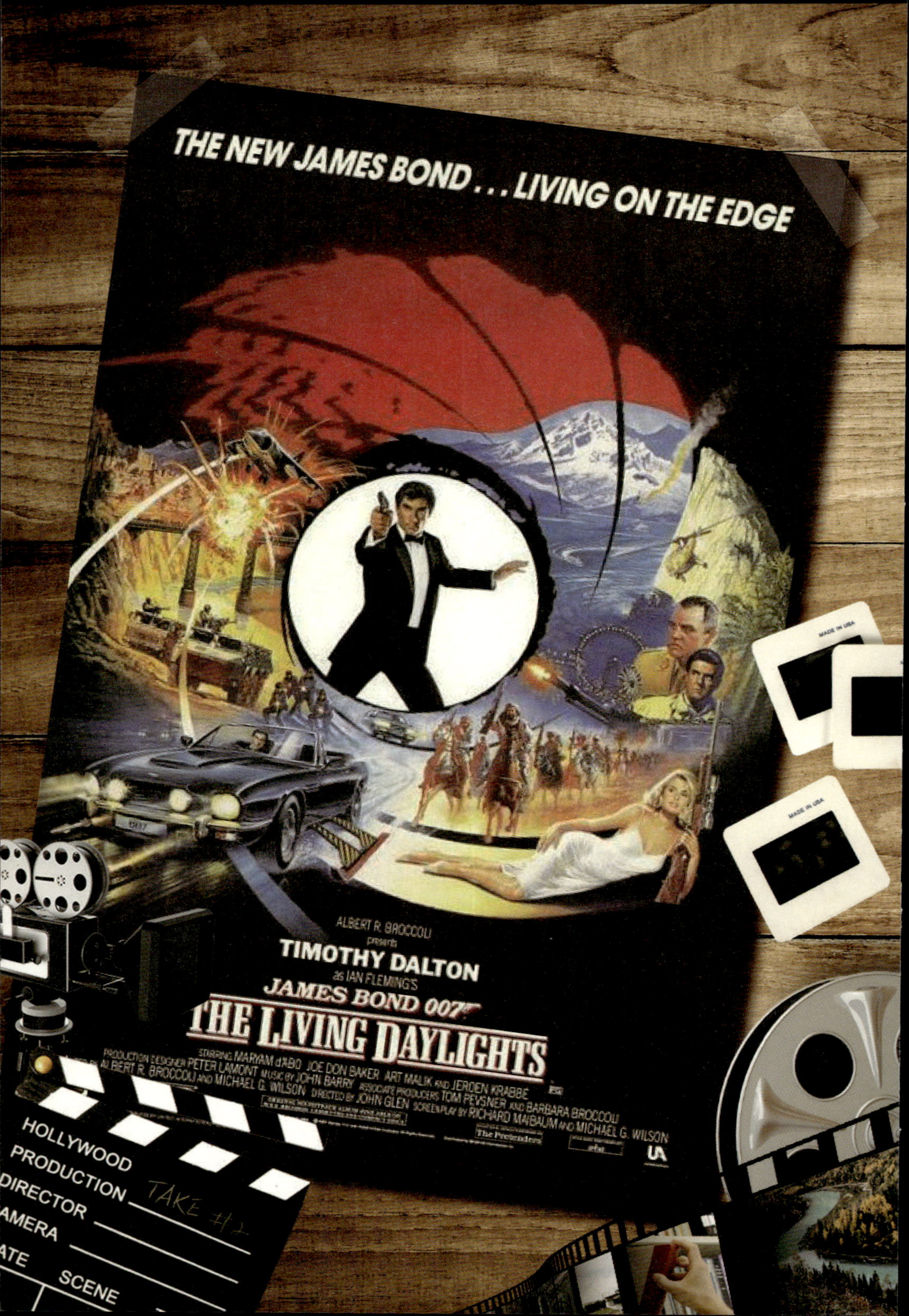
THE NEW JAMES BOND . . . LIVING ON THE EDGE
ALBERT R. BROCCOLI
presents
TIMOTHY DALTON
as IAN FLEMING'S
JAMES BOND 007
THE LIVING DAYLIGHTS
STARRING MARYAM d'ABO JOE DON BAKER ART MALIK AND JEROEN KRABBE
PRODUCTION DESIGNER PETER LAMONT MUSIC BY JOHN BARRY ASSOCIATE PRODUCERS TOM PEVSNER AND BARBARA BROCCOLI
ALBERT R. BROCCOLI AND MICHAEL G. WILSON DIRECTED BY JOHN GLEN SCREENPLAY BY RICHARD MAIBAUM AND MICHAEL G. WILSON
The Pretenders
UA
HOLLYWOOD
PRODUCTION
DIRECTOR
TAKE #2
AMERA
ATE
SCENE

Story_ 27

〈007 리빙데이라이트〉와 이식심장 운송

영화 007은 1962년 제1편 살인번호가 소개된 이래 무려 50년 이상 이어지고 있는 전설적인 첩보 스릴러다. 007 시리즈는 2015년의 스펙터까지 현재 공식적으로는 24편까지 나와 있는데 이러한 기록은 아마 앞으로도 영화사에서 찾아보기 어려울 것이다.

영국정보국 M16 소속의 첩보원 007이 만들어진 것은 영국 작가 이안 플레밍(Ian Fleming, 1908~1964)에 의해서였다. 그의 소설에 근거하여 지금까지 만들어진 007 시리즈 중 리빙데이라이트(Living Daylight)는 존 글렌 감독의 1987년 작품으로 007 시리즈 중 제15탄에 해당된다. 주인공으로 나오는 티모시 달튼의 제임스 본드 첫 데뷔작이기도 하다.

이 영화는 흥행에서도 어느 정도 성공하고 새로운 007인 티모시 탈튼의 연기에 대한 전문가들의 평도 나쁘지 않았지만, 그의 진중하고 어쩌면 선해 보이기까지 한 인상은 이전의 주인공들인 숀 코네리나 로저 무어의 카리스마와 특유의 매력에는 미치지 못했다. 이 때문인지 그의 007 출연은 그 다음 작품인 제16탄 살인면허(1989)까지 단 2편으로 끝나고 말았다. 우리나라에서도 지금까지 그의 이름을 기억하고 있는 팬들은 그렇게 많지 않다.

어쨌든 영화는 지브롤터에서 시행된 영국 M16 정보국의 모의훈련 도중, 004 요원이 정체불명의 암살자에 의해 의문의 죽음을 당하는 사건이 발생하면서 시작된다.

사건이 있은 뒤 구소련 KGB의 고위관리인 코스코프(제로엔 클래브 분)가 영국에 망명을 요청한다. 그는 직속상관인 KGB 책임자 푸쉬킨(존 라이스-데이비스 분)이 미국과 영국의 첩보요원들을 몰래 암살함으로써 미, 소 간에 불화를 일으키려 하고 있다고 말한다. 그리고 그는 이런 계획을 제지하려다 푸쉬킨의 눈 밖에 났다는 것을 망명 요청의 이유로 내세웠다.

영국정보국은 즉시 007에게 체코에서 열리는 한 연주회 참석을 빌미로 망명 시도를 하려는 코스코프를 도와줄 것을 지시한다. 그런데 007은 코스코프를 사살하려는 여자 첼리스트이자 저격수인 카라(마라암 다보 분)를 죽이려고 하다가 무언가 이상하다는 눈치를 채고 가벼운 상처만 입힌다.

그 후 007은 그녀에게 접근하여 그녀가 사실은 코스코프의 애인인 것을 알아낸다. 그러나 코스코프의 속셈은 그녀를 단순히 그의 음모를 위한 희생양으로 삼고자 하는 것이었다. 그의 진정한 목표는 국제무기판매상 휘태커(죠 돈 메이커 분)와 손을 잡고 막대한 자금 횡령에 방해가 되고 있는 푸쉬킨을 영국 정보국의 힘을 빌려 제거하려는 것이었다.

마침내 모든 진상을 알게 된 007은 사태를 해결하려 하지만, 코스코프에게 이용당하고 있는 줄 모르는 카라가 건네는 약이 든 술을 마시고 오히려 코스코프 일당에게 사로잡히는 신세가 되고 만다(사진 1). 코스코프는 그의 심복이자 킬러인 네크로스(안드리스 위스니우스키 분)와 함께 사로잡힌 007을 이용하여 다이아몬드를 당시 소련 기지가 있는 아프가니스탄으로 밀반출해 나간다. 코스코프는 그곳에서 엄청난 양의 마약을 구입하여 착복을 할 계획이었던 것이다.

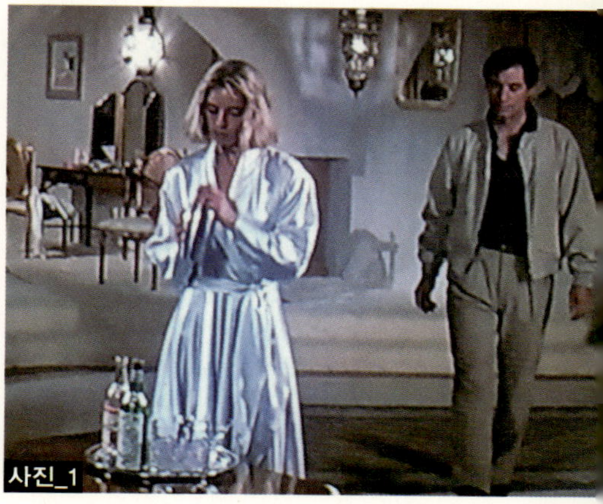
사진_1

아프가니스탄에서 카라는 결국 코스코프의 배신을 알게 되고 007과 함께 감방을 탈출한다. 그리고 당시 소련에 맞서 싸우던 아프가니스탄 반군 무자히딘의 도움으로 코스코프의 아편 운반 화물기를 탈취한다. 네크로스는 007을 저지하기 위해 비행기 안까지 추격해 오나 007에 의해 결국 아편과 함께 공중으로 날려가고 만다.

이후 007은 불법 국제무기판매상 휘태커의 집에 침투하여 치열한 총격전 끝에 그를 제거하는 데 성공한다. 그리고 코스코프는 그를 찾아 나선 푸쉬킨에 의해 체포되어 결국 모스코바로 압송된다.

영화는 서방에서의 첫 연주회를 성공리에 마친 카라에게 007이 대기실에서 달콤한 축하의 키스를 전하는 것으로 끝을 맺는다.

이 영화에서는 심장이식과 관련된 매우 흥미로운 의학적 설정 하나가 등장한다. 007을 납치한 코스코프 일당이 다이아몬드를 몰래 밀반출하기 위해 납치한 007을 이용하는 장면에서다.

코스코프와 그의 심복 네크로스는 007을 말기 심장이식 환자로 위장시킨 뒤, 이식용 공여심장이 들어 있는 상자의 얼음 속에 다이아몬드를 몰래 숨겨 밀반출하려는 계획을 세운다. 결국 코스코프는 계획대로 검사를 통과하는 데 성공한다(사진 2).

그런데 이식용 인간장기를 운반하는 데 사용되고 있는 상자에 사진에서와 같이 'electrically sustained' 즉 '전기 자극으로 박동이 유지되고 있는' 심장이라는 표기가 되어 있다(사진 3).

세관원이 상자를 열어 보니 적출된 공여심장이 전기 자극으로 몸 안에서의 상태와 같이 박동을 하고 있는 것을 보게 된다(사진 4, 5).

그런데 이런 설정은 의학적으로는 매우 잘못된 것이다. 아마 당시 영

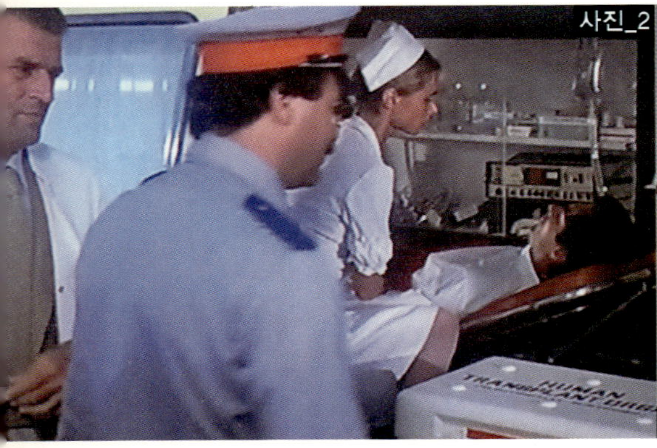
사진_2

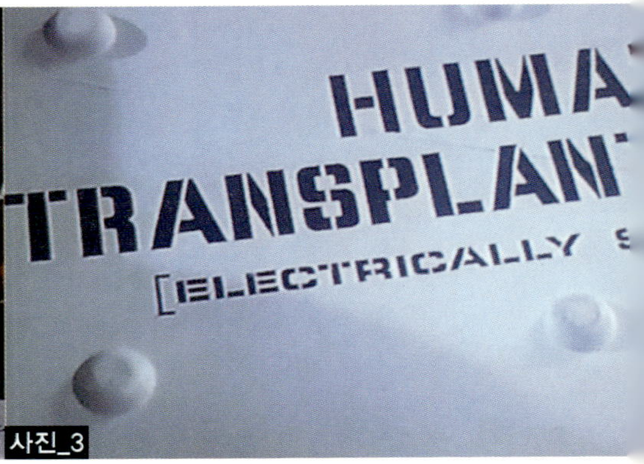

사진_3

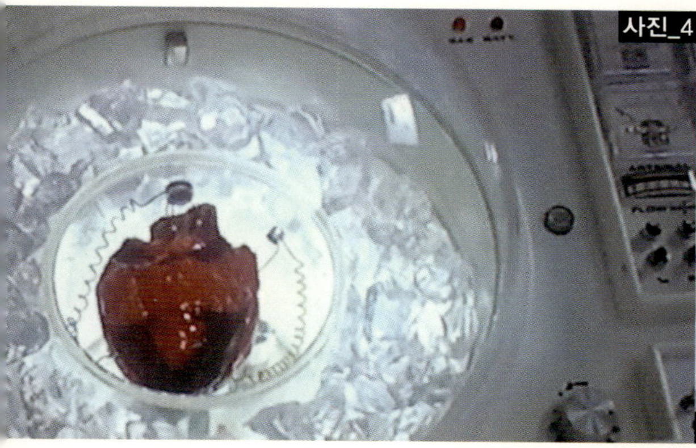

사진_4

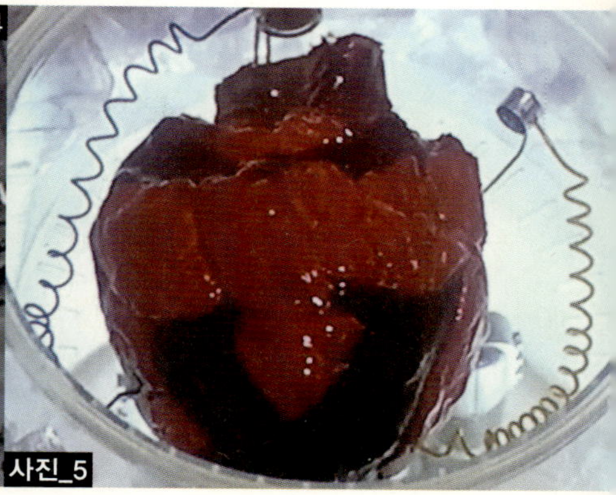

사진_5

화 제작진의 생각으로는 이왕이면 심장을 뛰고 있는 상태로 유지하면 그만큼 심장 기능에 좋을 것이고, 결국 심장이식수술에 도움을 줄 것이 아니겠느냐는 단순한(?) 판단을 한 것으로 보인다. 사실 이런 생각은 많은 일반인들이 쉽게 가질 수 있는 생각이기도 할 것이다.

그러나 이식을 위해서 몸에서 심장을 적출한다는 것은 심장에 대한 혈액과 영양분의 공급이 일시에 중단된다는 것을 의미하게 된다. 우리 몸의 어떤 장기든 혈액 공급이 중단되면 그때부터 바로 조직괴사 과정이 진행된다.

이 때문에 심장을 적출해서 운반하는 경우에는 얼음을 채워 저체온 상태로 만들어 심장의 에너지 소비를 최대한 줄여주는 것이다. 이때 굳이 심장이 뛰지 않게 만들어 주는 것도 운반 동안 불필요한 박동으로 인해 에너지가 소비되는 것을 가급적 막아주기 위함이다.

이런 상황에서 영화에서와 같이 인위적으로 전기 자극을 주어 적출된 심장을 뛰게 만드는 것은 마치 골절이 있는 팔에 무거운 아령을 들게 하는 행위와 다를 바가 없다.

그러면 참고로 이 영화가 개봉된 1987년 심장이식수술의 세계적 상황이 어떠하였는지 알아보자.

1967년 12월 남아공화국의 흉부외과의사 버나드(Christiaan Bernard; 1922~2001)가 시행한 첫 심장이식수술 성공 이후 심장이식수술은 순식간에 전 세계적으로 심장외과 의사들의 열광적인 관심을 끌게 되었다. 이러한 관심을 반영하듯 첫 수술이 성공한 바로 그 이듬해인 1968년에는 연말까지 17개 국가의 52개 심장센터에서 모두 102례의 심장이식수술이 시행된다.

그러나 초기의 수술성적은 대단히 실망스러운 것이어서 심장이식수술을 받은 첫 100례의 평균수명은 29일에 지나지 않았다. 사회적으로도 심장이식에 대해 여러 가지 윤리적, 종교적, 사회적 문제 등을 제기하기 시작하였다. 게다가 많은 병원들이 심장이식수술의 한계를 인식하고 이를 포기하게 되면서 1969년에는 세계적으로 50례 미만 그리고 1970년에는 20례 미만의 수술만이 이루어지게 되었다.

이런 침체기 속에서 꾸준히 심장이식수술의 성적을 올리기 위해 노력했던 곳이 바로 미국의 심장외과의사 샴웨이(Norman Shamway; 1923~2006)를 중심으로 한 스탠포드 대학팀이었다. 비록 세계 최초의 성공적인 심장이식수술의 영광은 버나드에게 돌아갔지만 심장이식수술을 임상적으로 본궤도에 올리는 데에 가장 큰 공헌을 한 사람으로 샴웨이를 꼽지 않을 수 없다.

이런 노력으로 1980년대 들어서는 스탠포드 대학에서 시작한 사이클로스포린 면역억제요법의 소개와 함께 심장이식수술이 세계적으로 완전히 정립된다. 1981년부터는 심장이식수술이 연간 100례를 넘기 시작하였고, 오늘날에는 우리나라를 포함한 대부분의 의료 선진국들에서 심장이식수술이 말기심장질환 환자에서 가장 효과적인 치료 방법으로 자리잡기에 이르렀다.

따라서 이 영화가 개봉된 1987년은 미국에서는 이미 심장이식수술이 보편적인 치료 방법으로 자리고 잡고 있을 때로 볼 수 있다.

그런데 여기서 한 가지 흥미로운 것은 비록 그 구체적인 방법은 틀렸지만 심장을 박동 상태에서 운반한다는 개념 자체는 최근 미국에서 새로운 이식용 장기 운송 수단으로 임상시험 중에 있다는 것이다.

즉 2009년부터 UCLA를 중심으로 적출 심장에 영양분과 산소를 공급하면서 얼음이 아니라 따뜻하게 심장을 유지하는 상태에서 심장을 운송하는 연구가 진행 중인 것이다(사진 6). 연구진은 이런 방법으로 심장 기능을 더 잘 보존할 수 있고, 따라서 보다 먼 거리의 이식심장 이동이 가능하다는 것을 장점으로 내세우고 있다.

물론 007 리빙데이라이트에서의 심장과 다른 점은, 이 임상시험에서는 심장에 철저하게 산소와 기본 영양분을 공급하면서 박동하게 한다는 것이다. 그렇지만 어쨌든 많은 경우가 그러했듯이, 007 영화에서의 미래 첨단과학의 진행방향에 대한 예지력 하나만은 결코 무시할 수가 없다는 생각이 든다.

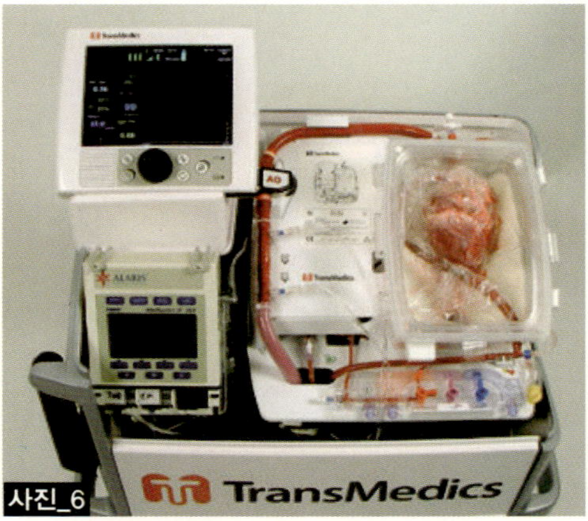

사진_6

마지막으로 한 가지, 영화에서 나중에 비행기에서 의식을 차린 007은 카라와 함께 이식용 심장이 들어 있는 상자를 몰래 열어 본

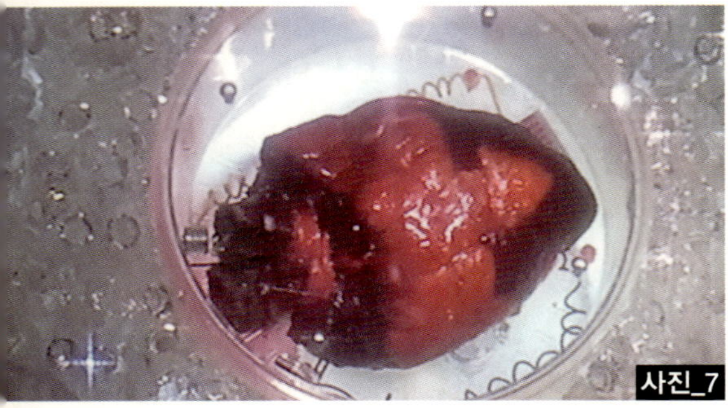
사진_7

뒤 다이아몬드의 존재를 알게 되고 심장도 사실은 사람의 것이 아닌 동물의 심장이라는 것을 눈치챘다(사진 7). 이론적으로 크기만을 놓고 보면 돼지 심장일 가능성이 높지만, 글쎄? 정답은 모를 일이다.^^

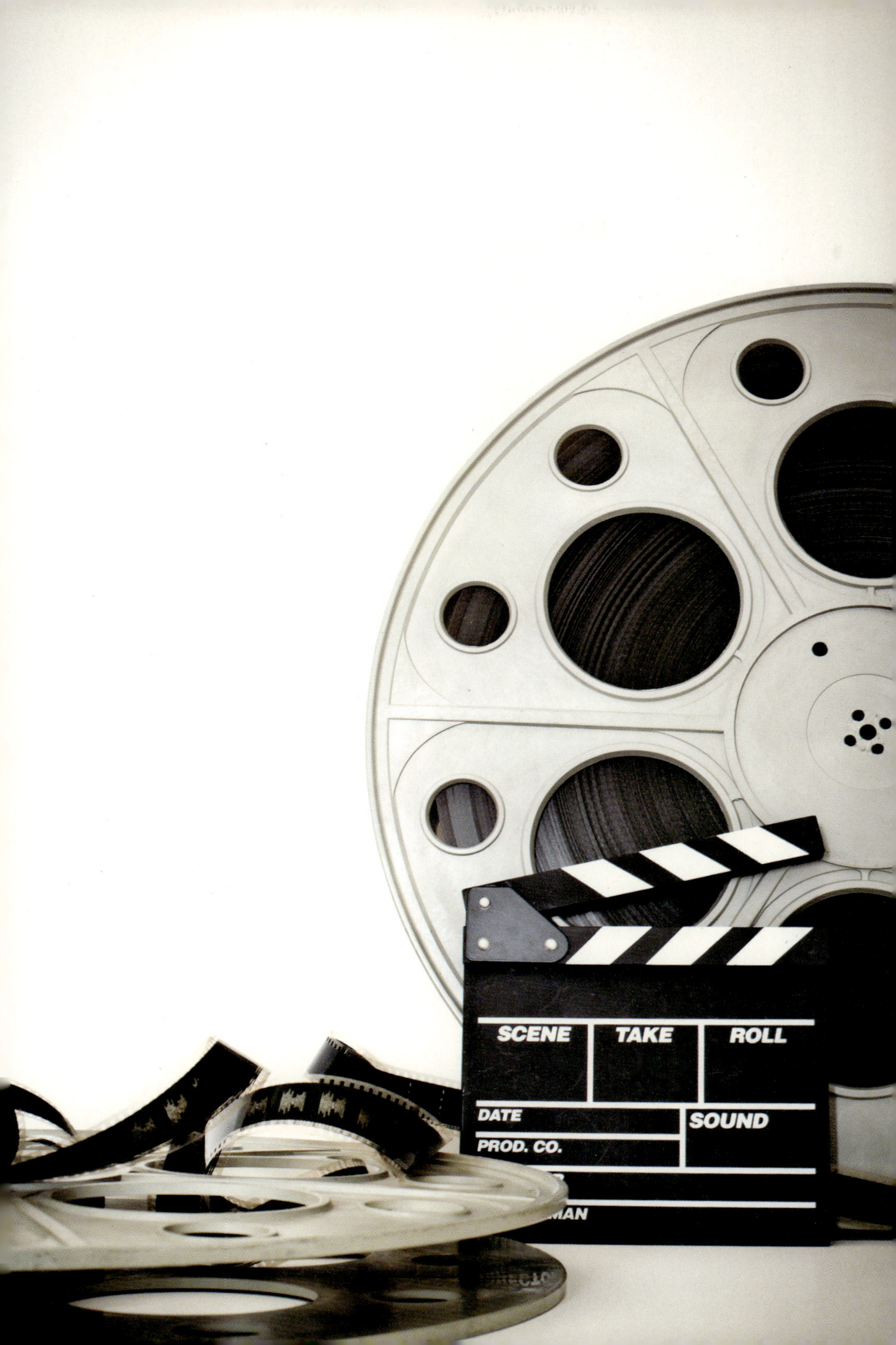
SCENE
TAKE
ROLL
DATE
SOUND
PROD. CO.

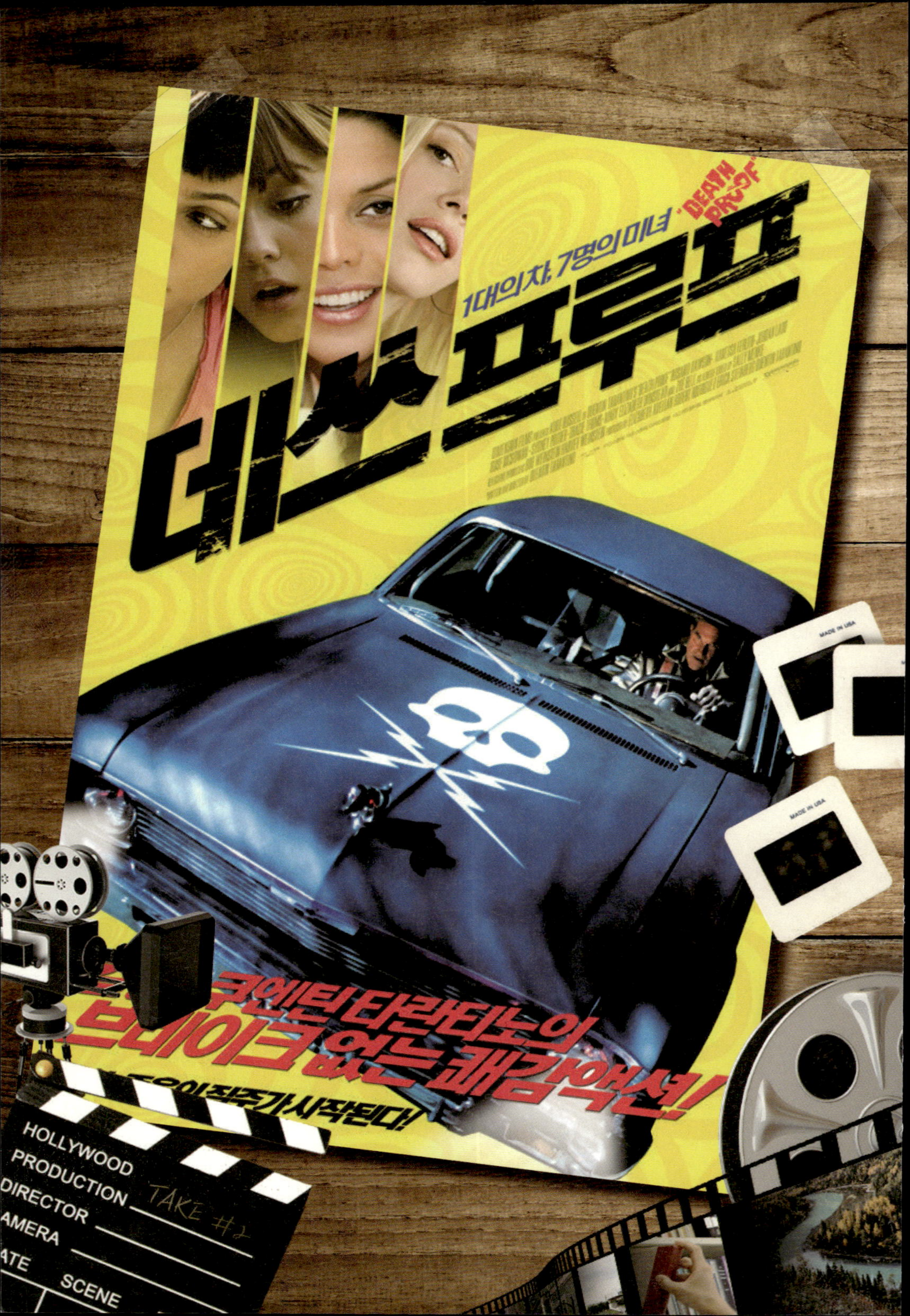
1대의 차, 7명의 미녀
DEATH PROOF
데쓰 프루프
쿠엔틴 타란티노의
브레이크 없는 쾌감액션!
HOLLYWOOD
PRODUCTION
DIRECTOR
TAKE #2
SCENE

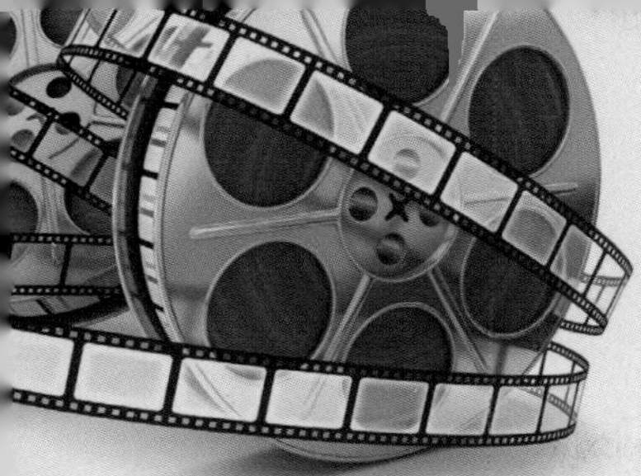

Story_**28**

〈데쓰프루프〉와 술의 소독효과

쿠엔틴 타란티노 감독은 그의 인상에서 풍기는 느낌만큼이나 파격적이면서 폭력 미학적인 영화철학의 추구로도 유명한 감독이다. 1963년 미국 테네시주의 녹스빌에서 태어난 그는 수원지의 개(Reservoir Dogs, 1992), 펄프픽션(Pulp Fiction, 1994), 킬빌(Kill Bill Vol. 1, 2003 / Vol. 2 2004) 등으로 이미 세계적으로 확고부동한 명성을 얻고 있는 유명 감독이다.

데쓰프루프(Death Proof)는 이런 그의 2007년도 작품으로 이른바 B급 영화의 전형을 이루는 작품이다.

이 영화는 어떤 네티즌의 평처럼 최고의 짜증과 최고의 쾌감을 동시에 선사하는 타란티노 감독만이 만들 수 있는 작품으로 평가되기도 한다. 실제 이 때문에 상당한 고정 팬들을 확보하고 있는 영화이기도 하다.

영화의 줄거리는 비교적 간단하다. 주인공 마이크(커트 러셀 분)는 자동차 액션 전문 스턴트맨이다. 그러나 이는 표면적인 타이틀일 뿐, 사실 그는 자동차를 이용하여 젊은 여자들만 전문적으로 살해하는 변태 살인광이다.

영화에서 그는 처음 텍사스 오스틴이라는 도시에서 세 명의 매력적인 여자들을 표적으로 따라붙는다. 그녀들은 지방 방송국의 디제이인 줄리아를 중심으로 모인 친구들이었다. 여느 평범한 미국의 처녀들과 같이 그녀들은 끼리끼리 남자친구 이야기도 해가며 즐거운 자동차 나들이 길을 떠난다. 중간에 들른 단골 바에서는 다른 친구들도 만나고 술도 마시며 즐겁게 논다. 그녀들은 바로 그곳에서 은밀히 그녀들을 노리고 있는 마이크와 비극적 조우를 한다.

마이크는 바에서 만난 줄리아의 또 다른 친구인 팸이란 여자와 함께 술을 마시다 그녀를 집까지 태워 주겠다고 나선다. 운전석과 조수석이 칸막이가 되어있는 차를 보고 의아해하는 팸을 보고 마이크는 스턴트용이라며 자기의 차는 절대 탄 사람이 죽지 않는(데쓰프루프, Death Proof) 차라고 자랑한다. 그러나 팸은 마이크의 의도적인 난폭 운전과 급제동으로 조수석 칸의 유리 칸막이에 사정없이 부딪히며 사망하고 만다. 죽기 전 팸은 데쓰프루프는 운전석에만 통용되는 말이라는 마이크의 히죽거림을 듣게 된다.

마이크의 다음 표적은 바에서 나와 호숫가로 향하고 있는 세 명의 줄리아 일행이었다. 그의 살인 방법은 놀랍게도 그의 차를 전속력으로 몰아 그녀들의 차와 정면충돌시키는 것이었다. 그의 생명도 당연히 위태로울 수밖에 없는 무모한 방법이었지만 스턴트 차의 견고함에 대한 그의 믿음과 살인마적인 광기가 어울려져 이 살인 계획은 그대로 실행된다. 그리고 그 결과는 그의 의도대로 되었다. 세 명의 여지들은 무참하게 부딪히면서 현장에서 즉사하고 그는 복합 골절상을 입었지만 생명은 유지할 수 있었다.

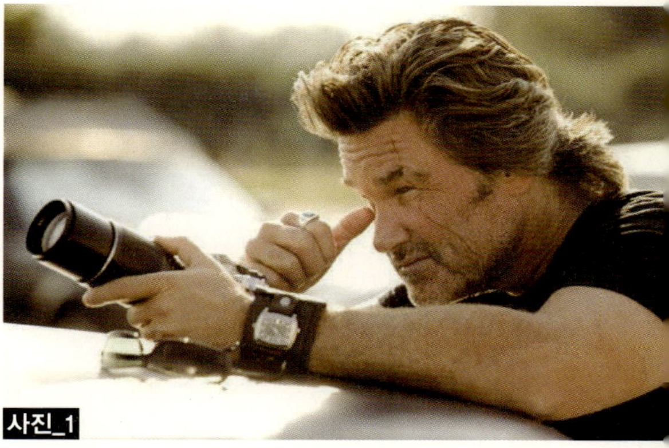
사진_1

그로부터 14개월 후 무대는 테네시 주의 레바논 시로 바뀌게 된다. 부상에서 말끔히 회복된 마이크는 또 다른 사냥감을 찾아 나선다(사진 1).

그리고 그런 그의 눈에 네 명의 아리따운 젊은 여자들 일행이 표적에 들어온다. 이 희대의 살인마 앞에 이들 처녀들의 생명은 그야말로 풍전등화의 신세로 보였다. 그녀들은 우연히 휴가가 맞아 떨어진 차에 같이 한 차로 나들이를 나온 상태였다.

살인마 마이크의 무서운 계획을 알 리가 없었던 그들은 일행 중 조이의 제안으로 닷지 챌린저라는 튼튼한 차를 빌려 신나게 드라이버를 즐겨 보기로 하였다. 마침 중고차 판매로 나온 닷지 챌린저를 하나 물색하여 시운전을 명목으로 타고 나온다. 대신 친구 중 한 명을 담보로 맡길 수밖에 없어 나머지 셋이서 주행에 나섰다.

그런데 사실 조이의 목표는 보다 화끈한 것이었다. 즉 주행 중에 조이가 끈에 의지한 채 자동차 밖으로 나가 보닛 위에 매달려 가는 스릴을 맛보는 것이었다. 이미 과거에 그런 아찔한 모험 상황을 한 번 경험하였던 친구는 처음에는 거절하지만 결국 그녀의 원을 들어주게 된다.

그러나 그녀들이 그런 모험을 즐기고 있을 때 바로 마이크의 차가 어디선가 나타난다. 그리고는 그녀들의 차에 마구 부딪히며 조이의 생명과 함께 차를 전복 직전까지 몰고 간다. 모든 정황은 이것으로 끝나는 것 같았다. 자신의 생명을 담보로 하면서까지 살인을 저지르는 이 희대의 살인마에게 이들 평범한 여자들이 더 이상 어떻게 대처할 방법이 있겠는가?

그러나 바로 이때 타란티노적인 반전이 이루어진다. 절박하게 쫓기던 조이 일행 중 한 명인 흑인 여자 킴이 호신용으로 지니고 있던 총으로 마이크의 왼쪽 어깨 근처 가슴 부위를 맞히게 되면서 이후부터는 오히려 여자들이 마이크를 추적하는 상황이 벌어지게 된 것이다.

결론적으로 영화의 종반부에서는 마이크에 대한 조이 일행의 철저한 복수가 이루어진다. 마이크는 영화를 지켜보는 관객이 통쾌감을 느낄 정도로 그야말로 처참한 최후를 맞게 된다.

이 영화는 한마디로 타란티노 감독의 또 다른 영화 킬빌(Kill Bill)에서 보는 바와 같은 잔인한 여성 복수극의 범주로 볼 수 있다. 단지 차이점이라면 그 규모나 작품성에서 킬빌의 축소판에 해당된다는 점이다.

이 영화에서 타란티노 감독의 또 다른 개성을 엿볼 수 있는 부분은 영화에서 나오는 여자들의 대부분 대화가 단순한 수다에 지나지 않을 뿐 관객으로서는 영화 줄거리와 어떤 연관을 짓기가 어렵다는 점이다. 어떤 평자는 이를 타란티노 감독 특유의 〈아무 이유가 없다.〉라는 한마디로 압축하기도 한다. 극중 대사에 특별한 의미를 부여하지 말라는 뜻이다.

어쨌든 이 영화에서는 술을 이용한 상처 소독에 대한 흥미 있는 장면 하나가 나온다. 상처에서 회복된 후 테네시주에서 또 다른 사냥감을 찾아 나선 마이크는 여자 일행의 예상치 못한 반격으로 왼쪽 어깨 근처 가슴 부위에 총상을 당하게 된다.

다급해진 마이크는 자신의 자동차 글로브박스에서 포로지즈(Four Roses)라는 버번위스키 병을 꺼낸 뒤 일단 급히 들이키고 이어서 상처에 술을 뿌린다. 그리고 상처에 대한 독한 술의 자극 때문에 어쩔 수 없이 비명을 지르게 된다(사진 2, 3, 4).

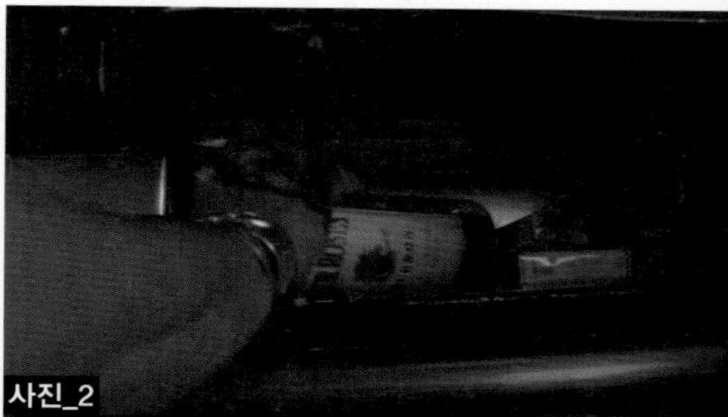
사진_2

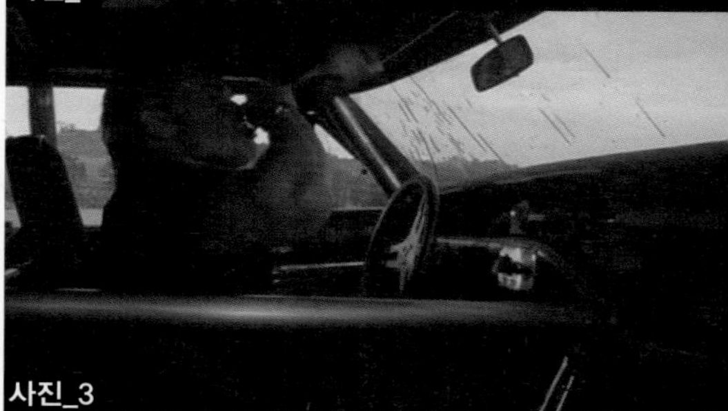
사진_3

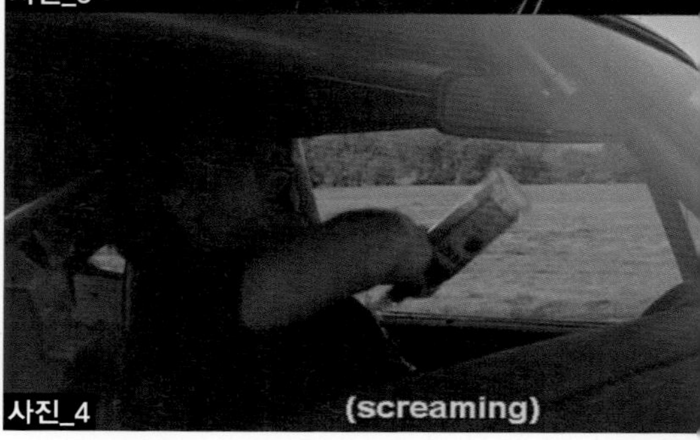

사진_4

그로서는 독한 위스키를 벌컥 들이킴으로써 일종의 마취 효과와 함께 총상에 대한 응급 소독까지 한 셈이다. 사실 이와 유사한 장면들은 조금만 주의를 기울이면 다른 영화들에서도 그리 어렵지 않게 가끔 보게 된다.

그런데 과연 위스키와 같은 알코올 농도가 높은 술들이 기대만큼의 소독 효과를 가지고 있는 것일까?

이와 관련해서 2006년 미국 테네시 주의 이스트테네시 주립대학과 한 재향 군인 병원에서 발표한 흥미 있는 보고서가 하나 있다. 술과 마찬가지로 에틸알코올을 성분으로 하고 있는 손소독제들의 농도별 효과를 검정한 실험연구였다. 실험 결과 40% 알코올은 수돗물로 세척한 것과 별 차이를 보이지 않았으며 60% 알코올 농도에서 비로소 소독 효과가 검정되었다는 것이었다. 그들은 따라서 시

중에서 간혹 판매되고 있는 40% 알코올 농도의 소독제는 구입해서는 안 된다고 경고하고, 그들의 결과는 관련 연구로는 가장 오래된 논문(Price PB. Ethyl alcohol as a germicide. Arch Surg 1939;38:528-42)과 일치하는 소견이라고 결론지었다.

오늘날 우리 주변에서 가장 흔히 볼 수 있는 위스키나 보드카의 알코올 농도는 40%다. 이보다 높은 농도도 간혹 볼 수 있지만 이 경우도 대부분 40~45% 사이다. 앞의 실험 결과를 토대로 하면 수돗물 세척과 큰 차이가 없는 알코올 농도인 셈이다. 이런 의미에서 보면 알코올 농도 20% 근처의 우리나라 희석식 소주들은 그야말로 맹물에 지나지 않는 것이다. 그러나 이런 이론에도 불구하고 일상생활에서 응급으로 상처 소독이 필요한 상황이 발생하면 당연히 수돗물 대신 위스키나 보드카를 뿌리고 싶은 것이 인지상정일 것이다.

이렇게 낮은 알코올 농도에서는 제대로 된 소독 효과를 기대할 수 없다면 반대로 알코올 농도가 높으면 높을수록 더 효과가 큰 것일까? 즉 100% 알코올 원액으로 소독하면 가장 효과가 높을까?

흥미롭게도 이것 역시 아니다. 알코올 농도 100%보다는 오히려 70% 농도에서 더 나은 소독 효과를 볼 수 있다. 에틸알코올의 살균 기전을 보면 세균의 막을 침투하여 들어가 세균 내 단백질을 응고시켜 죽이는 것이다. 그런데 100% 알코올은 단백질 응고 능력이 너무 강하기 때문에 세균 안에 침투하기 전에 세균 표면의 단백질을 미리 응고시켜 단단한 막을 만들어 알코올 성분이 세균 내부로 들어가지 못하게 한다. 이렇게 되면 세균은 잠시 정체 상태에 있게 되나 적절한 환경이 되면 다시 되살아나게 된다. 이 때문에 일반적으로 에틸알코올 농도 70~80% 정도에서 살균 효과가 높은 것으로 알려져 있다.

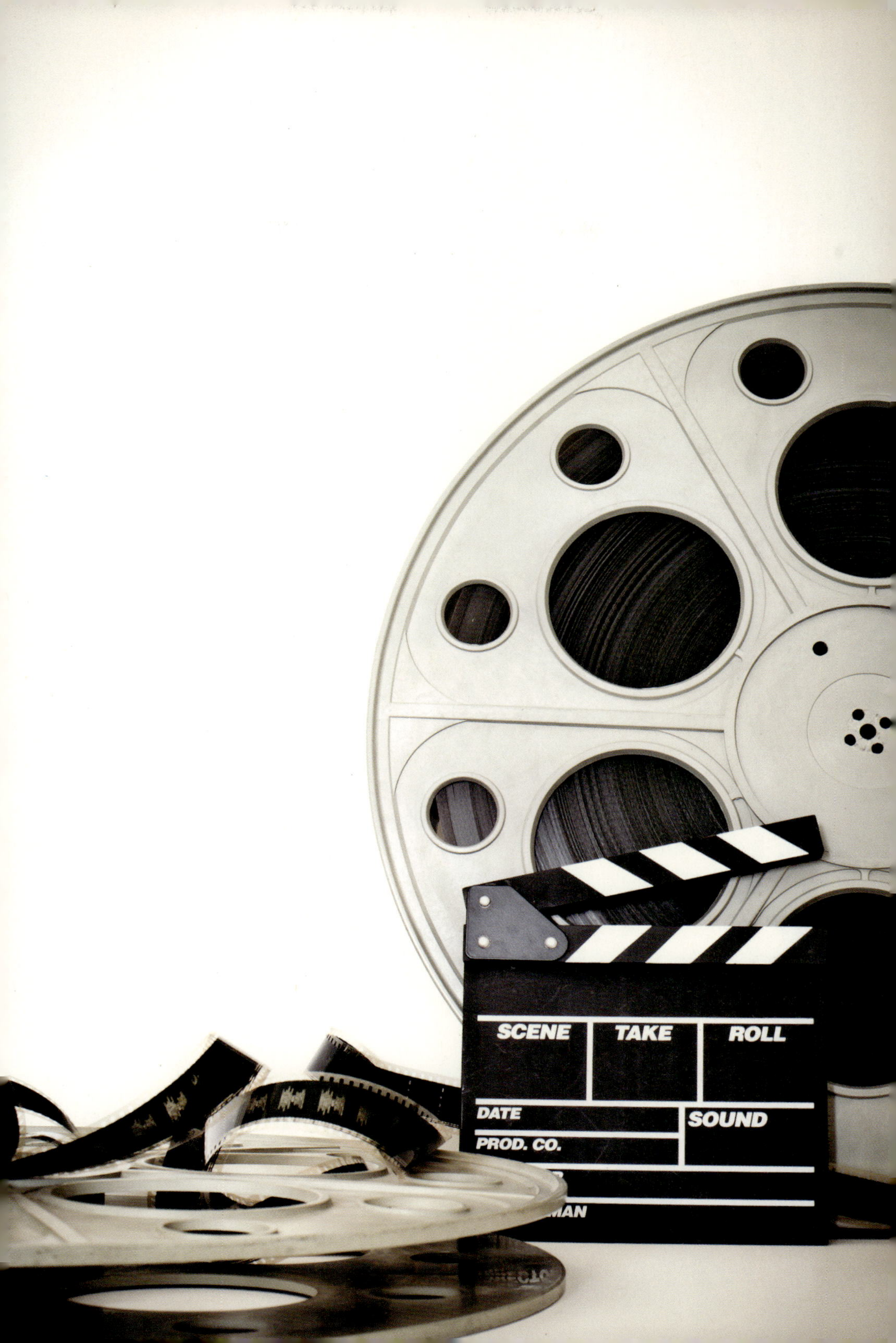
SCENE
TAKE
ROLL
DATE
SOUND
PROD. CO.

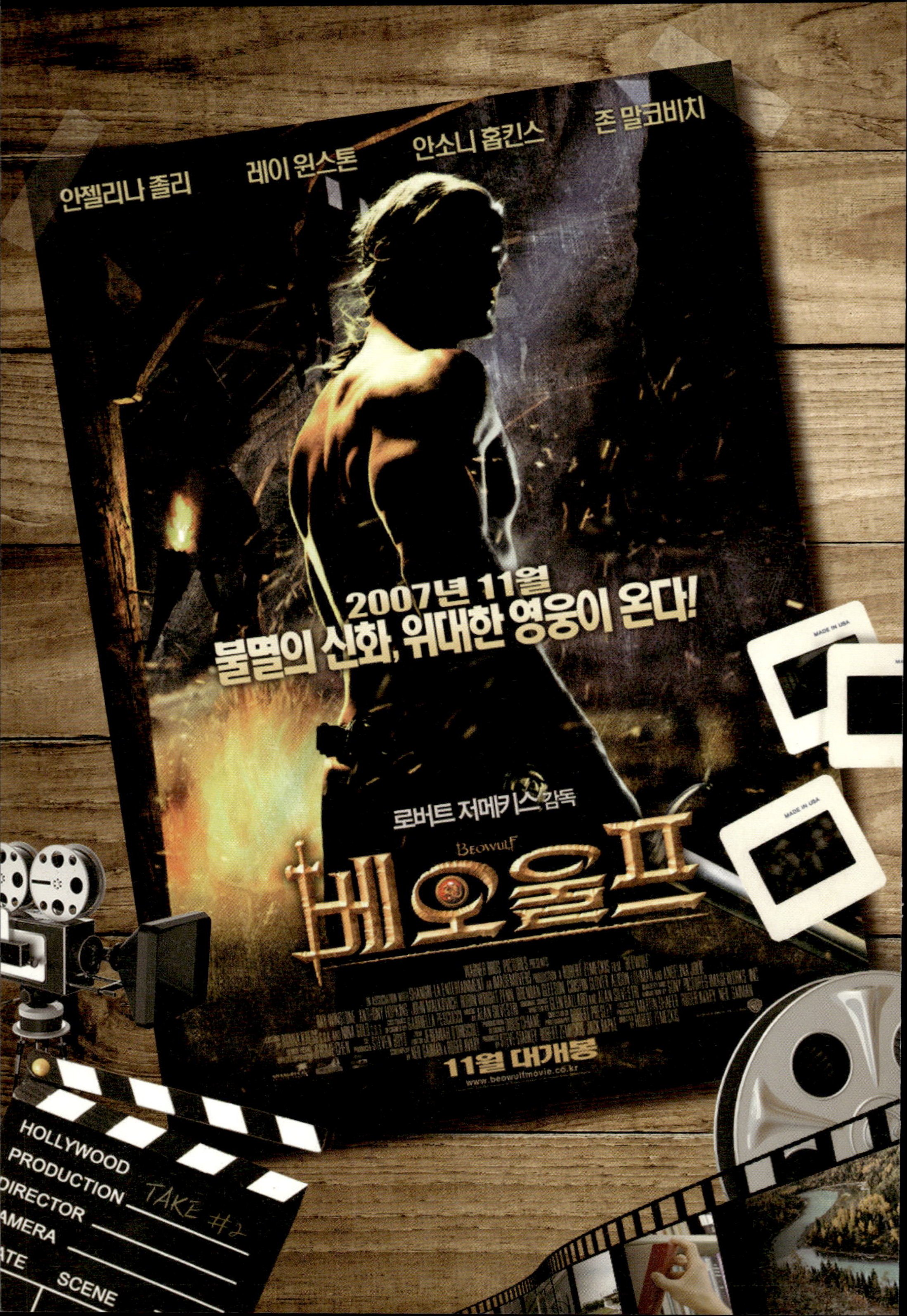
안젤리나 졸리
레이 윈스톤
안소니 홉킨스
존 말코비치
2007년 11월
불멸의 신화, 위대한 영웅이 온다!
로버트 저메키스 감독
BEOWULF
베오울프
11월 대개봉
www.beowulfmovie.co.kr
MADE IN USA
HOLLYWOOD
PRODUCTION
DIRECTOR
AMERA
ATE
SCENE
TAKE #2

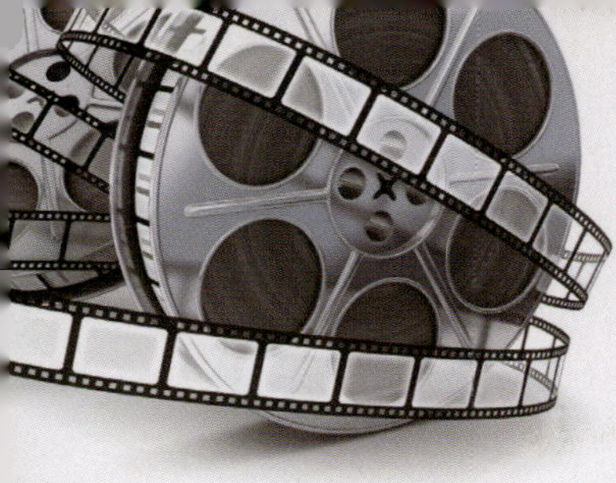

Story_29

〈베오울프〉 누가 용의 심장을 보았는가?

로버트 저메스키(Robert Zemeckis; 1952~)감독의 2007년 작품인 〈베오울프(Beowulf)〉는 고대 스칸디나비아의 유명한 서사시를 바탕으로 만든 영화로 국내에서도 개봉되어 비교적 호평을 받았다. 이 작품은 배우의 몸에 센서를 부착한 뒤 사람의 움직임을 그대로 컴퓨터 그래픽으로 재탄생시킨 이른바 '모션캡처' 기법으로 만든 3D 애니메이션이다. 애니메이션의 사실적 표현이 매우 뛰어나 등장하는 인물들의 묘사는 거의 실사와 흡사할 정도의 수준을 자랑하나 말을 타고 달리는 부분 등 일부 장면에서는 아직까지 기술적 한계가 느껴지기도 한다.

이 영화를 만든 저메스키 감독은 1980년대 세계적 흥행 돌풍을 일으켰던 백투더퓨처(Back to the Future) 시리즈를 비롯하여 누가 로저래빗을 모함했나(Who framed Roger Rabbit, 1988), 포레스트 검프(Forrest Gump, 1994), 폴라 익스프레스(Polar Express, 2004), 크리스마스 캐롤(A Christmas Carrol, 2009) 등으로 우리에게도 매우 친숙한 거장이다. 아카데미 감독상까지 수상한 그는 일부 비평가들로부터는 특수효과에만 관심이 있는 감독으로 비판받기도 하나 대체적으로 영화 발전을 위해 의미 있는 시도를 하고 있는 감독으로 좋은 평가를 받고 있다.

영화 〈베오울프〉의 기본 내용은 신과 인간, 괴물과 영웅이 공존하는 혼돈의 시대에 덴마크를 무대로 기트족의 지도자 베오울프가 식인괴물 그렌델, 그렌델의 어머니, 그리고 마지막으로는 베오울프 자신의 아들이기도 한 불 뿜는 용 등 3명의 상대와 차례차례로 벌이는 싸움을 그린 것이다.

서기 507년 덴마크의 흐로드가르(Hrothgar, 안소니 홉킨스 분) 왕은 전투에서의 승리를 축하하기 위해 대연회장에서 신하들과 함께 질펀한 주연을 벌인다. 그런데 인근에 살면서 소음을 매우 싫어하는 괴물 그렌델(크리스핀 글로버 분)이 연회장에서 들려오는 소리를 견디다 못해 이곳을 습격한다. 그렌델은 연회장 안의 많은 사람들을 무참히 학살하나 이상하게도 흐로드가르 왕만은 해치지 않는다. 사실 그렌델은 그의 괴물 어머니와 흐로드가르 왕 사이에서 불륜으로 생긴 반인반수의 사생아였기 때문이다. 이 사실을 알고 있는 젊은 왕비 웰쏘우(로빈 라이트 분)는 평소 왕에 대해 강한 반감을 가지고 있다.

어쨌든 흐로드가르 왕은 더 이상의 희생을 막기 위해 총신 운페르드(존 말코비치 분)에게 대연회장을 폐쇄할 것을 명령한다. 그리고 그렌델을 처치하는 영웅에게는 큰 포상금을 줄 것을 공표한다. 이후 수많은 영웅들이 그렌델과 싸우러 왔지만 모두 속절없이 목숨을 잃고 만다.

마침내 기트족(현재 스웨덴 지역에 살던 민족)의 젊은 영웅 베오울프(레이 윈스턴 분)가 그렌델과 맞서기 위해 부하들과 함께 덴마크에 도착한다. 그는 대연회장을 다시 열도록 하고 그곳에서 부하들의 노래로 그렌델을 유인한다. 소음에 발끈한 그렌델은 이번에도 어김없이 연회장을 습격하기 위해 나타난다. 그러나 베오울프의 용맹함에 그만 팔 하나를 잃는 치명상을 입고 도망가지만 결국 목숨을 잃고 만다. 그렌델의 어머니인 마녀는 그렇게 죽어가는 아들을 지켜보면서 비통해한다.

한편 흐로드가르 왕은 그렌델을 성공적으로 무찌른 베오울프의 전공을 크게 치하하며 그가 아끼던 황금 뿔잔을 하사한다. 그런데 그날 저녁 또다시 많은 사람들이 살육당하는 일이 발생한다. 그렌델의 어머니가 아들의 복수를 위해 저지른 일이였다. 흐로드가르 왕은 베오울프에게 자신과 그렌델 어머니와의 관계에 대해서는 비밀로 한 채 이번 살육을 일으킨 그렌델의 어머니까지 처치해 줄 것을 부탁한다.

다시 한 번 흐로드가르 왕의 부탁을 들어주기로 한 베오울프는 최측근 부하 위글라프(브렌든 글리슨 분)만을 대동하고 그렌델 어머니가 살고 있는 동굴로 향한다. 베오울프는 동굴 앞에 위글라프를 남겨 두고 황금뿔잔과 보검을 들고 동굴 안으로 들어간다. 그리고 그곳에서 괴물이기에는 너무나도 아름다운 형상을 한 그렌델의 어머니(안젤리나 졸리 분)를 만나게 된다. 베오울프는, 죽은 그렌델을 대신할 아들을 하나 만들어 주면 그를 왕으로 만들어주는 동시에 엄청난 부와 함께 위대한 전설의 주인공이 되게 해 주겠다는 그녀의 유혹에 넘어가고 만다.

동굴에서 돌아온 베오울프는 흐로드가르 왕에게 그렌델의 어머니를 죽였다고 말한다. 그리고 사실은 그녀에게 선물로 주고 온 황금뿔잔도 그녀와 싸우는 도중에 동굴 물속에 빠뜨렸다고 거짓말을 한다. 흐로드가르 왕은 반신반의하나 결국은 그 말을 믿을 수밖에 없었다. 그러나 그는 한때 사랑했던 그렌델 어머니의 죽음에 생의 허무를 느끼고, 베오울프에게 왕위와 함께 젊은 왕비 웰쏘우까지 맡기고 자신은 자살을 선택한다.

장면은 바뀌어 어느덧 베오울프가 왕이 된 지도 오십 년 세월이 흘렀다. 충성스러운 부하 위글라프의 도움을 받아가며 그간 많은 전투에서 승리를 거두었지만 그도 늙어가는 몸은 어쩔 수가 없다. 웰쏘우 왕비도 베오울프의 옆자리를 애첩 우르술라(알리슨 로만 역)에게 이미 넘겨준 상태다.

베오울프는 어느날 우연히 다시 발견하게 된 황금 뿔잔의 존재를 계기로 과거 그렌델 어머니와의 사이에서 태어난 자신의 아들의 존재를 알게 된다. 그런데 그 아들은 불을 내뿜는 무시무시한 용의 모습을 하고, 복수를 위해 왕국을 불바다로 만들려 한다. 이제 베오울프는 자신의 왕국을 위협하는 괴물이자 한편으로는 자신의 아들이기도 한 용과 최후의 일전을 치를 수밖에 없게 된다. 과연 승부의 결과는 어떻게 될까?

영화 베오울프의 실제 원작인 고대 영웅 서사시 베오울프(Beowulf)는 8세기에서 11세기 사이에 쓰여진 것으로 추정되는 작자 미상의 작품이다. 모두 3,182줄의 이 작품은 10세기 말경에 만들어진 필사본이 유일하게 전해지고 있는데, 현재 런던의 대영박물관에 소장되어 있다. 이 작품은 게르만 민족의 영웅서사시로서 완전히 보존되고 있는 가장 오래된 작품이며, 고대 영어로 기록되어 있기 때문에 영문학사에서 매우 중요한 위치를 차지하고 있다. 이 때문에 영미 국가에서는 우리나라에서의 고문과 같이 이 작품을 학교에서 가르치고 있다.

이 작품은 크게 전반부와 후반부의 두 부분으로 나누어진다. 덴마크 호로드가르 왕국에서 베오울프와 그렌델 모자와의 대결 장면을 그린 전반부가 베오울프의 패기에 찬 무용담이라면, 후반부는 왕위에 올라 50년간 통치하다 용과의 싸움에서 장렬한 최후를 마치는 그의 고뇌에 찬 만년을 그리고 있다고 볼 수 있다.

그런데 이 영화에서는 심장에 관한 상당히 흥미 있는 장면이 하나 등장하고 있다. 바로 영화 종반부에 베오울프가 화룡과 최후의 일전을 벌이는 부분에서 그가 용의 심장을 제거하는 장면에서이다. 사실 영화에서 용이 등장하는 장면은 수없이 많지만, 이 영화에서처럼 용의 심장 모습이 구체적으로 묘사된 것은 아마 처음으로 생각된다.

물론 용 자체가 전설의 동물로 실존하지 않는 존재이기 때문에 용의 심장에 대한 묘사도 어디까지나 상상에 의존할 수밖에 없을 것이다.

우선 영화에 등장하는 용의 모습을 살펴보면, 전형적인 서양식 용의 모습을 하고 있는 것을 알 수 있다(사진 1, 2). 즉 긴 목, 직립한 네 다리,

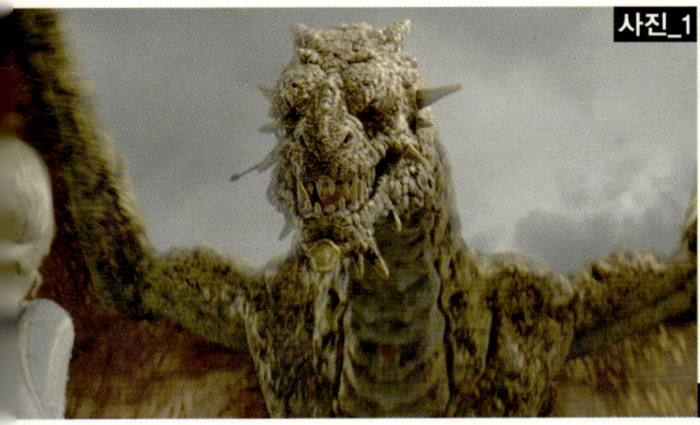
사진_1

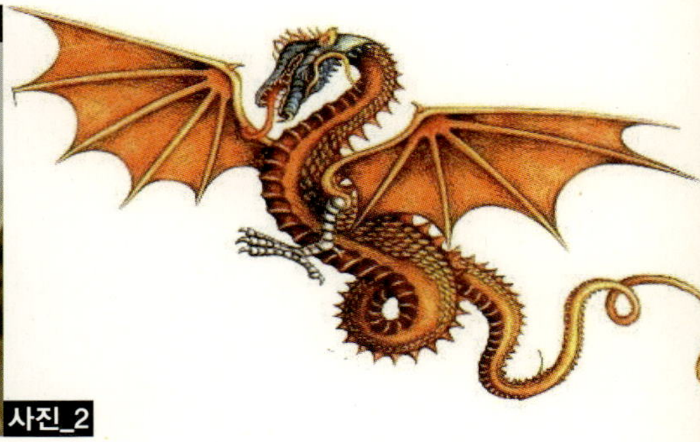
사진_2

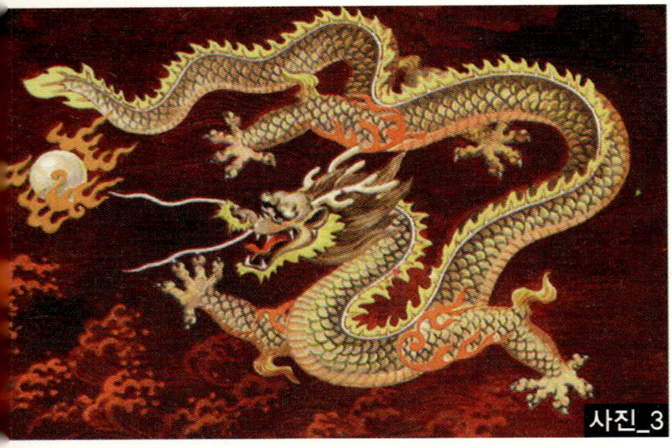
사진_3

그리고 옛날 익룡과 같은 막으로 구성된 날개 등 오늘날의 파충류에 가까운 형태다. 이와는 달리 우리나라를 포함한 아시아권의 용들은 전통적으로 아가미가 있고 몸체에 비늘이 있으며 꼬리가 지느러미 형태로 되어 있는 어류에 가까운 모습을 하고 있다(사진 3). 그밖에 일부 양서류의 특징도 같이 가지고 있다. 이런 모습들은 물에 살던 이무기가 승천하여 용이 된다는 우리나라 전설을 생각하더라도 동양에서는 아무래도 용을 물과 연관 지어 생각을 많이 했던 것 같다.

어쨌든 영화에서 베오울프가 용에게 최후의 일격을 가하기 위해 그의 심장을 제거하는 장면에서 우리는 용의 심장 구조를 자세하게 관찰할 수 있는 귀중한(?) 기회를 가지게 된다(사진 4, 5). 그런데 이때의 심장 모습은 사실 사람의 심장과 큰 차이가 없어 보인다. 그러나 이것은 어디까지나 심장의 겉모습일 뿐 동물 종 사이의 진정한 차이는 심장의 내부 구조에 있다.

우리 사람과 같은 포유류의 심장은 위로는 심방이라고 부르는 2개의 방과 아래로는 심실이라고 부르는 2개의 방으로 이루어져 있어 해부학적으로 〈2심방 2심실〉 구조를 가지고 있다. 조류도 같은 구조를 가지고 있다. 반면 서양식 용과 비슷한 모습의 파충류는 심실 사이가 어설프게 나뉜 〈2심방 불완전 2심실〉 구조의 심장을 가지고 있다. 참고로 동양식 용이 그 특성을 본뜬 양서류와 어류에서는 각각 〈2심방 1심실〉과 〈1심방 1심실〉의 심장 구조를 보인다.

사진_4

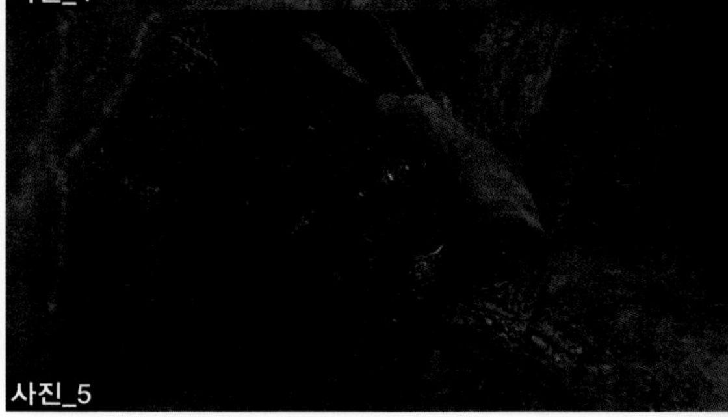
사진_5

이런 종 사이의 심장 구조 차이는 모두 상황의 필요에 따라 유전적 진화의 결과로 만들어진 것이다. 권위 있는 과학 잡지인 '네이처'에 실린 한 연구에 의하면(2009년 9월) 'Tbx5'라고 이름 붙여진 심실을 분리시키는 어떤 인자가 포유류와 파충류 사이에서의 차이를 만든다고 한다. 즉 배아 시절부터 심실에서 Tbx5 인자가 억제된 포유류나 조류에 비해 파충류에서는 이 인자가 활성화 상태에 있다가 뒤늦게 억제된다는 것이다.

그런데 사실 이런 기전과 최종 결과에 관계없이 심장은 그 종의 행동 특성에 맞는 장점을 가지게끔 만들어졌다고 볼 수 있다. 즉 〈2심방 2심실〉 심장의 경우 피가 들어오고 나가는 부분이 완전히 분리되어 있어 산소를 지닌 혈액과 제거된 혈액이 서로 혼합될 수 없다. 따라서 항상 산소가 고농도로 녹아 있는 혈액이 몸을 순환할 수 있어 왕성한 활동을 하기에 유리하다. 또 폐동맥에는 가장 낮은 농도의 산소와 가장 높은 농도의 이산화탄소를 가진 혈액이 공급되기 때문에 공기 중의 가스와 가장 효율적인 가스교환이 이루어지는 장점도 있다. 그리고 두 개의 펌프를 가지고 있기 때문에 몸의 각 장기에 항상 일정 압력의 혈액을 공급할 수 있는 효율성이 크다.

반면 파충류에서의 2심방 불완전 2심실 심장에서는 활동을 많이 할 때는 폐동맥으로 혈류량을 늘리고 그렇지 않을 때는 저항을 늘려 혈액의 공급을 줄일 수 있다. 이 때문에 파충류는 포유류보다 더 높은 효율로 장시간 활동을 하지 않고도 지낼 수 있는 것이다. 어류 같은 수중 동물의 경우 몸 동작을 하거나 유지하는 데 쓰이는 에너지의 양이 그만큼 적기 때문에 심장 또한 이러한 요구량에 따라 최적의 구조로 만들어진 것이다

이런 이유 때문에 각각의 동물에서의 심장 구조는 우리 사람과 같은 포유류의 기준에서 그 기능의 우수성을 따질 수는 없고 결국 모든 동물은 자신이 사는 환경에 맞춰 가장 효율적으로 적응된 심장을 가지고 있다고 말할 수가 있다.

영화에 나오는 용의 심장도 결국 내부적으로는 파충류의 심장 구조를 가지고 있을 가능성이 크다. 용 역시 악어와 같이 필요할 때만 중후하게 한 번씩 동굴에서 나와 움직이지 우리처럼 매일 이리 뛰고 저리 뛰면서 숨 가쁘게 생활할 필요는 없지 않겠는가?^^

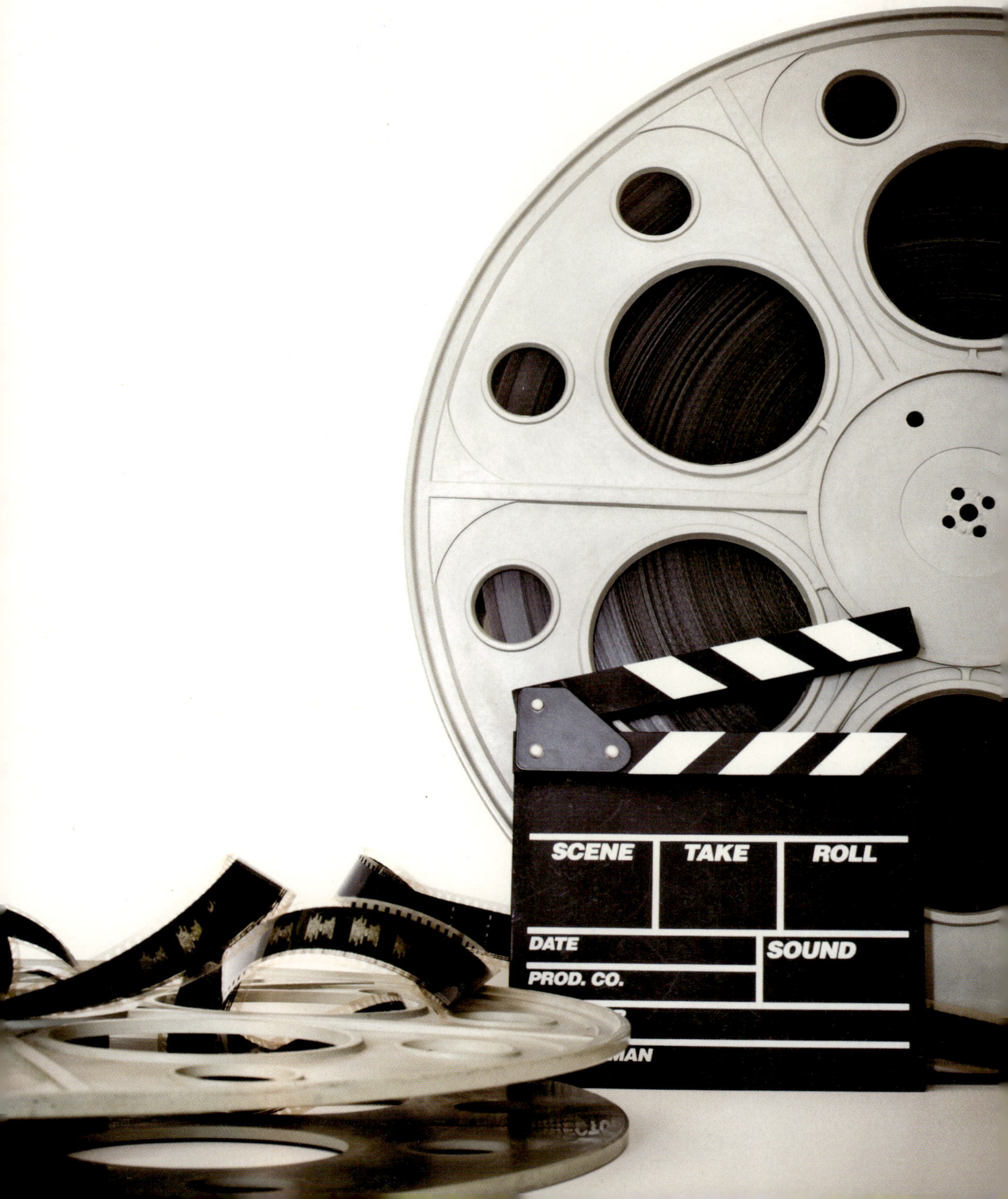
SCENE
TAKE
ROLL
DATE
SOUND
PROD. CO.

MOVIE POSTER

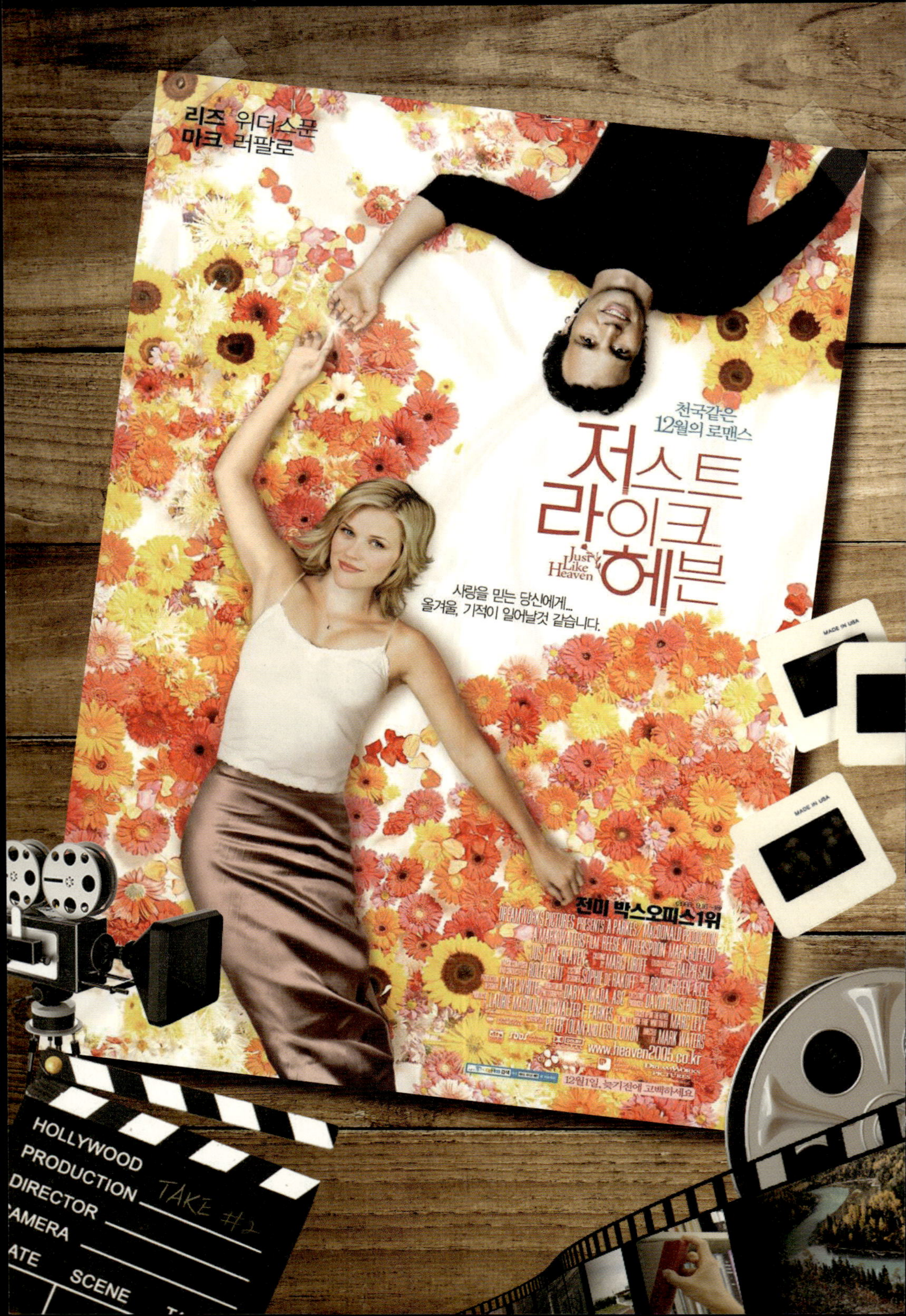

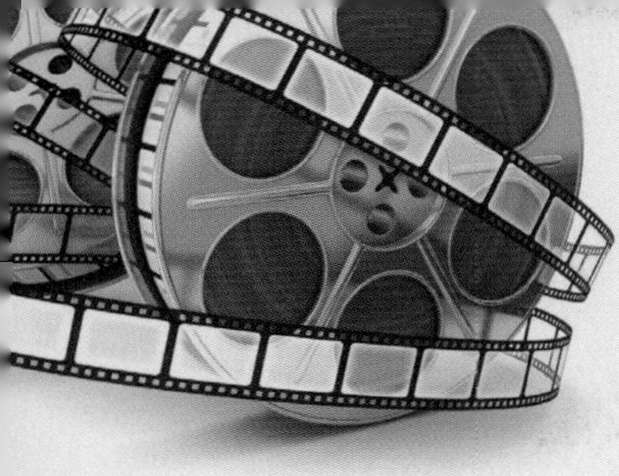

Story_30

〈저스트라이크헤븐〉과 긴장성 기흉

영화 '저스트 라이크 헤븐(Just Like Heaven)'은 마크 워터스 감독의 2005년도 작품으로 약간의 멜로를 가미한 로맨틱 코미디 장르에 속하는 영화다. 이 영화는 자신의 과거에 대한 기억을 상실한 한 여자 귀신과, 사랑을 잃은 우울한 조형건축가인 한 남자 사이의 애틋한 사랑을 다룬 이야기다. 줄거리의 기본적인 얼개는 2004년도에 상영된 우리나라 영화 '귀신이 산다(김상진 감독, 차승원, 장서희 주연)'와 비슷하다고 볼 수 있다.

엘리자베스(리즈 위더스푼 분)는 미국 샌프란시스코에 있는 한 종합병원의 젊은 여자 전공의다. 그녀는 병원이 생활의 모든 것일 정도로 일만 아는 사람이다. 그녀는 마침내 그녀의 능력과 성실성을 인정한 과장에게서 스텝 발령을 언질받는다. 그러나 어느 날 언니의 간곡한 권고로 한 남자를 만나기 위해 차를 몰고 미팅 장소로 가던 중 충돌 사고로 그만 의식을 잃고 만다.

사고가 일어난 지 3개월 후 엘리자베스가 살던 아파트로 데이빗(마크 러팔로 분)이란 남자가 홀로 세 들어온다. 그는 직업이 조경건축가였는데 얼마 전 아내와 사별하고 그 아픔에서 아직 회복이 되지 않은 상태였다.

그런데 이사 온 첫날 밤 느닷없이 그 집은 이미 자기가 살고 있는 곳이라고 주장하는 한 여자가 나타난다. 그녀는 그에게 막무가내로 자기 집에서 나가달라고 소리친다. 순간 그는 부동산 중개업자에게 사기를 당한 것으로 생각한다. 그러나 벽을 스윽 통과하거나, 곤하게 자고 있는 침대 옆에 갑자기 나타나서는 온갖 잔소리를 해대는 그녀를 보고는 무언가 이상하다는 것을 눈치차린다. 그런 그에게 그녀는 오히려 그가 정신이 이상한 것이라고 몰아세운다.

그 여자는 바로 엘리자베스였다. 그녀는 자동차 사고로 몸은 병원에서 혼수상태로 누워있었으나 영혼은 몸에서 이탈하여 귀신이 되어 자신에게 일어난 변화를 전혀 의식하지 못한 채 집을 떠돌고 있었다. 더구나 그녀는 자신의 과거에 대해 완전히 기억을 상실한 상태로 자동차 사고뿐만 아니라 자신이 의사였던 사실조차 까마득히 모르고 있었다.

그런 그녀로서는 난데없이 자기 소파에서 맥주를 마시고 있는 남자를 발견하고는 혼비백산하지 않을 수 없었다. 그런데 정작 그녀가 경찰에 신고하기 위해서 전화를 걸려고 해도 집 전화기가 손에 잡히지 않는다. 그녀는 점점 몸에 일어난 비정상적인 변화들을 스스로 느끼게 된다. 그리고 데이빗을 제외한 다른 사람들은 그녀를 볼 수 없다는 것도 깨닫는다.

어쨌든 이런 과정을 거치면서 데이빗과 엘리자베스의 옥신각신 엉뚱한 동거생활은 시작된다. 데이빗은 우여곡절 끝에 결국 그녀의 존재를 이해하고, 잃어버린 그녀의 기억을 되찾아 주기 위해 노력한다.

결국 마침내 그녀에 대한 모든 것을 알아내었을 때, 병원에 의식 없이 누워 있는 그녀의 육신은 곧 생명연장 장치를 제거당해 사망할 위기에 처해 있다는 알게 된다. 다급해진 데이빗은 친구의 도움을 받아 그녀를 병원에서 몰래 빼 내가려 한다. 그 과정에서 엘리자베스의 육체와 영혼이 극적인 결합을 하게 되고 마침내 의식을 회복한다.

그런데 문제는 회복된 엘리자베스가 그동안 데이빗과의 일들을 전혀 기억하지 못한다는 것이었다. 이미 그녀를 깊이 사랑하게 된 데이빗과 엘리자베스의 인연은 결국 이대로 끝이 나고 마는 것일까?

이 영화에서 흉부외과와 관련된 장면이 나오는 것은 엘리자베스의 과거 기억을 되찾아 주기 위해 데이빗이 귀신인 그녀와 함께 연관 장소를 찾아다닐 때에서다.

길을 걷는 도중 엘리자베스는 '모제스'라는 이름의 과거에 본듯한 레스토랑을 발견하고 안으로 들어간다. 그리고는 데이빗에게 좋은 레스토랑으로 평소 한 번 와보고는 싶었으나 길에서만 보고 정작 들어와 보지는 못했다고 말한다. 그런데 잠깐 추억만 되새긴 채 입구에서 그냥 돌아가려고 할 찰나에 갑자기 식당 안에서 손님 한 사람이 쓰러지는 것을 발견한다.

급히 달려간 엘리자베스는 의사였던 시절의 본능이 되살아나면서 '긴장성 기흉'이란 병 때문에 생긴 응급상황이라는 것을 알아낸다. 급히 조치를 취하지 않으면 곧 생명이 위험해지는 상황이었다. 그러나 그녀는 귀신의 몸이었기 때문에 현실적으로 할 수 있는 일은 아무 것도 없었다. 그래서 급히 데이빗에게 자기가 말하는 대로 행동에 옮길 것을 부탁한다.

제대로 된 의료 지식이 있을 리가 없는 데다 그런 행위 자체에 무서움을 가지고 있던 데이빗이지만 상황이 상황인지라 나서지 않을 수가 없었다.

속으로는 벌벌 떨고 있었지만 어쨌든 엘리자베스의 지시대로 먼저 보드카로 가슴을 소독하고 칼로 작게 절개를 하였다. 그런 뒤에 보드카 병에 있던 술 따르는 꼭지(pourer)를 절개창 안으로 밀어 넣었다. 그러자 가슴 속에 가득 차 있던 공기가 밖으로 빠져나오면서 창백하게 호흡이 멎어 있던 환자가 일시에 편하게 숨을 쉬는 것이 아닌가. 주위에서는 현장에 마침 의사가 있어 죽을 사람이 살게 되었다는 탄성이 터져 나왔다.

데이빗은 안도의 한숨을 쉬며 엘리자베스의 지시대로 환자를 일단 가까운 병원에 옮기는 것이 좋겠다고 말하자, 레스토랑 지배인은 마침 주위에 세인트 매튜스 병원이 있다고 말한다. 그 순간 엘리자베스는 그곳에서 자기가 근무한 적이 있다는 기억을 떠올리고 데이빗과 함께 그 병원을 찾아 나선다. 그리고는 그동안 그토록 알고 싶었던 자기의 정체를 그곳에서 찾게 된다.

우리 몸에서 허파(폐)는 가슴 속에서 흉막강이라는 공간 안에 들어가 있다. 비록 허파 안은 공기로 가득 차 있지만 흉막강 내에는 정상적으로는 공기가 있어서는 안 된다. 그런데 어떤 병적 원인에 의해 공기가 흉막강 내로 유입되게 되면 기흉(氣胸)이란 병이 되는 것이다.

긴장성 기흉(tension pneumothorax)은 기흉의 한 형태이지만 일반 기흉과는 달리 흉막강 내에 지나치게 과도한 압력이 축적되어 주위 장기를 심하게 압박하는 상태를 말한다. 따라서 긴장성 기흉은 발견되는 즉시 적절한 응급조처가 취해지지 않으면 생명이 위태로울 수 있는 초 응급상황의 병이다.

이때의 응급조처의 기본은 어떤 기구를 사용해서라도 흉막강을 찔러 과도한 공기 압력을 해소시켜 주는 것이다(사진 1). 물론 이후의 조처는 보다 전문적인 지식과 장비가 필요하지만 일단 이런 간단한(?) 조처로도 금방 죽을 것과 같은 환자 상태를 순식간에 반전시킬 수가 있는 것이다. 이런 극적 효과 때문에 긴장성 기흉에 관한 이야기는 우리나라뿐만 아니라 세계적으로도 각종 의학드라마의 단골 소재가 되기도 한다. 다만 의학 전문드라마를 제외한 일반 영화에서는 그 성격상 긴장성 기흉에 관한 에피소드가 등장하는 예를 찾기는 쉽지 않다.

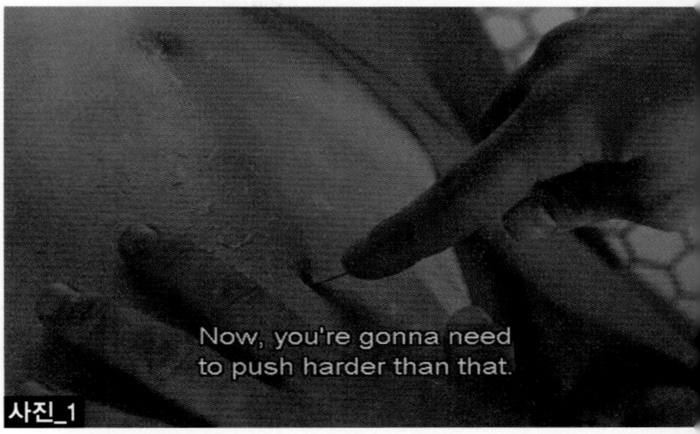
Now, you're gonna need
to push harder than that.
사진_1

본 영화에서는 앞서 말한 대로 데이빗이 엘리자베스를 도와 그녀의 잊어버린 옛 기억을 찾아주기 위해 함께 돌아다니던 중, 모제스라는 한 레스트랑에 들렀을 때 긴장성 기흉에 관한 장면이 연출된다.

그런데 엘리자베스의 지시를 따라 데이빗이 시행하는 일련의 응급조처 과정은 매우 흥미로운 가운데, 아쉽게도 의학적으로 몇 가지 잘못된 점들이 보이고 있다.

우선 중요한 잘못은 엘리자베스가 데이빗에게 식당 나이프로 가슴을 찌를 부위를 선정하기 위해 갈비뼈를 만져보라고 지시하는 장면에서 나온다. 영화에서 데이빗이 아래쪽 갈비뼈를 만지자 조금 더 밑의 갈비뼈를 목표로 할 것을 지시한다. 그런데 영화에서 보이는 위치는 매우 아래쪽으로 이 부위를 잘못 찌르면 횡격막의 위치 때문에 가슴이 아니라 복부로

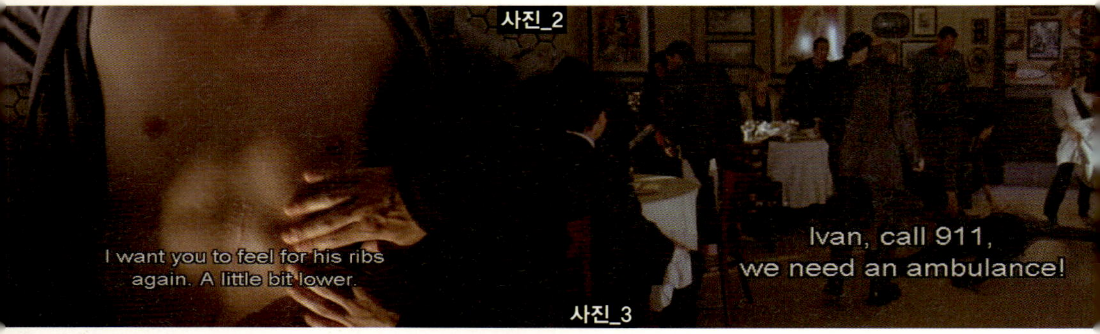
I want you to feel for his ribs
again. A little bit lower.
Ivan, call 911,
we need an ambulance!
사진_2

사진_3

통하기가 쉽다(사진 2). 또 기흉은 통상 흉막강 위쪽에서부터 폐를 압박하는 경우가 많기 때문에 이런 응급 상황의 경우 비교적 위쪽 갈비뼈 사이를 찌르는 것이 원칙이다.

그리고 엘리자베스가 데이빗에게 급하게 긴장성 기흉이란 병에 관해 설명하면서 이 병은 폐에서 공기가 흉막강으로 누출되고 나서 폐 개구부(開口部)에 있는 판막이 닫히지 않아 생기는 병이라고 하는 장면이 나온다. 아마 이 설명은 긴장성 기흉의 발병 기전에 관한 내용을 읽은 작가가 나름대로 해석을 하여 만든 문장으로 생각된다. 긴장성 기흉은 폐의 공기가 흉막강으로 누출되면서 일종의 '일방통행판막(one-way valve)' 효과로 공기가 계속 흉막강으로 축적되어 생기는 것이지 폐에서 공기가 누출되는 부위에 어떤 구체적인 판막 구조가 있는 것은 아니기 때문이다.

마지막으로 영화에서 환자가 레스토랑 내를 걷다가 갑자기 쓰러지는 장면도 긴장성 기흉으로 인한 증상보다는 오히려 심근경색증으로 인한 심정지에서 나타나는 장면에 더 가깝다고 볼 수 있다(사진 3).

그러나 이런 몇 가지 명백한 의학적 문제점에도 불구하고 일반 영화에서 긴장성 기흉이란 병을 소재로 이야기를 전개하였다는 점과 칼로 가슴을 천공한 후 보드카로 절개 부위를 소독한 후 병에 있는 술 따르는 꼭지를 이용하여 공기구멍을 유지하는 장면 등은 매우 흥미로운 발상이라고 할 수 있다(사진 4).

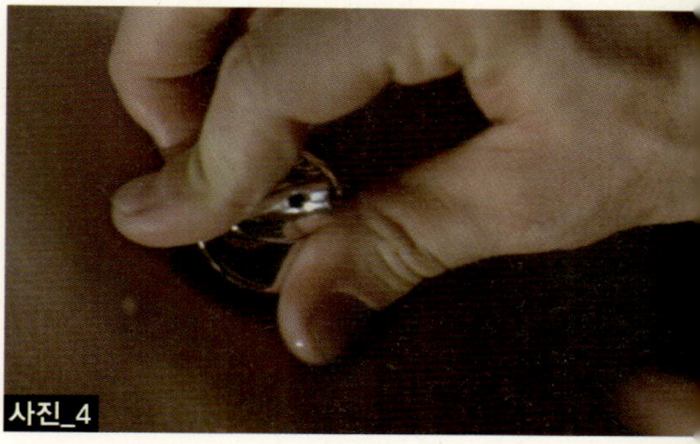

사진_4

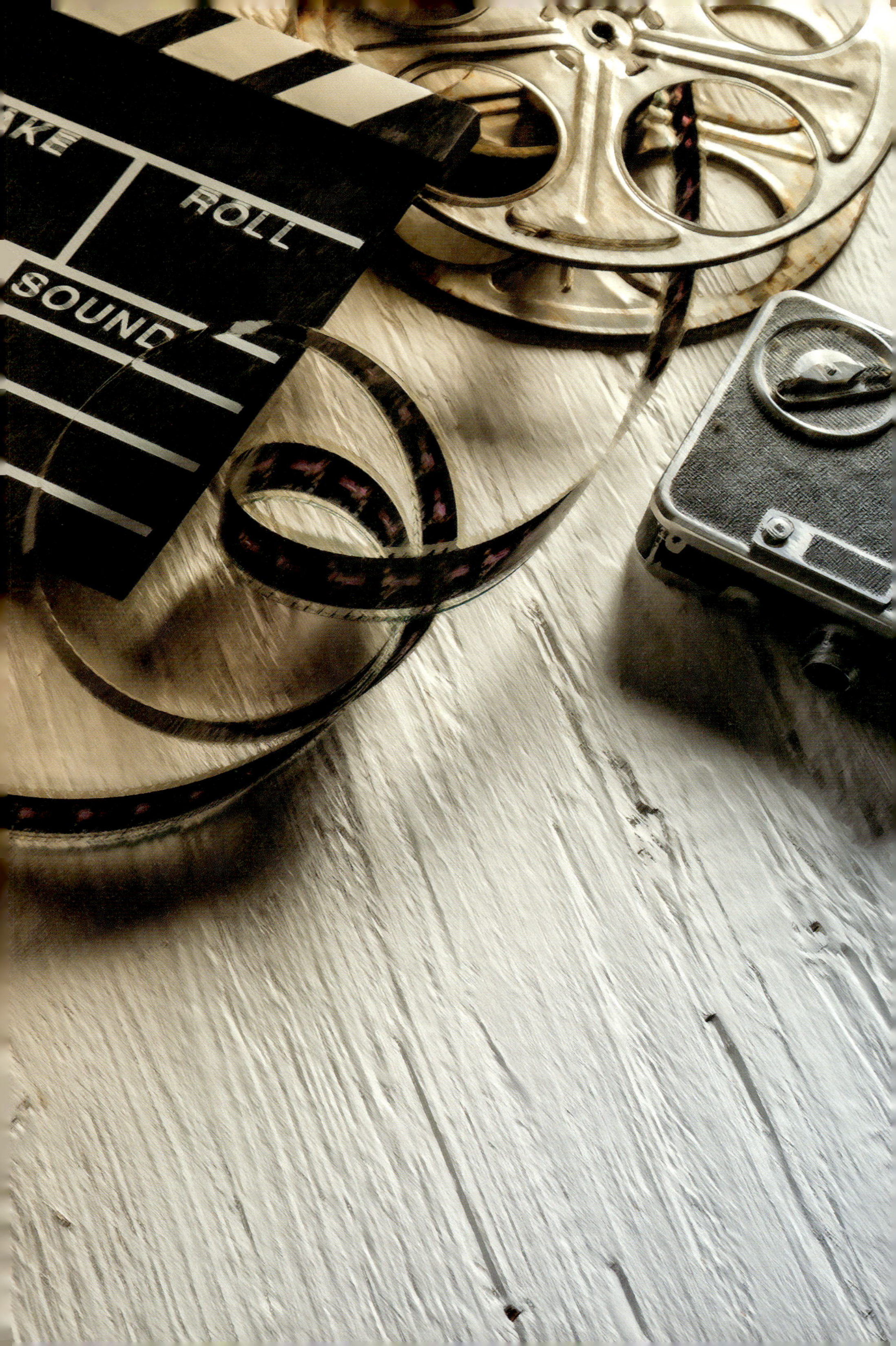
ROLL
SOUND

지금 이 순간을 충실히 살자

The secret of health for both mind and body is not to mourn for the past,
not to worry about the future, or not to anticipate troubles,
but to live in the present moment wisely and earnestly.

영육의 건강을 지키는 비결은 과거에 비통해 하지 않고,
미래를 걱정하거나 예상되는 문제에 염려하지 않고,
지금 현재를 지혜롭고 정직하게 사는 것이다.

부 처

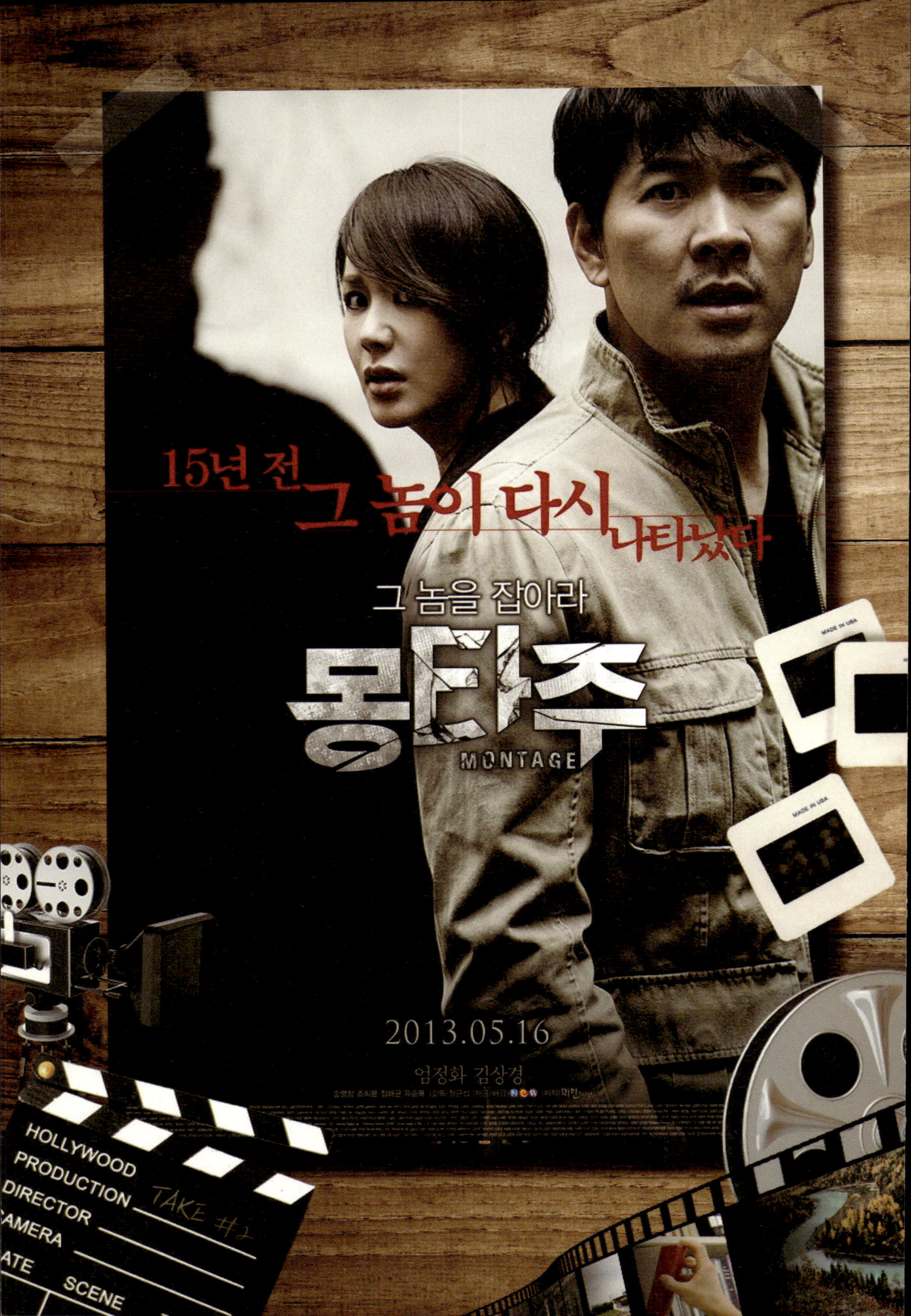
15년 전
그 놈이 다시 나타났다
그 놈을 잡아라
몽타주
MONTAGE
2013.05.16
엄정화 김상경
HOLLYWOOD
PRODUCTION
DIRECTOR
CAMERA
SCENE

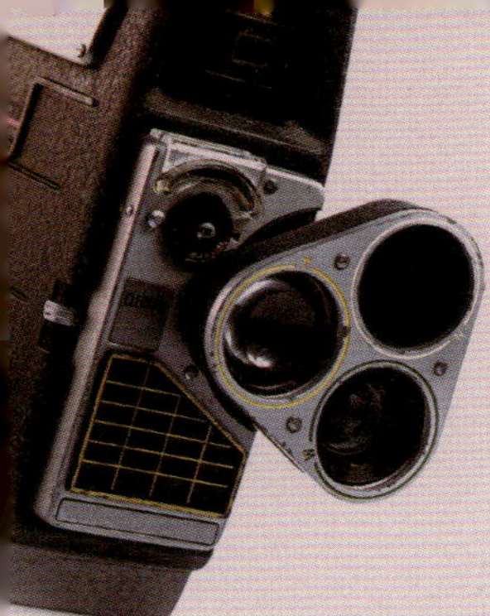

Story_31

〈몽타주〉와 심장수술비용

전형적 스릴러 장르에 속하는 영화 〈몽타주〉는 2013년에 개봉된 젊은 신인 정근섭 감독의 데뷔 작품으로, 시나리오도 그가 직접 썼다. 정근섭 감독은 2001년 흥행에 성공하였던 〈달마야 놀자〉에서 조연출을 맡은 바 있다.

영화의 남자주인공인 오청호 형사 역을 맡은 김상경은 2003년 개봉된 화제의 작품 〈살인의 추억〉에서 형사로서 인상 깊은 연기를 선보인 후 꼭 10년 만의 형사 역할로 작품 내내 오마주를 많이 느꼈다고 고백하였다. 여주인공이자 아이를 잃은 하경 역을 맡은 엄정화 역시 2005년 개봉된 〈오로라 공주〉에 이어 또 다시 비슷한 설정의 엄마 역할을 하게 되었다. 엄정화는 이 영화에서의 열연으로 2013년 제50회 대종상에서 여우주연상을 수상하였다. 영화 〈몽타주〉는 흥행에서도 장르적 한계를 극복하고 209만5천592명의 총 관객을 동원하여 성공하였다. 관객들의 평가도 대체적으로 긍정적이었다.

영화는 한 소녀의 유괴 살해 사건 후 15년이 지나고 종적을 감춘 범인은 여전히 오리무중인 상태에서 공소시효가 임박해 오는 시점에서 시작된다. 이 사건을 줄곧 전담하였던 강원경찰서의 오청호 형사는 공소시효가 다가오자 거의 자포자기의 심정에서 15년 전 사고 현장을 혼자 방문한다. 그런데 그곳에는 의문의 꽃 한 송이가 놓여 있는 것이 아닌가! 숨진 아이 엄마와 자신 그리고 범인 이외에는 그 누구도 알 수 없는 장소에서의 뜻밖의 발견은 오 형사의 지푸라기를 잡는 듯한 마지막 수사 의지를 불태우게 된다. 그때가 바로 공소시표가 끝나기 5일 전이었다.

오 형사는 그 후 온갖 노력 끝에 마침내 범인에 접근하는 데에는 성공한다. 그러나 필사적인 추격전도 허사로 마지막 순간에 그만 범인을 놓치고 만다. 그리고 그것으로 끝이었다. 결국 공소시효를 넘기고 만 것이다.

한편 그로부터 얼마 지나지 않아 서울에서 또 한 건의 소녀 유괴 사건이 발생한다. 한철이라는 이름의 할아버지가(송영창 분) 혼자서 손녀를 봐주다가 교묘한 범인의 술책으로 그만 놀이터에서 애를 유괴당하고 만 것이다(사진 1). 관할 경찰서는 즉시 곽대장(유승목 분)을 팀장으로 전담반을 꾸리고 수사에 나선다. 그런데 놀라운 것은 이후 유괴 범인이 가족을 대상으로 벌이는 협박 수법이 15년 전 강원도에서의 소녀 유괴 살해 사건과 너무나도 똑같이 전개된다는 것이었다.

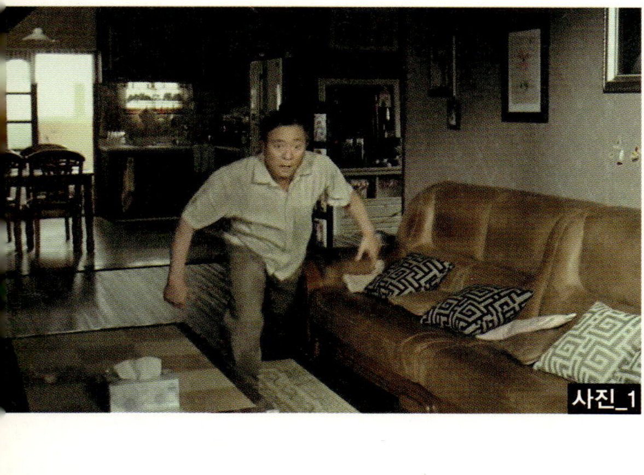
사진_1

수사 전담반의 강창식 형사

(조희봉 분)는 사건해결의 실마리를 얻고자 옛 친구이자 15년 전 사건의 담당 형사였던 오청호에게 도움을 요청하게 된다.

그리고 그들은 천신만고 끝에 현금 인도 장소에서 현행범으로 유괴범을 잡았는데, 범인은 바로 유괴 당시 소녀와 함께 있었던 외할아버지 한철이 아닌가? 그는 체포당한 후 자신도 진짜 유괴범의 협박으로 손녀를 살리기 위해 어쩔 수 없이 이용당했을 뿐이라고 한사코 무죄를 주장한다. 그러나 경찰은 여러 정황상 돈에 아쉬웠던 그가 사건의 진범이라고 확신한다.

한철은 과연 결백한가? 그렇다면 그의 손녀를 유괴한 진짜 범인은 누구일까? 그리고 유사한 범행 수법을 보이는 15년 전 사건과는 과연 어떤 관련이 있는 것일까?

진실의 규명에는 늘 그렇듯이 뜻밖의 반전이 기다리고 있고, 영화는 꽤 치밀하게 그 반전의 호흡을 잘 조절하고 있다.

본 영화에서 흉부외과와 관련된 장면은 유괴된 소녀의 엄마이자 한철의 딸이 되는 한정현이 집안에서 형사들이 주위에서 지켜보는 가운데서 유괴범으로부터 협박전화를 받는 장면에서 등장한다.

안절부절 전화를 받던 애 엄마, 한정현은 순간 혼절하고 만다(사진 2).

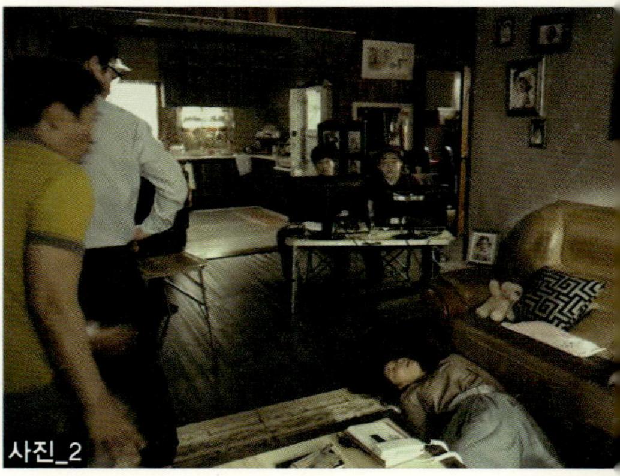
사진_2

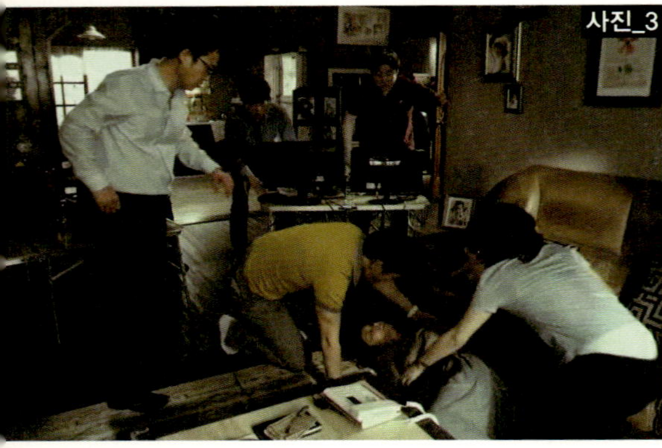

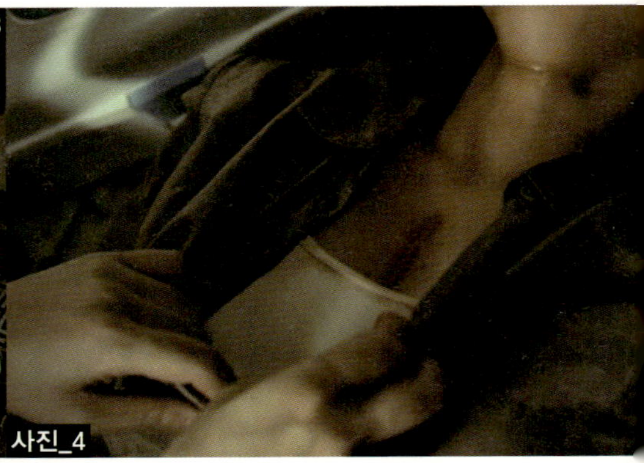

주위 형사들이 당황하며 응급조처를 위해 달려가서 애 엄마의 윗옷을 제치는 도중에 가슴에서 선명한 심장 수술 흔적을 발견하게 된다(사진 3, 4).

이 심장수술 흔적의 구체적인 내용은 영화 막바지에 가서 자세히 밝혀진다. 한정현이 열 두 살이었던 1997년 선천성 복합심장기형으로 수술을 받았던 상처로, 당시 집안 형편이 어려워 수술비 마련이 어렵게 되자 아버지 한철이 출처가 불분명하게 구한 돈으로 간신히 수술을 받게 되었다는 것이다.

그리고 이 수술비는 영화의 줄거리를 이루는 두 유괴사건의 의문을 풀게 하는 핵심 포인트가 된다. 사실 생명을 다투는 상황에서 수술비가 없어 수술을 받지 못하는 것만큼 안타까운 일도 없을 것이다. 환자 자신은 말할 것도 없겠지만 이런 환자를 옆에서 지켜보아야 하는 가족의 입장에서도 못지않게 괴로운 심정이 될 수밖에 없다. 영화의 입장에서 보면 상황이 그만큼 절박하고 현실성 또한 충분히 있기 때문에 관객의 공감을 충분히 끌어낼 수 있는 좋은 소재가 될 것이다.

그런데 영화적 아이디어나 흥미를 떠나서 1997년 당시의 실제 심장수술 상황을 살펴보면 약간 다른 측면이 있다는 것을 한 번 상기시켜 볼 필요가 있다.

수술비용이라는 측면에서 볼 때 우리나라의 심장수술은 두 번의 큰 전기를 가졌다고 볼 수 있다.

그중 하나는 오늘날의 국민건강보험이다. 1977년 국가적으로 제4차 경제개발 계획의 일환으로 생활보호대상자에 대한 의료보호사업과 함께 500명 이상의 사업장 근로자를 대상으로 처음 시행된 것이다. 그 이전에는 당시 우리나라의 심장수술 수준이 전반적으로 높지 않아 수술 자체도 많지 않았지만, 금전적으로도 심장수술에 소요되는 막대한 비용을 감당할만한 능력을 가진 집안이 드물었다. 특히 선천성 심장질환의 경우는 어린 환자에다 부모 역시 젊은 층이라 경제적 부담감은 훨씬 더 컸다. 이 때문에 병원에서 정책적으로 비용을 상당 부분 부담해 주는 경우를 제외하고는 수술을 받기가 쉽지 않았다. 서울대병원의 경우도 1977년에 처음으로 연간 개심술(開心術, 심장을 열고 하는 본격적인 심장수술) 증례가 100례를 돌파하였는데 이런 사회 현상과 무관하지 않다.

국민건강보험은 그 후 1979년에는 300명 이상의 사업장 근로자와 함께 공무원과 사립학교 교직원까지 적용 대상에 포함되었다. 그리고 그 적용 범위는 점차 확대되면서 1988년에는 농촌지역 의료보험의 시행과 함께 5명 이상의 사업장이 포함되었으며, 마침내 1989년에는 도시지역 의료보험이 실시됨으로써 문자 그대로 전 국민 의료보험의 시대가 열리게 되었다.

두 번째 중요한 전기는 1984년 심장재단의 설립이었다. 제5공화국 시절이었던 1984년 2월 27일 당시 국가의 후원 아래 '새세대심장재단'이라는 이름으로 만들어진 이 단체는 그해 3월부터 경제적 형편이 어려워 제대로 치료받지 못하고 있던 선천성 심장병 환자들을 대상으로 수술비용을 지원하기 시작하였다. 1989년에는 오늘날의 명칭인 '한국심장재단'으로 법인 명칭을 변경하였다.

경제적 측면에서 선천성 심장 환자들의 수술 활성화에 결정적 역할을 하게 된 이 재단은 그 후 1991년에는 지원 범위를 후천성 심장병과 골수이식 진료비까지 확대하였으며 이듬해인 1992년에는 머리, 얼굴 기형과 콩팥이식 진료비 지원으로까지 범위를 넓혔다.

오늘날에도 심장수술의 비용 측면에서 볼 때 여전히 전 국민 건강보험과 한국심장재단을 양대 축으로 하고 그 밖의 여러 지원 시스템 역시 잘 가동되고 있는 것을 알 수 있다.

이런 측면에서 보면 영화의 무대가 되고 있는 1997년 당시의 상황을 볼 때 정말로 돈이 없어 심장수술을 받지 못하는 경우는 그 개연성이 높지 않은 것이 사실이다. 물론 지원을 제대로 받기 위해서는 경제적으로 어려운 처지에 있다는 객관적 증거서류들을 제출해야 하지만 이 또한 그렇게 어려운 일은 아니기 때문이다.

그러나 그렇다고 해서 이 영화의 소재 선택이나 줄거리를 낮게 평가하는 것은 전혀 아니다. 영화적 아이디어로서 충분한 가치가 있을 뿐만 아니라, 오히려 이런 기회를 통해 심장 수술비용에 관한 고찰을 간단하나마 새로운 각도에서 할 수 있게 해 준 공이 크다고 하겠다.^^

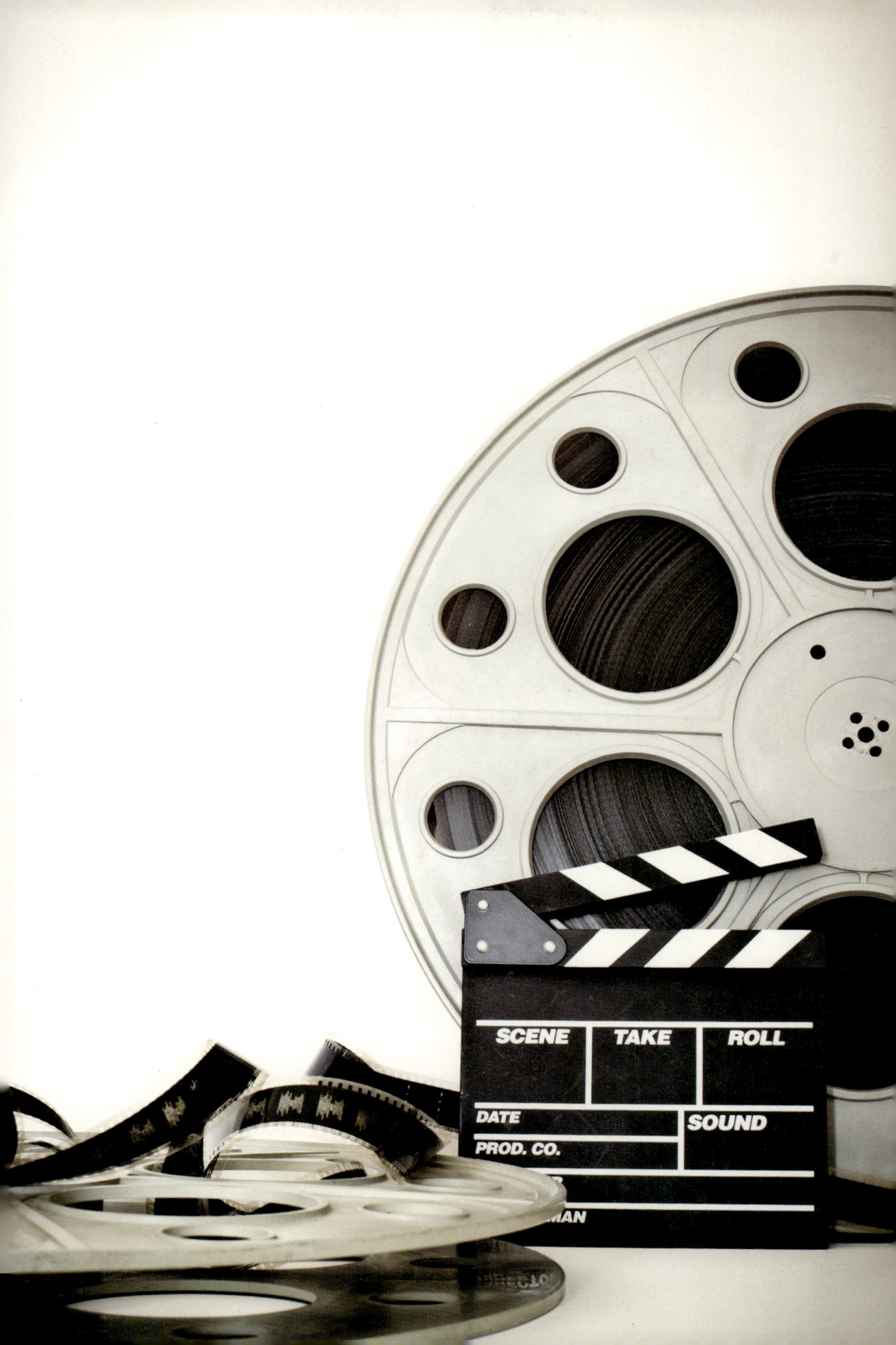
SCENE
TAKE
ROLL
DATE
SOUND
PROD. CO.

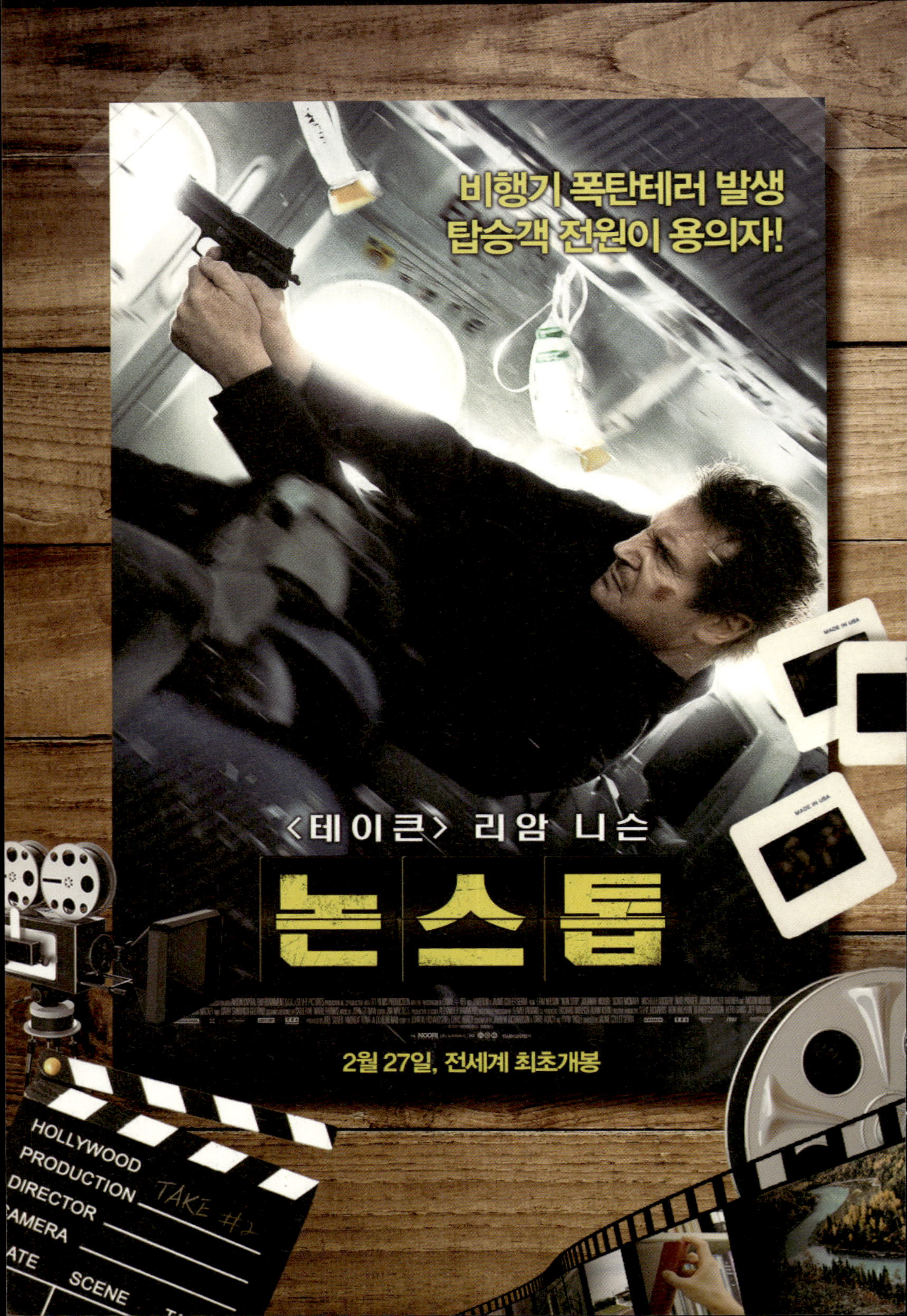
비행기 폭탄테러 발생
탑승객 전원이 용의자!
〈테이큰〉 리암 니슨
논스톱
2월 27일, 전세계 최초개봉
HOLLYWOOD
PRODUCTION
DIRECTOR
TAKE #2
SCENE

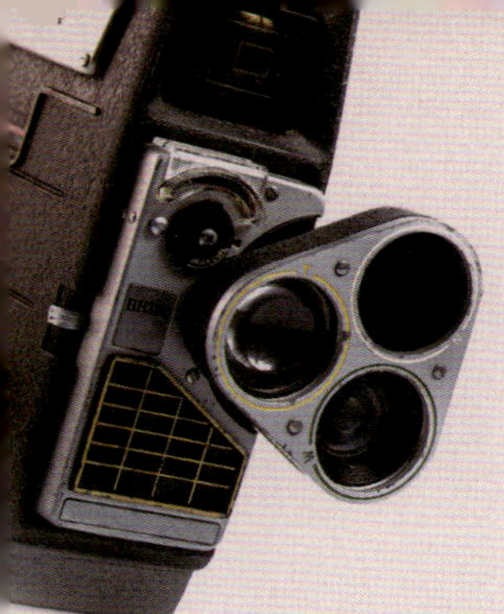

Story_32

〈논스톱〉과 대동맥류

논스톱(Npn-Stop)은 자움 콜렛-세라 감독의 2014년 작으로 전형적인 추리액션 장르의 작품이다. 이 영화는 2008년 개봉된 테이큰(Taken)에서 납치된 딸을 구하는 멋진 아버지 역으로 등장하여 국내에서도 절정의 인기를 누리고 있는 리암 니슨을 주인공으로 내세워 또 다시 그의 중후한 남성적 매력에 흥행의 승패를 의존하고 있다.

자움 콜렛-세라 감독은 1974년생으로 스페인 출신 감독인데 국내에도 소개된 공포 스릴러 하우스 오브 왁스(House of Wax, 2005)와 오펀:천사의 비밀(Orphan, 2009)로 잘 알려져 있다. 리암 니슨과의 인연은 2011년 그가 만든 또 다른 액션스릴러 언노운(Unknown) 이후 두 번째다.

이 영화는 비행기 안이라는 한정된 공간을 무대로 펼쳐지는 줄거리로 간결하면서 나름대로 박진감 넘치는 긴장감을 잃지 않고 있다. 전체적으로는 긍정과 비판이 혼재된 평을 받았던 이 영화는 총 5천만 달러의 제작비에 세계적으로 총 1억 9천9백만 달러의 수입을 올렸다. 국내에서는 개봉 당시 210만 명 가까운 관객을 동원했으며 6천 명 정도를 대상으로 한 네이버 영화평점에서 8.58이라는 높은 점수를 얻고 있다.

사건의 무대는 뉴욕발 런던행 논스톱 보잉 767 항공기의 기내다. 전직 경찰 출신인 미 여객기 보안요원 빌(리암 니슨 분)은 직무로 이 항공기에 탑승한다. 그런데 그는 알코올 중독자로 능력에 비해 제대로 인정을 받지 못하고 있다.

비행기가 이륙한 지 얼마 되지 않아 빌은 접근이 제한되어 있는 그의 보안 핸드폰으로 "1억 5천만 달러를 특정 계좌로 입금시키지 않으면, 20분마다 비행기 안의 사람 중 한 명씩 죽이겠다."라는 의문의 협박 메시지를 받게 된다.

집요한 협박에 어떻게 처리해야 할지 난감해진 빌은 기내의 또 다른 보안요원인 해몬드에게 이 문제를 상의한다. 그러나 그 와중에 뜻밖에도 빌은 해몬드가 그의 가방에 코카인을 다량 밀수하려 한다는 것을 발견한다. 이 때문에 다투던 중 빌은 총을 꺼내 위협하는 그를 어쩔 수없이 화장실 안에서 죽이게 된다. 이때가 바로 협박 메시지가 예고한 정확히 20분 후였다. 사태가 심상치 않게 돌아가고 있다는 것을 느낀 빌은 승무원 낸시(마셀 도커리 분)와 그의 옆자리 중년 여승객인 젠(줄리안 무어 분)에게 도움을 청한다. 믿을 만하다고 생각한 그들과 함께 협박 범인을 찾으려는 것이었다. 그러나 실질적으로 탑승객 전원이 용의자인 가운데 범인을 찾기는 쉽지 않다. 그런 가운데 또 다시 정확히 20분 후에 이번에는 여객기 기장이 갑자기 독살을 당하고 만다. 설상가상으로 비행기 안 상황을 전해 받은 지상 당국에서는 협박범으로 빌을 강력히 의심한다. 입금을 요구하는 은행 계좌가 빌의 이름으로 되어 있을 뿐 아니라 한 승객이 그가 특별한 설명 없이 승객들에게 무력으로 윽박지르는 장면을 동영상으로 찍어 올렸기 때문이었다. 의심의 배경에는 평소 알코올 중독자인 그의 낮은 근무 평점도 영향을 미치고 있었다.

기장 사망 후 비행을 담당하고 있던 부기장은 지상 당국으로부터 빌의 의견을 일체 무시하고 중간의 아이슬란드 공항으로 긴급 착륙을 하라는 명령을 받는다. 그러나 평소 빌의 건실한 성품을 잘 알고 있는 그는 최대한 빌을 도와주려고 한다.

한정된 시간에 쫓기는 빌은 프로그래머인 한 승객의 도움을 받아 마침내 협박 메시지를 보내고 있는 휴대폰 소지자를 찾아내는 데 성공한다. 그러나 그는 휴대폰이 자신의 주머니에 들어 있는지도 몰랐다고 한사코 협박 관련성을 부인한다. 문제는 여기서 그치지 않고 그런 그마저 갑자기 기장과 비슷한 방법으로 살해당하고 만다.

또 다시 난관에 봉착하게 된 빌은 화장실 안에서 사건의 실마리를 풀 수 있는 놀라운 단서를 발견하게 되지만 이번에는 살인을 넘어서 비행기 폭발이라는 더 큰 위협과 맞서게 된다.

자신이 오히려 비행기 납치테러범으로 몰린 가운데 빌은 과연 오리무중의 범인을 색출해 내고 승객들을 무사히 구출할 수 있을까?

이 영화에서 흉부외과와 관련된 장면은 정체를 알 수 없는 범인에 의해 세 번째 희생자가 발생한 직후에 등장한다. 기장에 이어 그 희생자도 독침에 의해 살해당한 것으로 결론지은 빌은 정황상 바로 옆자리의 여승객

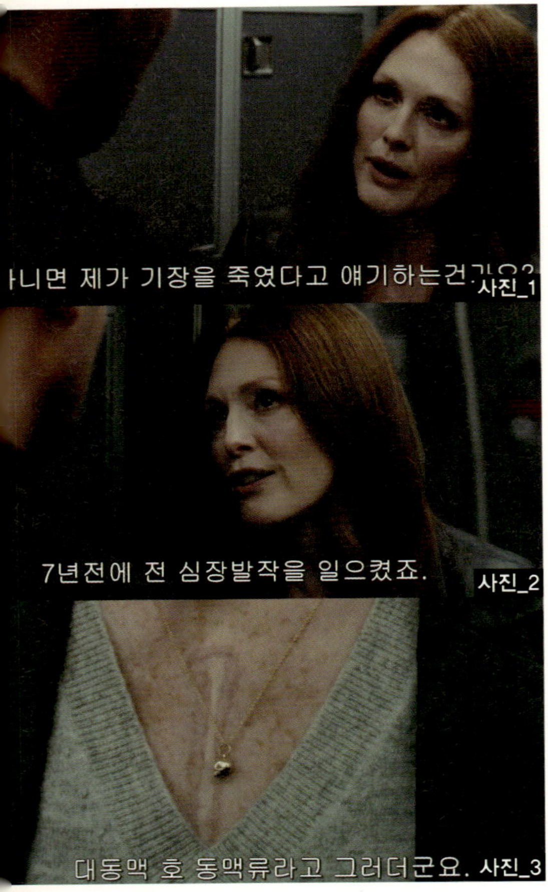
니면 제가 기장을 죽였다고 얘기하는건
사진_1
7년전에 전 심장발작을 일으켰죠.
사진_2
대동맥 호 동맥류라고 그러더군요.
사진_3

인 젠을 유력한 용의자로 생각하게 된다. 더구나 그녀는 원래 빌의 창가 쪽 옆자리가 아니었음에도 불구하고 해당 승객에게 애써 부탁을 하여 자리를 바꾸었는데, 빌은 그것도 무언가 목적이 있는 행동으로 의심한다.

젠은 빌에게 추궁을 당하게 되자 매우 불쾌해 하며 자신이 창가 쪽 자리를 고집하게 된 이유를 설명한다(사진 1). 즉 자신은 7년 전에 심부전(heart failure)으로 정확하게 43분 동안 의식 불명 상태에 있을 정도로 죽을 고비를 넘긴 적이 있었다는 것이다(사진 2). 병명은 '대동맥궁에 생긴 대동맥류(aortic arch aneurysm)'이었는데 담당 의사는 근본 치료가 어려워 만일 또 다시 비슷한 증상이 생긴다면 목숨을 부지하기가 어려울 것이라고 말했다고 하였다.

그녀는 그렇게 생의 마지막 날이 오늘일지도 모르는 상황에서 멍하니 앞자리나 바라보기보다는 창밖을 바라보다 죽고 싶었다고 설명하였다. 그 순간 빌은 불현듯 젠의 가슴 위쪽으로 보이는 선명한 심장수술 절개 흔적을 인식하고(사진 3), 그녀의 행동을 이해하면서 한 잔 술을 건넨다

(사진 4).

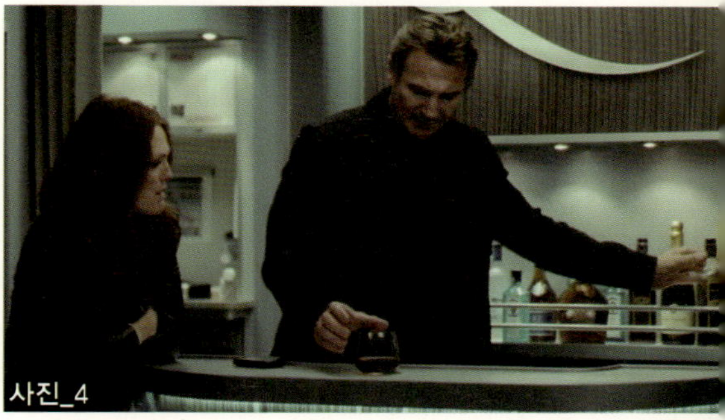
사진_4

그러면 여기서 등장하는 대동맥궁의 대동맥류라는 병은 과연 어떤 병일까?

심장을 떠난 피가 우리 몸의 구석구석에 전달되기 위해서는 마치 우리 국토에서와 같이 도로망이 필요하다. 도로망의 중심에는 큰 고속도로가 있고 여기서부터 점점 작은 도로로 갈라지는 점도 비슷하다. 이 중심 고속도로를 우리 몸에서는 대동맥(大動脈)이라고 부르는데, 글자 그대로 큰 동맥이란 뜻이다. 대동맥은 심장에서 바로 이어져 나온 후 그림에서와 같이 지팡이와 비슷한 모양으로 아래 배까지 가게 된다(사진 5).

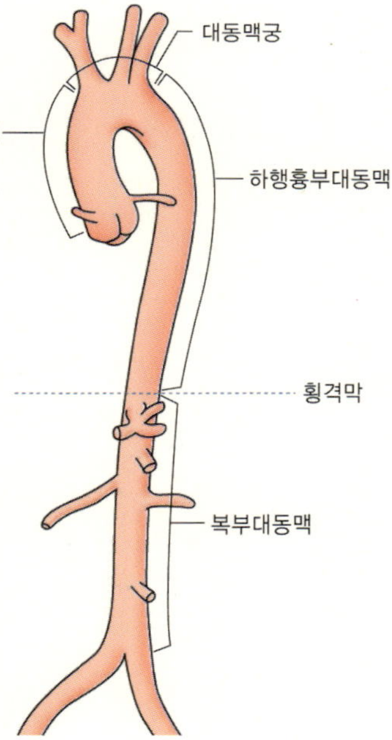

사진_5

그런데 대동맥질환은 대동맥의 어떤 부위에 병이 생기느냐에 따라서 병의 경과나 치료 방법에 상당한 차이가 있기 때문에, 대동맥을 부위에 따라 적절히 분류하는 것이 의학적 목적상 매우 중요하게 된다.

이런 관점에서 대동맥은 사진 5에서 보는 바와 같이 일단 먼저 흉부대동맥과 복부대동맥으로 나뉘는데, 그 기준점은 횡격막이라고 하는 가슴과 배를 경계 짓는 막이 된다. 즉 횡격막 위의 대동맥을 가슴에 있는 대동맥이라는 뜻에서 흉부대동맥이라고 부르고 횡격막 아래의 대동맥은 배에 있는 대동맥이라는 뜻에서 복부대동맥이라고 부르는 것이다. 그리고 흉부대동맥은 다시 상행 흉부대동맥, 대동맥궁, 하행 흉부대동맥의 세 부위로 나누어진다. 지팡이 모양에서 짧은 부분이 상행 흉부대동맥이 되고, 둥근 머리 부분은 마치 활과 같이 생겼다고 하여 대동맥궁(大動脈弓)이라고 부른다. 그 다음 이어지는 비교적 긴 부위가 하행 흉부대동맥이다.

그런데 사진 3에서 보는 바와 같이 이 영화의 자막에서 대동맥궁(弓)을 대동맥호(弧)로 기술하고 있는 것이 눈에 띈다. 한자 호(弧) 역시 한자 그대로는 활을 뜻하는 것은 맞지만 실제 임상에서 사용되는 용어는 아니다.

어쨌든 이런 대동맥에서 생길 수 있는 병에는 여러 종류가 있지만, 가장 중요한 것이 바로 이 영화에 소개되고 있는 대동맥류(大動脈瘤, aortic aneurysm)라고 부르는 병변이다. 이 병은 간단히 말하자면 대동맥이 부분적으로 부풀어 병적 확장이 되어 있는 상태를 말한다. 혈관에 생긴 일종의 혹과 같은 것으로 표현할 수도 있다. 부풀어 오른 형태는 다양해서 그림에서와 같이 주머니 같은 모양을 보이기도 하고 또는 방추형으로 확장되기도 한다(사진 6).

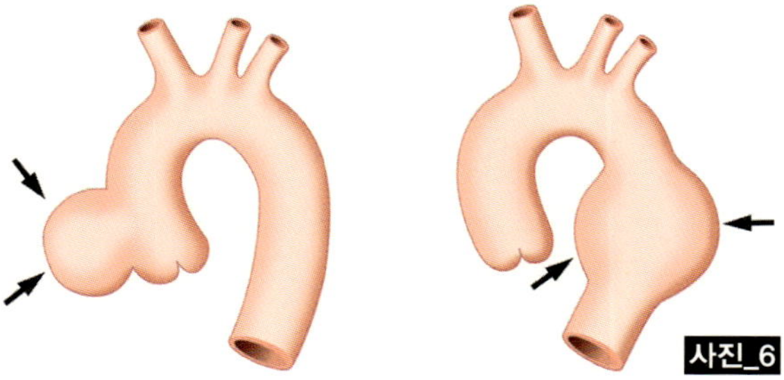

사진_6

대동맥류가 생기는 원인에는 여러 가지가 있지만 동맥경화로 인한 것이 가장 많다. 두 번째 많은 원인으로는 대동맥박리(大動脈剝離)라는 다소 어려운 병명이 있다. 글자 그대로는 대동맥이 찢어진다는 뜻이 된다. 즉 대동맥 내벽의 작은 상처를 통해 동맥피가 센 압력하에서 스며들어가면서 대동맥벽 사이를 길이(세로)로 찢으면서 생기는 병이다. 그 외에도 다양한 원인들이 존재한다.

대동맥류는 발생 위치가 어디이든 간에 시간 경과에 따라 점차 커지면서 결국은 파열을 일으킬 수 있다. 이 때문에 대동맥류는 흔히 잠재된 시한폭탄으로도 불린다. 보통 환자들은 특별한 증상이 없을 때는 수술을 주저하는 경향이 있지만 일정 크기 이상인 경우에는 파열이 생기기 전에 적절한 치료를 받는 것이 중요하다.

대동맥류로 인한 뚜렷한 증상이 있을 때는 당연히 일차 수술 대상이 되는데, 흉통, 복통 또는 목이 쉬거나 호흡 곤란을 보이는 등 여러 가지로 나타날 수 있다.

이 영화에서는 젠이 대동맥류로 인한 심부전으로 의식 불명 상태가 되어 수술을 받은 것으로 스스로 설명하고 있는 것으로 묘사되고 있지만, 여러 정황상 앞서 설명한 대동맥류 파열로 인한 출혈성 쇼크로 의식 불명 상태가 되어 응급수술을 받은 것으로 생각하는 것이 의학적으로는 오히려 타당성이 있을 것이다.

대동맥류 중에서 젠이 가지고 있는 대동맥궁의 대동맥류의 경우 수술치료가 상대적으로 조금 더 까다로운 것은 사실이다. 왜냐하면 대동맥궁은 위치상 머리로 가는 혈관들이 나오는 부위이기 때문에, 수술 시 뇌손상을 피하기 위해 각별한 노력을 기울여야 하기 때문이다.

그렇지만 영화에서 젠이 이야기한 대로 마치 시한부 인생을 살아야 되는 듯한 상황의 병은 절대 아니다. 최근에는 흉부외과 수술의 발달로 대부분의 경우 좋은 결과를 기대할 수 있기 때문이다.

한 가지 첨언하자면, 대동맥궁이라는 한정된 부위를 떠나 대동맥류 전체를 보더라도 이 병이 영화의 소재로 등장하는 경우는 이 영화가 유일하지 않을까 생각된다. 아마도 시나리오 작가나 감독의 주위에 우연히 그런 환자가 있었던 경험을 살려 소재로 삼았던 것이 아닌가 하고 추정해 본다.

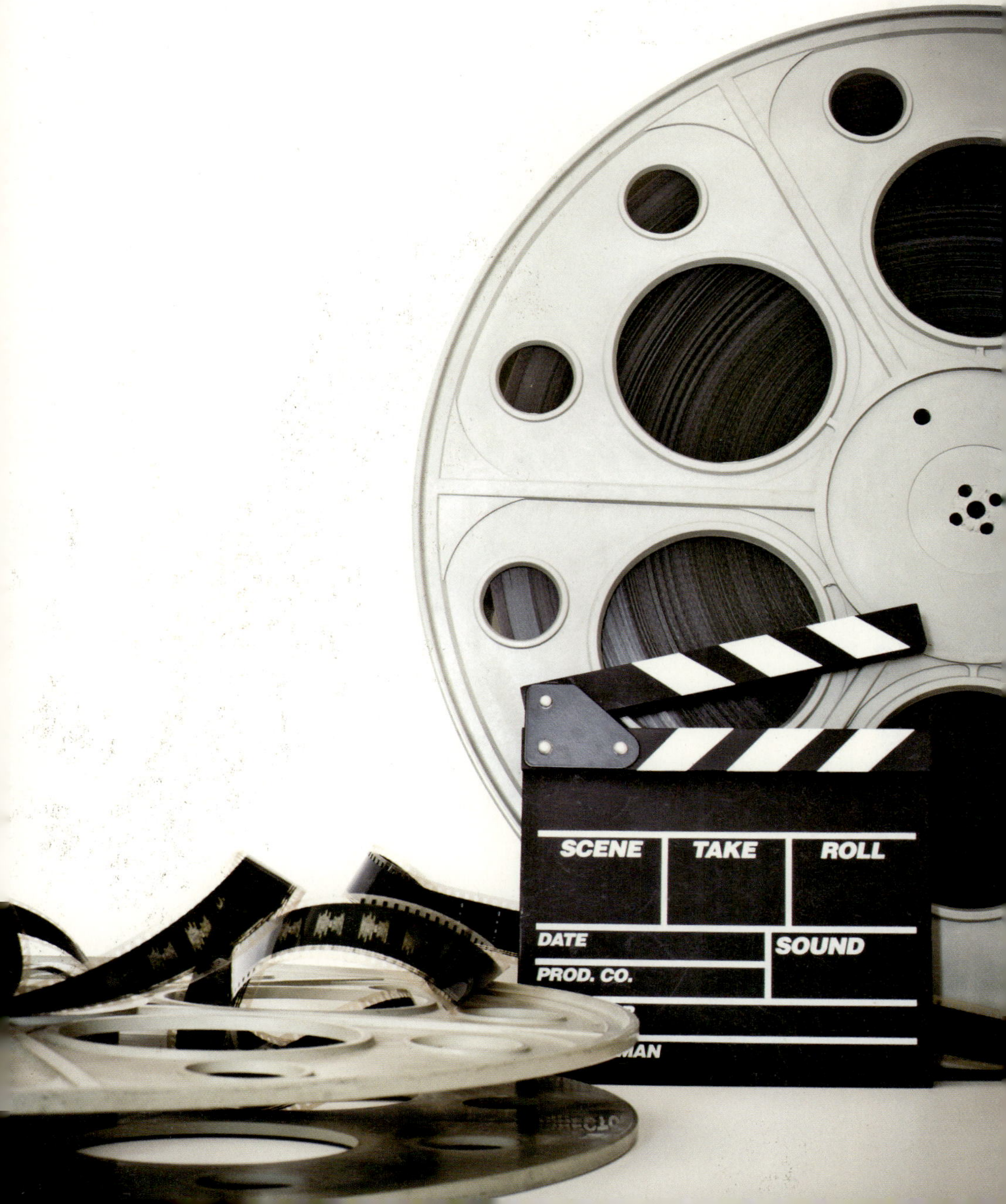
SCENE
TAKE
ROLL
DATE
SOUND
PROD. CO.

M O V I E   P O S T E R

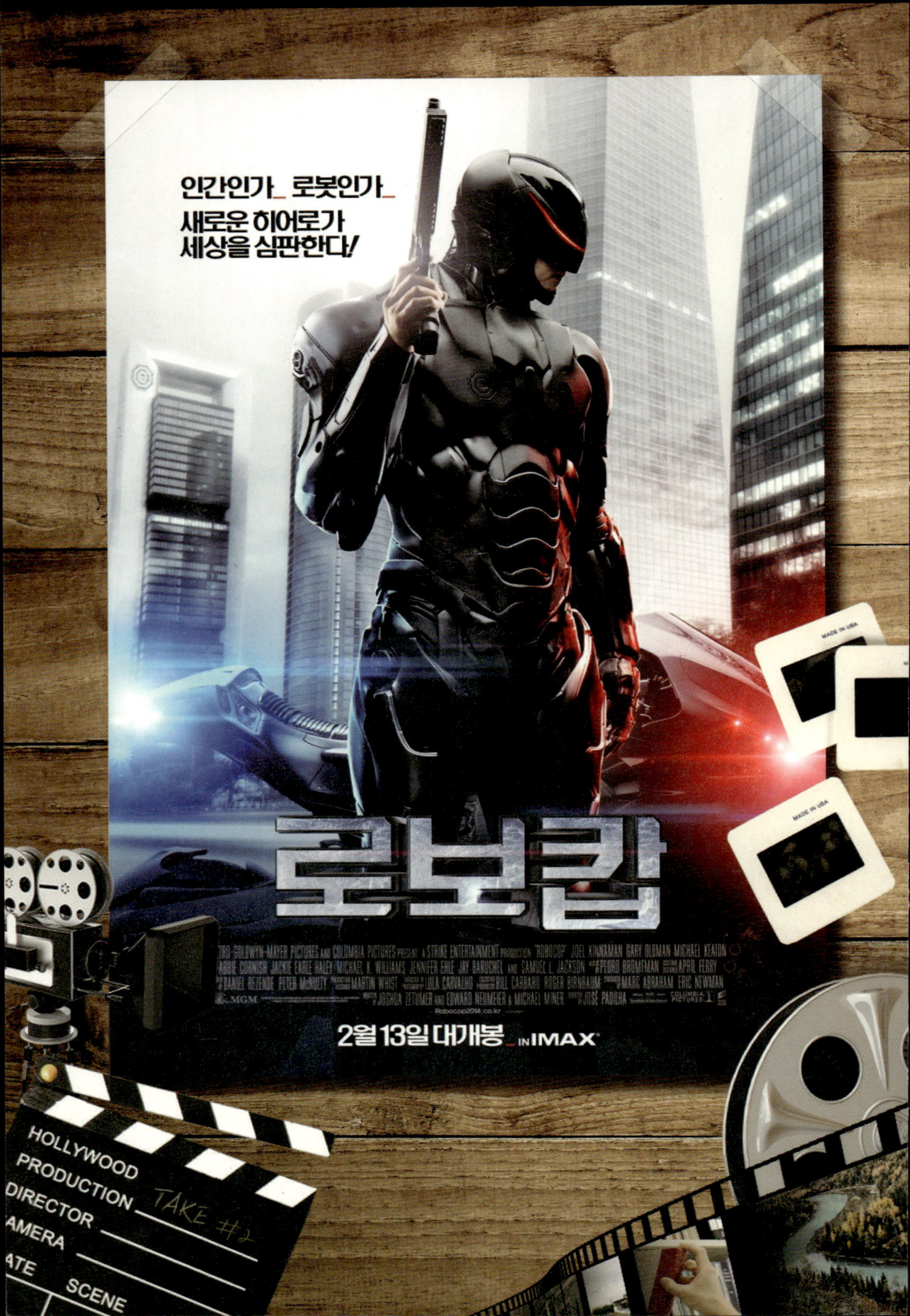

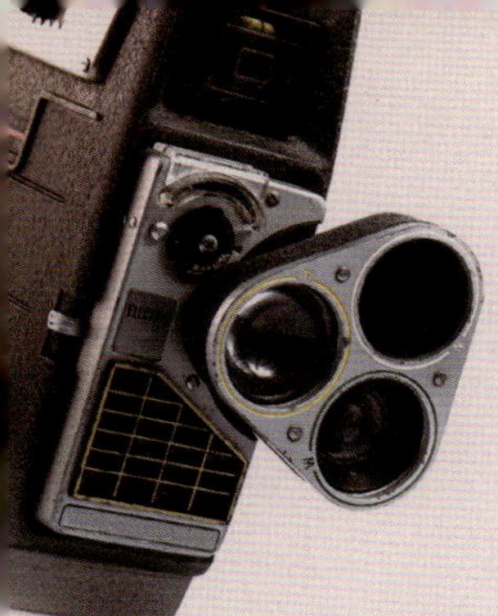

Story_33

〈로보캅〉과 허파

2014년에 개봉된 로보캅(RoboCop)은 1987년 같은 이름으로 개봉되어 세계적으로 큰 화제를 모은 영화의 리메이크 작품이다. 영화를 만든 호세 파딜라 감독은 브라질 출신으로 2007년 포르투갈어로 제작된 '엘리트 스쿼드'로 베를린 영화제에서 황금곰상을 수상하는 등 국제적으로 큰 관심을 끌었다. 이런 명성이 이번 로보캅의 감독으로 선정되는 중요한 계기가 되었다.

영화의 무대는 2028년이다. 첨단 전투용 로봇테크놀로지를 확보하고 있는 다국적기업 옴니코프는 최대 시장인 미국에서 경찰 업무용으로 이 로봇을 팔기 위해 전력을 다하고 있다. 그러나 감정이 없는 로봇에 의한 비인도적인 치안유지 업무를 방지하는 법안 때문에 회사의 뜻대로 되지 않는다.

옴니코프의 CEO 레이몬드 셀러스(마이클 키튼 분)는 대중의 여론을 유리하게 돌려 돌파구를 찾고자, 세계적인 신경의학자인 노튼 박사(게리

올드만 분)의 도움하에 순수 기계가 아니라 인간적인 측면을 겸비한 새로운 형태의 전투용 로봇 즉 로보캅을 제작하기로 결정한다. 즉 단순한 기계가 아니라 대중이 납득할만한 감정을 지닌 존재 즉 기계 안에 사람을 융합시키는 새로운 방법을 강구하게 된 것이다. 그러나 문제는 프로젝트에 적합한 대상자가 과연 있느냐 하는 것이었다.

한편 디트로이트 경찰국의 형사 알렉스 머피(조엘 킨나만 분)는 발론이라는 범죄조직의 우두머리를 잡으려는 과정에서 발론과 내통한 부패경찰들에 의해 오히려 차량 폭발 사고를 당하면서 큰 부상을 입고 만다. 그에게 남은 것이라고는 머리를 제외하고는 심장과 허파, 목구멍과 같은 기본 생명을 유지할 수 있는 장기와 오른쪽 손뿐이었다. 의식도 완전히 없는 상태였다.

노튼 박사는 절망에 빠진 그의 부인에게 남편의 생명을 구할 유일한 방법이라며 로보캅으로의 새 생활을 제안한다. 달리 선택의 여지가 없는 부인으로서는 이 제안을 받아들일 수밖에 없었다.

그로부터 3개월 후 머피는 의식을 차리고 로보캅으로 변신한 자신의 모습을 발견한다. 노튼 박사에게 그동안의 진상을 듣고 난 머피는 자신의 비참한 육체적 상황을 인식하고 심한 정신적 갈등을 겪는다(사진 1). 그는 노튼 박사에게 차라리 지금 죽여 달라고 애원하나 아내를 생각하라는 노튼 박사의 설득에 겨우 마음을 돌린다.

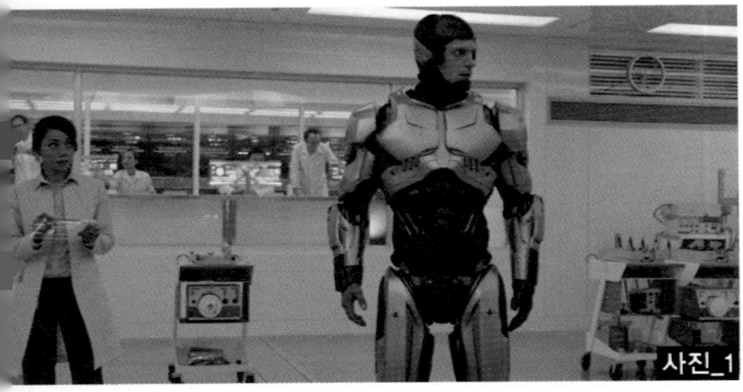
사진_1

그런데 로보캅으로서 머피의 문제는 인간의 감정과 판단력을 가지고 있는 것이 흉악범들을 현장에서 제압하는 과정에서 과연 순수 기계 로봇들에 비해 우위에 설 수 있는가 하는 것이었다. 실제 옴니코프 회사의 기계 로봇 책임자는 비교 실험을 통해 기계와 인간을 융합한 로보캅의 문제점을 신랄하게 지적한다.

노튼 박사의 노력 끝에 문제점을 개선한 로보캅은 기계 로봇들과의 최종 대결 시험을 통과한다.

마침내 로보캅은 범죄 현장에 투입되고 옴니코프의 기대를 뛰어넘을 정도로 범죄 소탕에 혁혁한 공을 세운다. 가족과도 잠시나마 같이 시간을 보낼 기회도 가진다. 미국 국민의 여론도 일시에 긍정적이 되고 상원도 로봇에 의한 치안 유지에 찬성하는 쪽으로 기운다.

그러나 과거 자신이 당한 차량 폭파 사고에 대한 분노와 인간적인 갈등에 로보캅이 힘들어 하는 것을 본 노튼 박사는 로보캅의 인간적 감정을 인위적으로 최대한 억제시킨다. 머피의 아내는 이상하게 변해가는 그를 보고 안타까워 하나 속수무책이다.

로보캅은 발롱과 부패경찰들을 제거하는 과정에서 경찰국장까지 포함되어 있는 거대한 부패 조직을 발견하게 된다. 자칫하면 정치권까지 위협할지 모르는 로보캅의 행동에 위기감을 느낀 옴니코프의 셀러스는 회사의 이익을 위해 로보캅을 제거하기로 결정한다. 로보캅에 대한 각종 통제장치와 무시무시한 기계 로봇들을 보유하고 있는 그들은 마음만 먹으면 로보캅을 언제든지 해치울 수 있는 위치에 있었다.

로보캅은 과연 이 위기를 벗어날 수 있을까? 그리고 그와의 재회를 간절히 바라는 아내와 아들과는?

앞서 말한 대로 디트로이트의 형사 알렉스 머피가 범죄조직과 한패가 된 동료경찰들에 의해 차량 폭파 사고를 당한 후 그에게 남은 것은 머리를 제외하고는 심장과 허파, 목구멍과 같은 기본 생명을 유지할 수 있는 장기와 오른쪽 손뿐이었다.

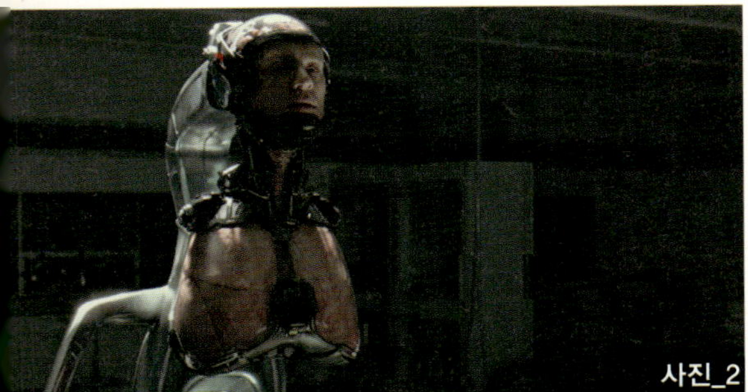
사진_2

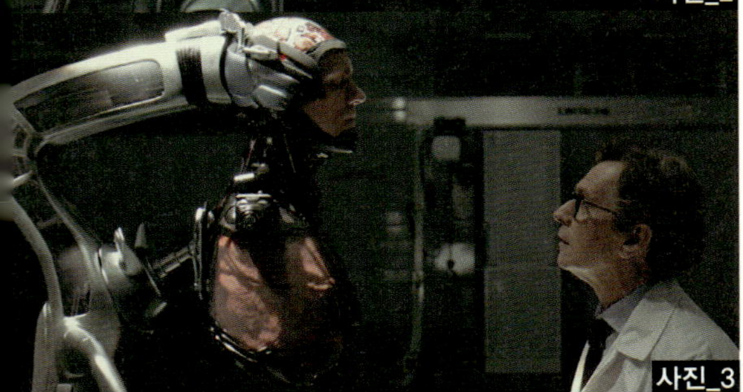
사진_3

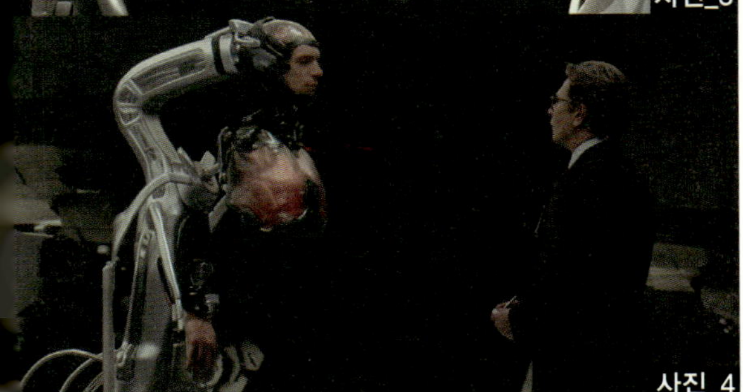
사진_4

영화에서도 그런 그의 딱하고 처참한 모습을 실감나게 보여 주는 장면이 여러 번 나타난다. 그런데 그런 비참한 상황 가운데서도 인상 깊은 것은 선명한 핑크빛의 양쪽 허파가 반복해서 마치 풍선이 부풀듯이 팽창하였다가 다시 오므라드는 장면일 것이다(사진 2, 3, 4).

허파(폐, 肺)는 한마디로 말하자면 우리 몸의 호흡 기능을 담당하는 생명유지의 핵심 장기다. 허파의 호흡 기능을 다르게 표현하자면 공기 중의 산소를 받아들여 혈액에 공급해 주는 한편 혈액 내의 이산화탄소를 받아들여 거꾸로 공기 중으로 배출하는 역할을 하는 것이다. 이를 위해 대기 중의 공기는 주로 횡격막의 수축 작용에 의해 숨을 들이쉴 때, 먼저 입과 목구멍을 지난 뒤 기관(氣管), 기관지(氣管支)를 통해서 허파의 맨 끝부분에 있는 포도송이 모양의 작은 공기주머니인 폐포(肺胞, 허파꽈리)로 들어가게 된다. 그리고 최종적으로 이곳에서 수많은 모세혈관과의 접촉에 의해 가스교환이 일어나게 되는 것이다. 그 다음 이산화탄소를 배출하는 과정인 날숨은 별다른 근육의 수축 없이 수동적으로 들숨의 정반대 경로로 이루어지게 된다.

영화에서는 바로 이런 가스교환을 위한 들숨과 날숨의 과정을 인위적으로 만든 투명한 흉벽(胸壁)을 통해 실감나게 보여 주고 있다. 여기서 한 가지 특기할 점은 우리 몸의 허파는 그 기능상 평상시 생명 유지 활동에 필요한 용량보다 훨씬 더 여유분을 가진 상태에서 만들어져 있다는 것이다. 이 때문에 허파에 병이 생겨 일정 부분 그 기능을 잃더라도 큰 문제없이 살아갈 수가 있으며, 심지어 필요에 의해 수술로 한쪽 폐를 완전히 제거하더라도 수술 후 웬만한 일상생활을 영위해 나갈 수가 있는 것이다.

그런데 영화 속 허파의 모습을 유심히 관찰해 보면 왼쪽 허파와 달리 오른쪽 허파는 길게 갈라진 틈에 의해 세 부분으로 나누어져 있는 것을 알 수 있다. 무슨 특별한 이유가 있는 것일까?

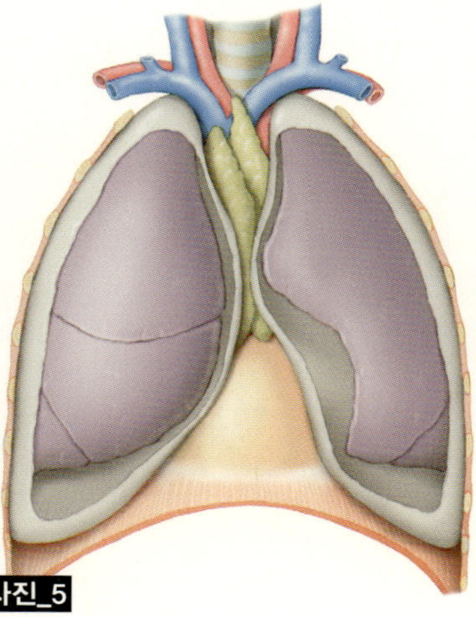
사진_5

우리 몸의 허파는 심장을 중심으로 좌, 우 양쪽으로 나누어지며 가슴 속에서 척추 앞쪽으로 위치하면서 늑골로 둘러싸여 보호되고 있다. 그런데 좌, 우의 허파는 각각 완전한 한 덩어리가 아니라 길게 갈라진 틈에 의해 왼쪽 허파는 두 부분(폐엽, 肺葉, lobe)으로, 그리고 오른쪽 허파는 세 부분으로 나누어지게 된다(사진 5). 이 폐엽들은 평소에는 별다른 의미를 지니지 않지만 수술이 필요한 경우에는 특히 중요한 역할을 지니게 된다. 예를 들어 폐암이 한 폐엽에만 국한되어 있는 경우에는 (그렇지 않으면 좌, 우 한쪽 허파를 완전히 제거해야 하지만) 폐엽의 존재 때문에 해당 부분만 제거를 할 수 있기 때문에 그만큼 불필요한 폐절제를 피할 수 있게 해 주는 것이다.

왜 좌측 허파는 두 개의 폐엽으로 구성되어 있는데 우측 허파에는 세 개의 폐엽이 있는지에 대해서는 정확한 정답은 없다. 다만 우측 허파와는 달리 좌측 허파는 왼쪽으로 지우쳐 있는 심장 때문에 심장과 접촉하는 부위가 움푹 들어가 있는 해부학적 특성과 어느 정도 연관이 있을 것으로 추정할 수 있다.

또 한 가지 재미있는 점은 영화에서 보여 주고 있는 머피 형사의 허파가 완벽할 정도로 깨끗한 분홍빛 상태로 그려지고 있는 점이다. 사실 어린아이들의 허파는 대부분 이런 모습이다(사진 6). 그러나 아쉽게도 성인 허파는 많은 경우 이렇지 못한 것이 현실이다(사진 7). 물론 여기에는 흡

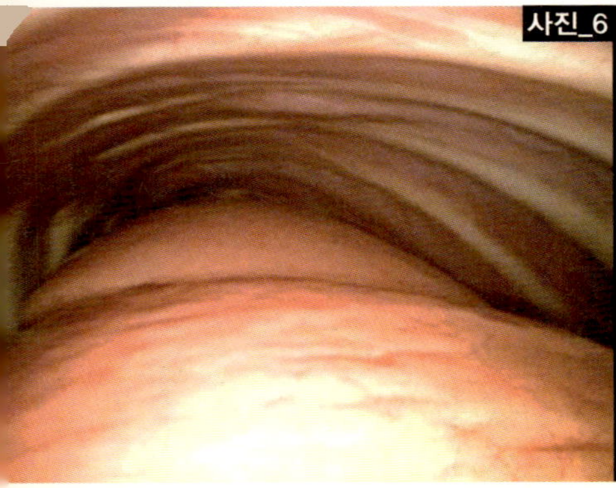
사진_6

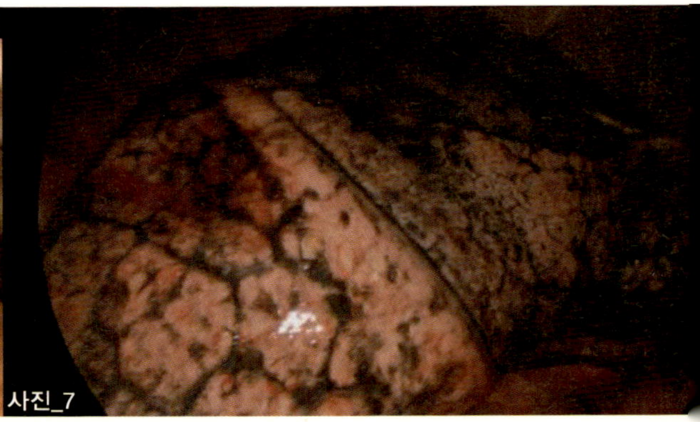
사진_7

연 여부가 가장 큰 요인이 되는 것이 틀림없지만 대기 오염도 허파의 변색에 상당한 역할을 하고 있다.

어쨌든 1987년의 오리지날 로보캅에서는 묘사되지 않았던 머피 형사의 허파 모습 때문에, 관객 입장에서는 심장과 더불어 우리들의 생명을 지탱해 주고 있는 핵심 장기인 허파에 대해 한 번 진지하게 생각해 볼 기회를 가지게 된다.

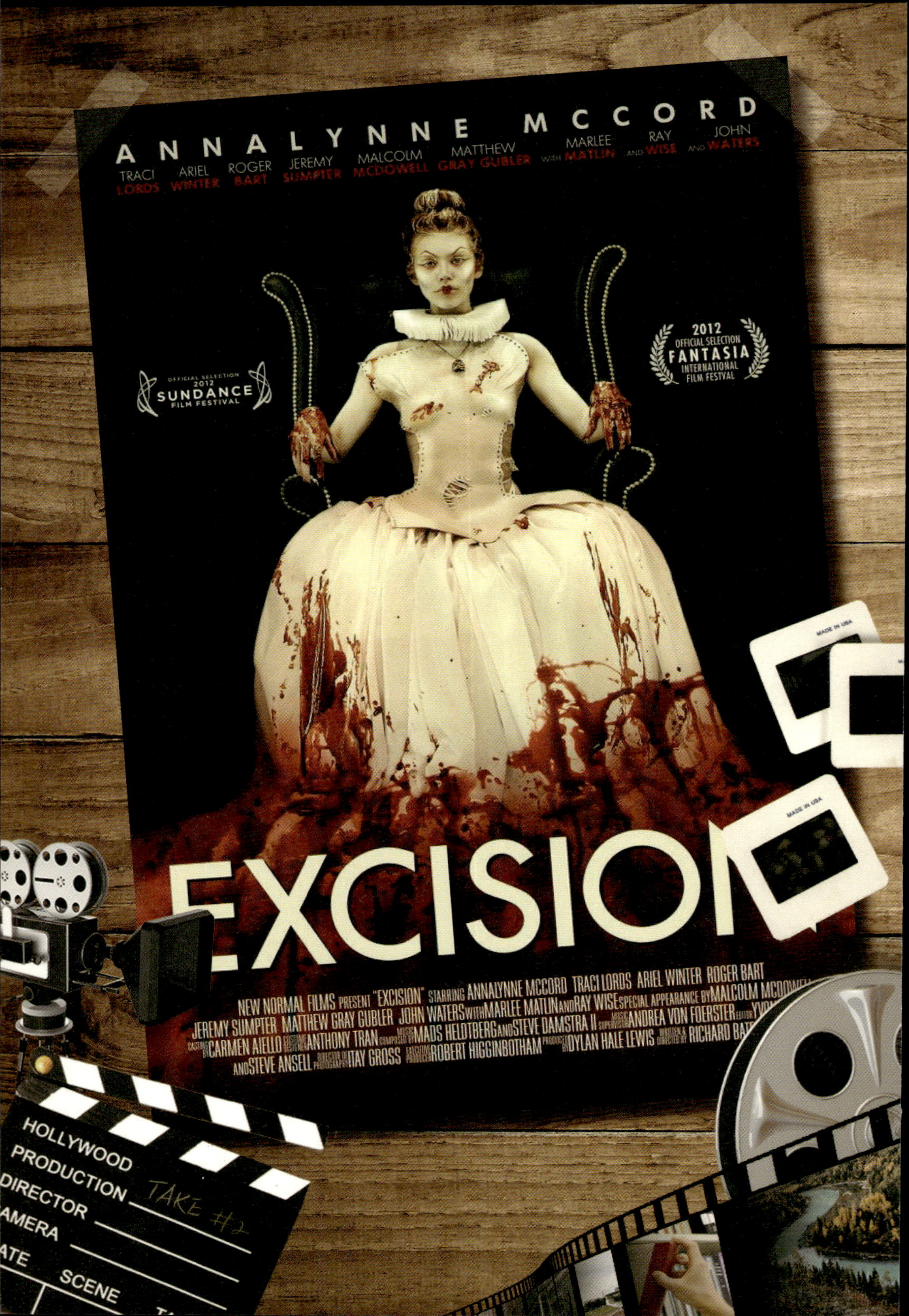
ANNALYNNE MCCORD
TRACI LORDS ARIEL WINTER ROGER BART JEREMY SUMPTER MALCOLM MCDOWELL MATTHEW GRAY GUBLER WITH MARLEE MATLIN AND RAY WISE AND JOHN WATERS
OFFICIAL SELECTION 2012 SUNDANCE FILM FESTIVAL
2012 OFFICIAL SELECTION FANTASIA INTERNATIONAL FILM FESTVAL
EXCISION
NEW NORMAL FILMS PRESENT "EXCISION" STARRING ANNALYNNE MCCORD TRACI LORDS ARIEL WINTER ROGER BART
SPECIAL APPEARANCE BY MALCOLM MCDOWELL JEREMY SUMPTER MATTHEW GRAY GUBLER JOHN WATERS WITH MARLEE MATLIN AND RAY WISE
CARMEN AIELLO ANTHONY TRAN MADS HELDTBERG AND STEVE DAMSTRA II ANDREA VON FOERSTER
ROBERT HIGGINBOTHAM DYLAN HALE LEWIS RICHARD BATES
AND STEVE ANSELL ITAY GROSS
MADE IN USA
MADE IN USA
HOLLYWOOD
PRODUCTION
DIRECTOR
AMERA
ATE
SCENE
TAKE #2

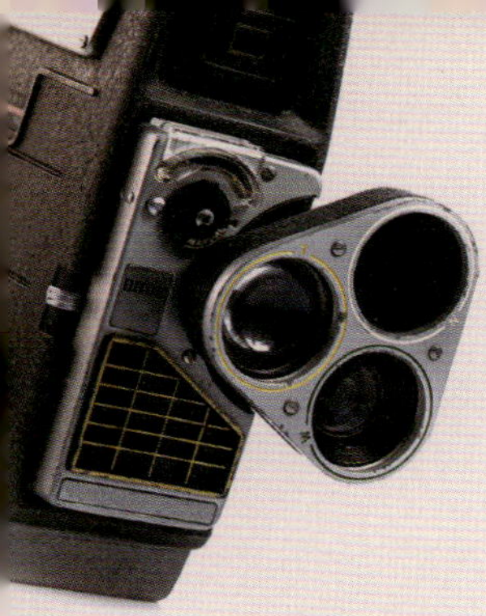

Story_34

〈익시젼〉과 페이식

익시젼(Excision)은 2012년에 소개된 공포영화로 연출은 리처드 베이츠 주니어라는 젊은 감독이 맡았는데, 영화 각본도 직접 썼다. 이 영화는 2008년에 같은 이름으로 그가 처음 선보인 단편 영화를 일반 영화 길이인 81분짜리로 다시 만든 작품이다. 공포영화의 장르에 속한다고는 하나 우리말로는 오히려 엽기물로 불리는 것이 더 어울릴 정도로 정통 공포물과는 성격이 다른 작품이다. 2012년 유명한 독립영화제인 미국 선댄스 영화제에서 개봉되었으며, 국내에서는 같은 해에 열린 제16회 부천국제판타스틱영화제에 소개되었다.

이 영화는 일부 독립영화팬들에게서는 독특한 발상의 표현법으로 긍정적인 평을 받기도 하였지만, 전반적으로는 끔찍할 정도로 연속되는 유혈이 낭자한 엽기적 장면들과 함께 흔쾌하지 않은 스토리 설정으로 대중적인 호응을 받지는 못하였다.

영화의 주인공인 여고생 폴린(애너린 맥토드 분)은 삐뚤어진 성격에다 성적 망상 및 피에 대한 환상에 젖어 살고 있다. 게다가 의학에 대한 관심과 함께 특히 외과의사에 대한 과도한 집착을 갖고 있다.

그녀는 스스로도 정신과 상담이 필요하다고 인정할 정도의 심한 정신적 장애를 갖고 있어 제대로 된 교우관계를 유지하지 못한다. 집안에서도 아버지와는 그런대로 무난한 관계를 유지하고 있으나 그녀를 강하게 통제하려는 어머니와는 늘 엇박자를 이루고 충돌한다. 어머니도 폴린의 정신과 상담 필요성을 알고 있지만 당장은 집안 형편 때문에 큰돈이 들지 않는 목사와의 상담만을 마련해 준다. 그런 폴린을 하나밖에 없는 형제인 여동생 그레이스만은 잘 이해해 주고 있지만. 불행히도 그레이스는 낭포성 섬유증이라는 난치병 질환을 앓고 있어 항상 생명의 위협을 받고 있다.

영화는 폴린의 인격 장애를 여러 각도에서 구체적으로 보여준다. 한 예로 어느 날 폴린은 아담이라는 남자 동급생에게 느닷없이 그녀의 처녀성을 바치겠다고 제안한다. 처음에는 어이없어 하던 아담이 결국 그녀의 유혹에 넘어가자 그녀는 의도적으로 생리일을 택해 관계를 갖는다. 그리고는 아담이 생리 중의 출혈을 목격하도록 일부러 유도한다. 아담은 기겁을 하고 그 후 폴린을 멀리한다. 그러나 그녀는 이에 아랑곳하지 않고 결국은 아담이 그의 여자 친구인 아비게일과 헤어지게 만든다.

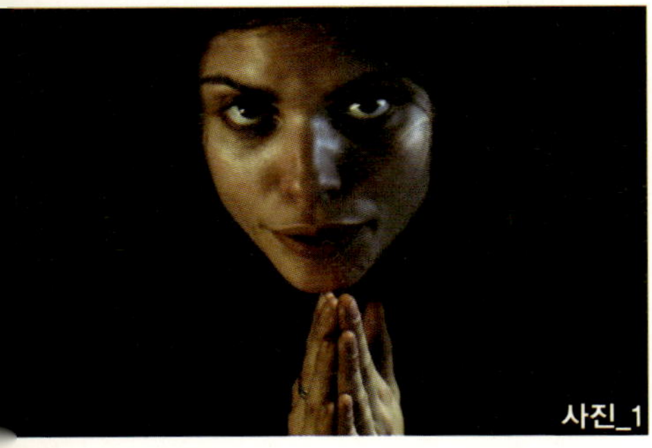
사진_1

그밖에 어머니의 주선으로 참석하게 된 무도회장에서의 기행이라든지 학교 수업 중의 일탈 행위 등이 영화 전편에 걸쳐 끊임없이 이어진다. 늘 혼자서 하는 기도의 내용도 범상하지 않다(사진 1).

그러나 정작 심각한 것은 그녀의 내면에서 꾸준히 자라고 있는 피와 외과적 시술에 대한 망상이었다.

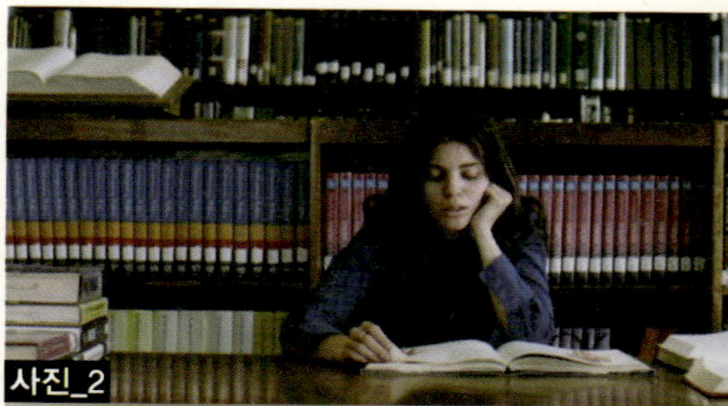
사진_2

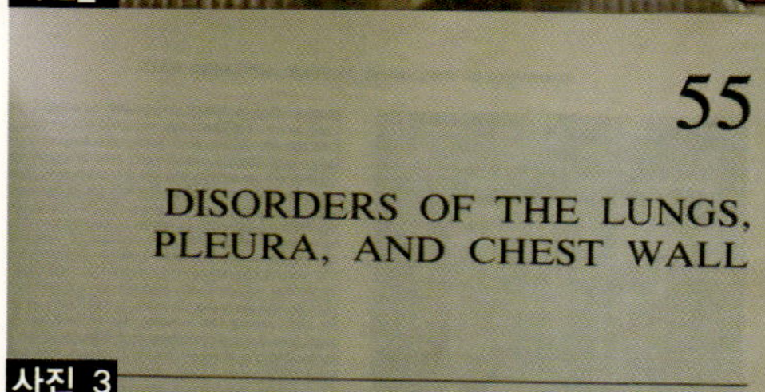

사진_3

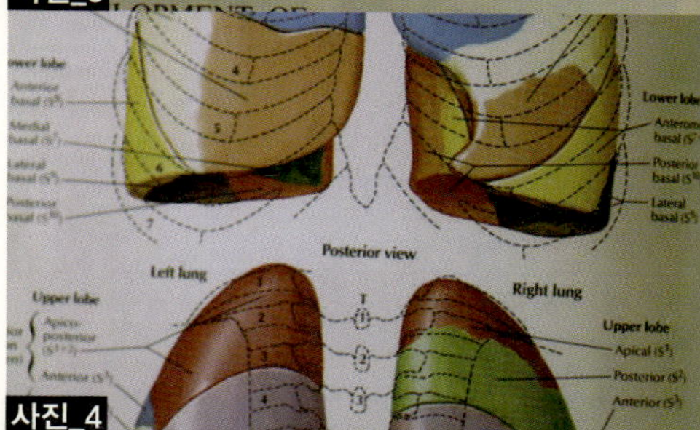

사진_4

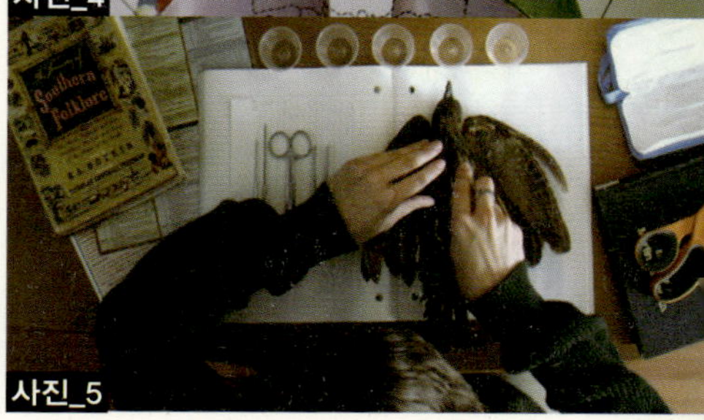
사진_5

이런 가운데 어느 날 아비게일이 그녀의 친구와 함께 폴린의 집 벽에 폴린을 헐뜯는 욕설 낙서를 크게 남긴다. 이에 격분한 폴린은 학교에서 아비게일에게 달려가 그녀의 머리를 로카에 심하게 부딪히게 만든다. 아비게일은 큰 부상을 당하고, 이로 인해 폴린은 졸업을 얼마 남기지 않은 상태에서 퇴학을 당하게 된다.

폴린의 난데없는 퇴학은 집안 전체를 우울하게 만든다. 어머니는 돈을 어떻게 마련해서라도 폴린에게 정신과 상담을 받게 해주겠다고 약속한다. 그런 와중에 그레이스의 병은 점점 더 심해지고 어느 날 저녁 밥상에서 그레이스가 심한 기침 발작을 보이자 폴린은 여동생을 위해서 자신이 무언가를 해야겠다는 결심을 굳혀 간다.

그것은 바로 본인이 직접 집도를 하여 그레이스에게 폐이식을 해 새 생명을 갖게 해주어야겠다는 망상을 실천에 옮기겠다는 것이었다.

나름대로 페이식을 준비하기 위해 폴린은 도서관에서 열심히 관련 책을 읽기도 하고(사진 2, 3, 4), 우연히 길거리에서 발견한 죽은 새를 가지고 예행연습을 하기도 한다(사진 5).

드디어 D-day가 다가오고, 폴린은 먼저 외출 중인 어머니 대신 집을 지키고 있던 아버지에게 약이 든 차를 마시게 한 뒤 더 이상 움직이지 못하도록 꽁꽁 포박한다. 그리고 여동생의 페이식을 위한 폐 공여자로 길 건너에 사는 소녀를 선정한다. 그 소녀는 평소 줄넘기 동호회 활동을 열심히 하고 있는 건전한 학생으로 이상한 성격을 가진 폴린을 몹시 싫어하고 있었다. 폴린은 그런 그녀를 집 안에 있는 여분의 줄넘기를 주겠다는 구실로 끌어들인 뒤 마취제로 혼절시킨다. 그런 뒤에 폴린은 방에 있던 그레이스 역시 마취제로 의식을 잃게 만든다.

그 다음은 평소 준비해 준 수술기구를 사용하여 수술을 실행에 옮기는 것이었다. 말이 수술이지 그야말로 망상 속에서 벌이는 살인이나 다름없는 행위가 전개되는 것이다(사진 6). 과연 영화의 결말은?

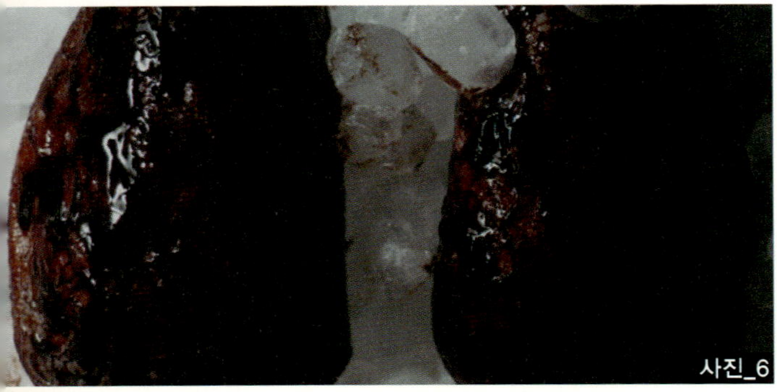
사진_6

사실 이 영화가 관객에게 주려는 메시지가 무엇인가를 정확히 이해하기는 쉽지 않다. 여주인공의 연기 자체는 훌륭해 보이지만, 그렇다고 아기자기한 잔재미가 있는 것도 아니다. 어쩌면 여주인공 폴린의 이상한 정신세계를 그린 이 영화를 만든 감독 자신의 정신세계 역시 폴린만큼 평범하지 않을지도 모른다.

어쨌든 작품의 성격과는 별개로 이 영화는 흉부외과적으로는 폐이식이라는 흔하지 않는 소재를 다루고 있다는 측면에서 상당히 흥미롭다.

여기서 먼저 폴린으로 하여금 자신이 직접 폐이식을 해야겠다는 엉뚱한 망상을 낳게 만든 원인이 되는 여동생 그레이스의 지병인 낭성 섬유종(cystic fibrosis)에 대해 간단히 알아보자(이 병에 대해서는 앞서 스무 번째 이야기인 〈6번째 날〉에서도 자세히 소개된 바 있다).

낭성 섬유종은 유전성 질환으로 서양에서는 드물지 않은 병이나 아시아인들에게는 매우 드물다. 국내에서도 아직 그 발생 증례가 정식으로 보고된 적이 없다. 이 병은 주로 폐와 췌장에서 증상을 일으킨다. 폐에서는 제대로 뱉어내기 힘든 매우 짙은 점액이 계속 생성되면서 기침, 가래, 천식, 호흡곤란, 폐렴 등의 각종 증상들을 끊임없이 일으키게 된다.

낭성 섬유종 환자에서 이런 폐 증상이 생명을 심각하게 위협하는 것으로 판단될 때는 이 영화에서의 설정처럼 폐이식이 고려된다. 미국의 경우를 예를 들면 최근 들어서 낭성 섬유종 환자에서 매년 거의 150~200례 정도의 폐이식이 시행될 정도로 드물지 않은 수술이 되고 있다. 수술 성적은 아직까지는 대단히 만족할 정도라고는 볼 수 없으나 나날이 향상되고 있다.

사실 폐이식은 고도의 기술과 숙련된 경험이 요구되는 흉부외과 내에서도 대단히 어려운 수술 중의 하나다. 우리나라에서는 주로 통상의 방법으로는 치료가 되지 않으면서 생명을 위협하는 폐증상이 계속되는 폐섬유증이나 만성폐쇄성폐질환 같은 질환에서 폐이식을 고려하게 된다. 그리고 선천성 심장질환 환자에서 폐고혈압이 너무 진행되어 교정 수술이 불가능해진 아이젠멘거 증후군(Eisenmenger syndrome)이라는 환자군에서는 심장과 폐를 동시에 이식해주는 수술이 시행되기도 한다.

이식 수술 시 뇌사 상태의 환자가 폐의 공여자가 되기 위해서는 우선 폐기능에 아무런 문제가 없어야 하는 것이 선결조건이겠지만 그밖에도 55세 이하의 연령, 비슷한 크기, 적합 혈액형 등의 조건을 충족해야만 한다.

참고로 서울대학병원에서는 1996년에 첫 폐이식이 시행된 이래 2014년 말까지 모두 28례의 폐이식(Lung TPL)이 진행되었고, 심장-폐 동시 이식(Heart-Lung TPL)의 경우 1997년의 첫 증례 이후 2014년까지 총 4례의 수술이 시행되었다(표 1). 수술 성적 역시 해를 거듭할수록 계속 향상되고 있다.

표_1

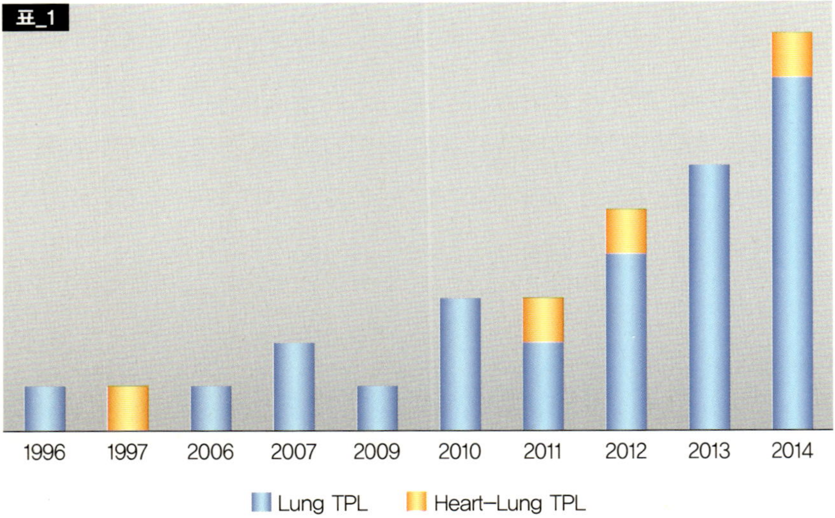

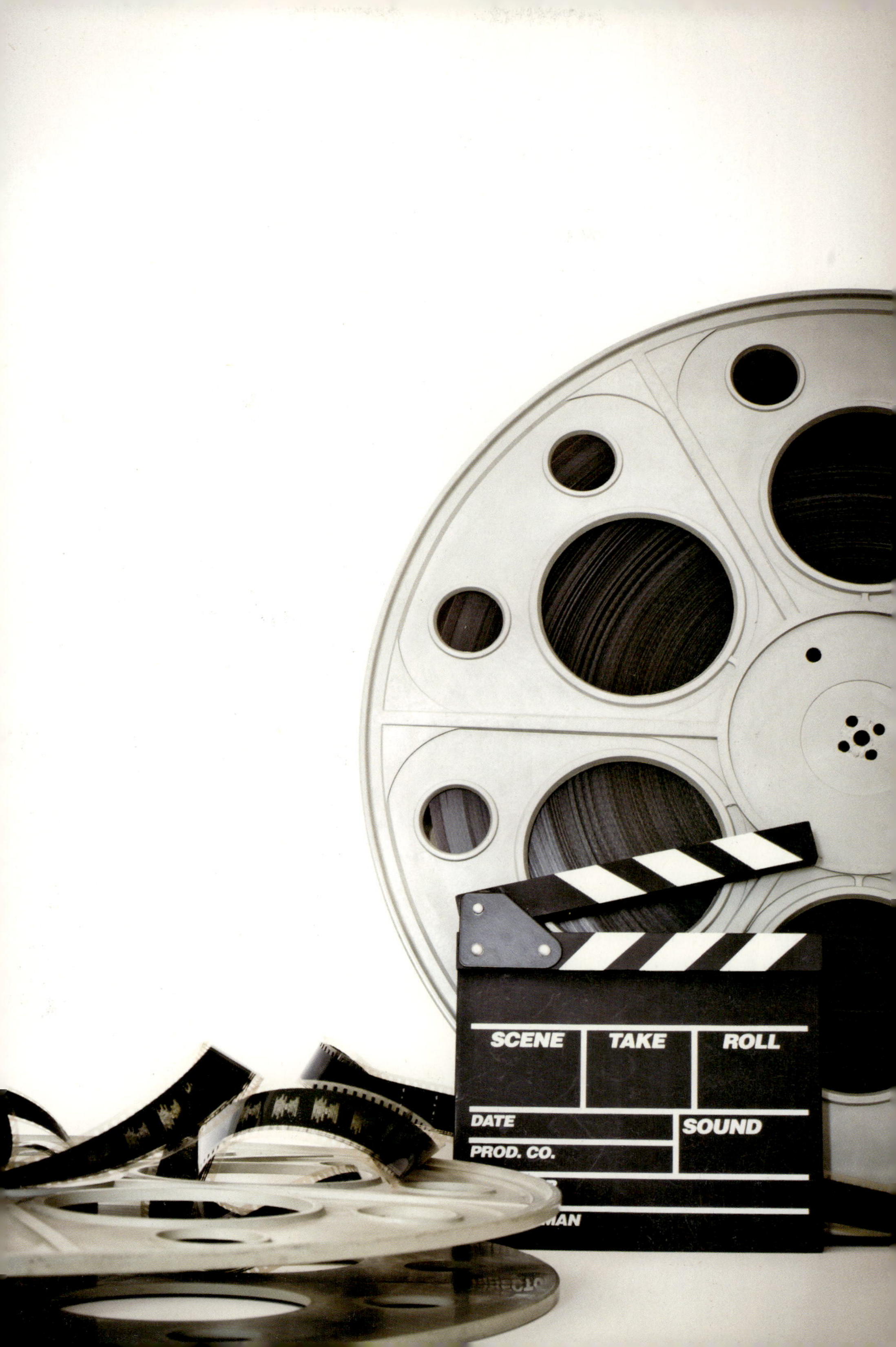
SCENE
TAKE
ROLL
DATE
SOUND
PROD. CO.

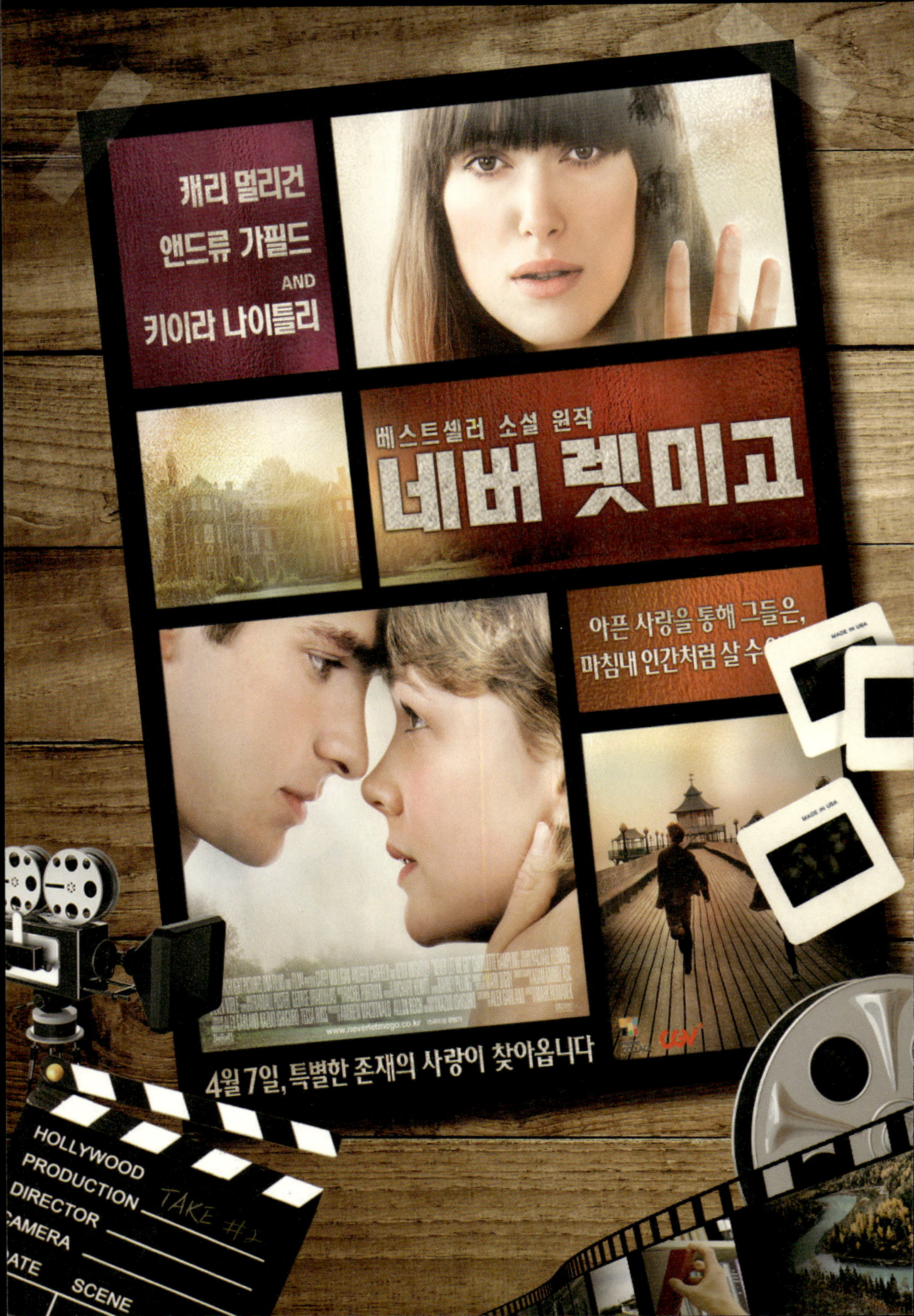
캐리 멀리건
앤드류 가필드
AND
키이라 나이틀리
베스트셀러 소설 원작
네버 렛미고
아픈 사랑을 통해 그들은,
마침내 인간처럼 살 수
www.neverletmego.co.kr
4월 7일, 특별한 존재의 사랑이 찾아옵니다
HOLLYWOOD
PRODUCTION
DIRECTOR
SCENE
TAKE #2

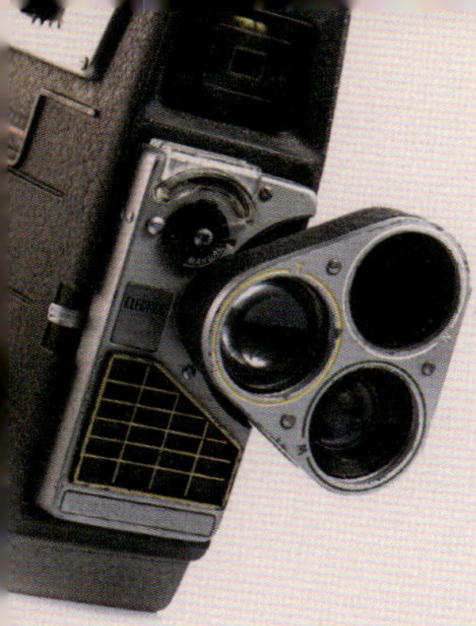

Story_ 35

〈네버 렛미고〉와 장기이식

네버렛미고(Never Let Me Go)는 마크 로마넥 감독의 2010년 작품이다. 이 영화는 일본 태생의 영국 작가인 가즈오 이사구로가 쓴 동명의 소설을 바탕으로 만들어졌다. 가즈오 이시구라(1954~)는 일본 나가사키에서 태어나서 5살 때 가족과 함께 영국으로 건너간 사람으로, 현대 영문학계에서 큰 평가를 받고 있는 인물이다. 네버 렛미고는 그의 2005년도 작품으로 우리나라에서도 2009년에 〈나를 보내지마, 김남주역, 민음사〉라는 제목으로 번역 출판된 바 있다.

이 영화의 각본은 알렉스 가랜드가 썼는데 그는 가즈오 이시구라의 오랜 친구로, 소설의 상품적 가치를 알아 본 그는 가즈오 이시구라의 승낙을 얻은 후 소설이 정식으로 출판되기도 전에 이미 대강의 각본을 마련할 정도로 열성적이었다.

영화는 이미 1952년에 의학적으로 큰 발전이 이루어지면서 인간의 평균 수명이 100세 이상으로 연장되고 있다는 것을 전제로 전개된다. 2005년도에 쓰인 작품이 2052년이 아닌 과거 시점을 무대로 아직 이루어지지 않은 가상의 SF 세계를 보여주고 있다는 것이 이채롭다.

영화 줄거리는 소설에서와 같이 크게 3단락으로 나뉜다.

첫 단락은 1970년대 말 영국의 한 전원적 시골에 자리 잡고 있는 헤일셤이라는 기숙학교를 무대로 펼쳐진다. 그런데 이 학교는 이상하게도 학생들을 대상으로 과학이나 수학 등 일반적인 과목들을 가르치지 않고 주로 그림그리기 등 예술 활동만을 하게 한다. 우수한 작품은 마담으로만 알려진 의문의 여자가 관리하는 갤러리라는 곳에 보관되었다. 그밖에도 일반적인 상식으로는 이상한 점이 많은 학교였지만 외부와 철저히 차단된 어린 학생들은 문제점을 인식하지 못한다. 그런데 새로 부임한 미스 루시라는 젊은 여선생이 어느 날 학생들에게 이 학교의 목적은 장래의 장기기증자들을 양성하는 곳이고 학생들은 모두 어른이 되자마자 젊은 나이에 죽을 것이라고 이야기한다. 그러나 그것도 잠시 그 여선생은 즉각 학교에서 해고되고 만다.

그런 가운데 영화의 주인공인 여학생 캐시(캐리 멀리건 분)는 순진하면서도 내성적인 성격으로 적극적인 성격의 동료 여학생 루스(키이라 나이틀리 분)와 함께 남학생 토미(앤드류 가필드)를 둘러싸고 점차 묘한 애정의 삼각관계를 이루게 된다. 캐시와 토미는 서로 이성으로서의 좋은 감정을 느끼지만 결국 토미는 적극적인 루스와 관계를 가진다.

두 번째 단락은 세 명의 중심인물인 캐시, 루스, 토미 모두 18살이 되면서 학교를 떠나 코티지라고 불리는 농장의 작은 집들로 거주지를 옮기는 것으로 전개된다. 이곳에서 그들은 헤일셤에서와는 달리 바깥세상으로의 외출이 허용되는 등 약간의 자유를 누리게 되지만 곧 닥쳐올 장기기증자로서의 시한부 삶에는 변함이 없다.

코티지에서 그들은 헤일셤 이외에 똑같은 목적으로 만들어진 다른 지역의 기숙학교에서 온 사람들도 만나게 된다. 어느 날 캐시는 다른 학교 출신에게서 만일 남녀가 진정으로 사랑하는 증거를 보인다면 장기기증이 한동안 연기될 수 있고 실제 그런 사례가 있었다는 이야기를 듣는다. 그런 가운데 캐시는 토미와 루스 간의 공공연한 육체적 관계에 정신적으로 힘들어지면서 케어러(carer)라는 직책에 자원한다. 케어러가 되면 장기기증이 잠시 유보되는 대신에 장기기증이 결정된 복제인간을 돌보는 역할을 하게 된다. 물론 궁극적으로는 케어러 역시 장기기증자로서의 운명을 피할 수 없다. 어쨌든 캐시가 케어러에 뽑혀 코티지를 떠나자마자 토미와 루스는 갈라진다.

영화의 마지막 세 번째 단락은 그로부터 10년 후의 광경으로 시작된다. 그동안 케어러로서의 역할을 충실히 해나가고 있는 캐시는 코티지를 떠난 이후 토미와 루스를 한 번도 보지 못한다. 그러던 어느 날 캐시는 우연히 루스를 만난다. 그런데 그녀는 이미 두 번의 장기기증으로 몸이 몹시 쇠약해진 상태였다. 둘은 토미의 거주지로 그를 찾아 가지만 그 역시 옛날의 건강한 몸은 아니었다.

10년 만에 재회한 셋은 루스의 요청으로 바닷가로 마지막이 될 여행을 떠난다. 그곳에서 루스는 캐시와 토미에게 과거 자신이 둘의 관계를 방해한 데 대해 진심으로 사과한다. 그러면서 루스는 반성하는 의미에서 지금이라도 잘못된 것을 바로잡고 싶다고 말하면서, 자신이 확보한 과거 헤일셤 기숙학교 시절 마담의 집 주소를 건네준다. 소문대로 캐시와 토미가 마담에게 가서 만일 진정한 사랑의 증거를 미술 작품으로 증명만 받는다면 장기기증이 한동안 유보될 것이고 두 사람은 함께 지낼 수 있을 것이라는 믿음에서였다. 그리고 얼마 후 루스는 세 번째 장기기증을 끝으로 사망한다.

루스의 사망 후 캐시와 토미는 마담의 집으로 찾아가 그들의 마지막 희망을 걸어보는데… 과연 그들은 바라는 대로 생명 연장의 혜택을 받을 수 있게 될까?

영화 〈네버 렛미고〉는 무겁고 심각한 주제와는 달리 아름다운 전원적 풍경을 배경으로 잔잔하게 펼쳐진다. 배경 음악도 무척 목가적이다.

복제인간을 양성하여 장기기증자로 만든다는 아이디어의 영화는 이외에도 여럿 있지만 〈네버 렛미고〉에서는 어떤 과학적 해석이나 관련 장면을 보여주지 않는다. 단지 장기 기증을 위해 수술대에 누운 당사자들의 모습만을 간간이 비추어 줄 뿐이다(사진 1, 2).

사실 뇌사의 법제화(우리나라에서는 2000년부터)가 이루어진 이후 장기이식에서의 가장 큰 걸림돌은 적절한 장기기증자의 확보가 되었다. 뇌

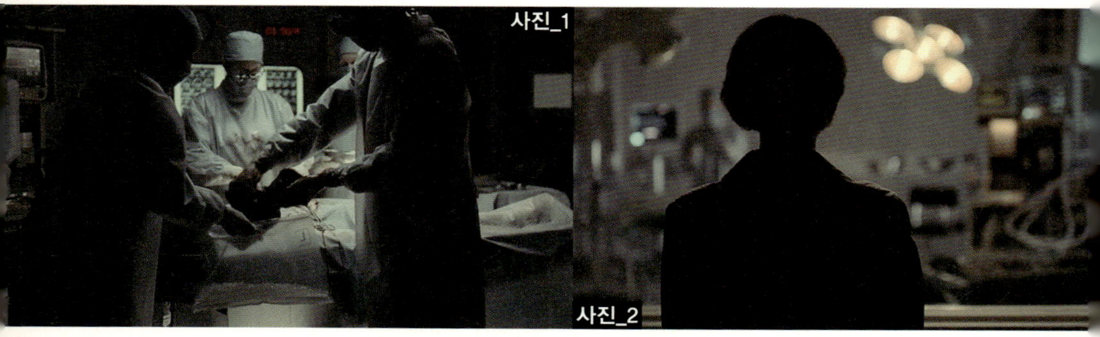

사(腦死, brain death)는 그 정의상 외상과 같은 심각한 사고를 당해 모든 뇌기능이 회복 불가능하게 완전히 정지된 상태를 말한다. 이 중에서도 이식 대상 장기의 기능과 각종 조건에서만은 문제가 없어야 하기 때문에 장기기증자의 범위가 필연적으로 한정이 될 수밖에 없다.

이에 대한 돌파구로 인공장기, 동물장기 등의 많은 대안이 지속적으로 연구되고 있고 실제 일부는 임상에서 사용되고 있기도 하나, 여전히 사람의 장기를 대체 또는 능가할만한 재료의 개발은 요원한 실정이다. 이 때문에 복제인간을 통한 이식 장기의 제공이라는 주제는 비록 당장 현실적이지는 않지만 영화적 상상력의 좋은 소재를 제공해 주고 있는 셈이다.

이 영화도 이런 배경에서 탄생한 것이고, 그런 만큼 윤리적, 인도적으로 수많은 논란을 낳을 수밖에 없다. 다만 이 영화는 그 어떤 직접적인 결론이나 표현도 유보한 채 벌어지는 상황 그대로를 담담히 보여주고 있는 것이 특징이라면 특징이라 하겠다.

그런데 복제인간의 장기기증에 대해서 이 영화에서 그려지고 있는 장면들 중 한 가지 눈여겨 볼만한 것이 있다. 영화 속에서 장기기증자들은 한 번의 장기 기증 후에 생을 마감하는 것이 아니고 여러 차례 장기기증을 거친 후에 사망한다. 이런 과정은 윤리적으로 그 참담함을 더욱 배가시키는 일이 아닐 수 없다.

그런데 의학적으로 과연 이런 일이 가능할까?

답은 '얼마든지 가능하다.'이다. 예를 들면 콩팥 이식에서와 같이 한 쌍이 존재하는 장기에서 일차적으로 한쪽만 제공하거나 또는 부분 간이식에서와 같이 큰 장기의 일부를 먼저 제공하는 형식을 취할 수가 있는 것이다. 실제 최근에는 부모의 폐 일부를 병든 어린 자녀에게 이식시켜주는 부분 폐이식도 시행되고 있다. 영화에서는 그러다가 마지막에 가서는 나머지 한쪽을 마저 사용하거나 심장과 같이 대체 불가능한 장기이식을 최종적으로 시행한다는 뜻으로 해석된다.

실제 이런 처참하고 기가 막힌 상황을 과연 우리는 받아들일 수 있을까? 더구나 이 영화에서 그려지고 있는 복제인간들은 우리와 완벽하게 똑같은 감정과 이성을 공유하고 있다.

여기서 조금 더 실질적인 질문을 해보자. 만일 영화에서와 같이 장기이식용 복제인간이 기술적으로 가능한 시대 상황이 온다면, 그리고 그때 만일 자신이나 아니면 사랑하는 다른 가족 중 한 사람이 장기이식 이외에는 삶을 이어나갈 방법이 없다면 과연 우리는 어떤 선택을 하게 될까?

장기이식 자체는 당연히 의학과 과학의 세계이지만 그것을 둘러싼 문제들만은 결코 의학이나 과학처럼 명쾌하지도 논리적이지도 않을 것이다.

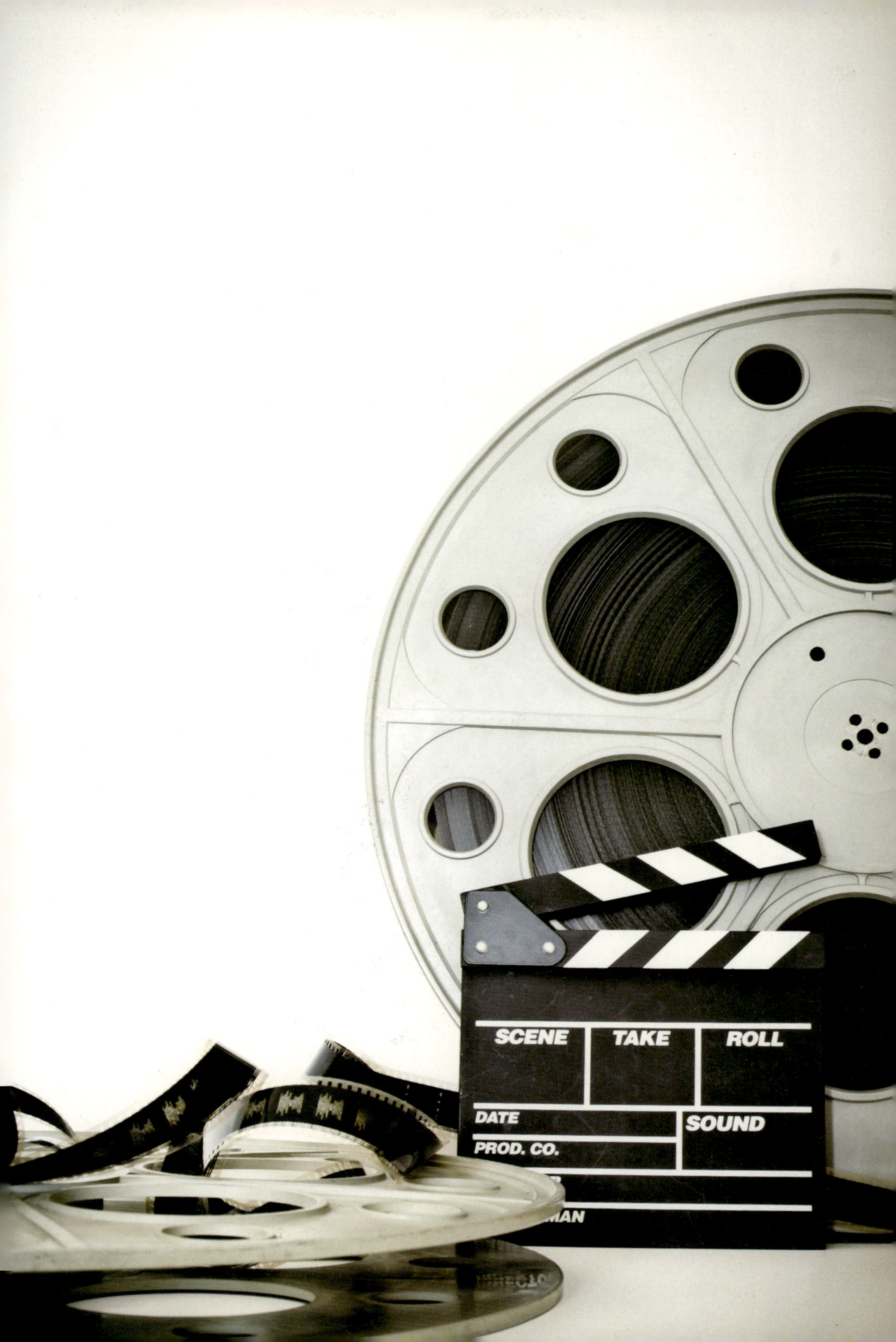
SCENE
TAKE
ROLL
DATE
SOUND
PROD. CO.

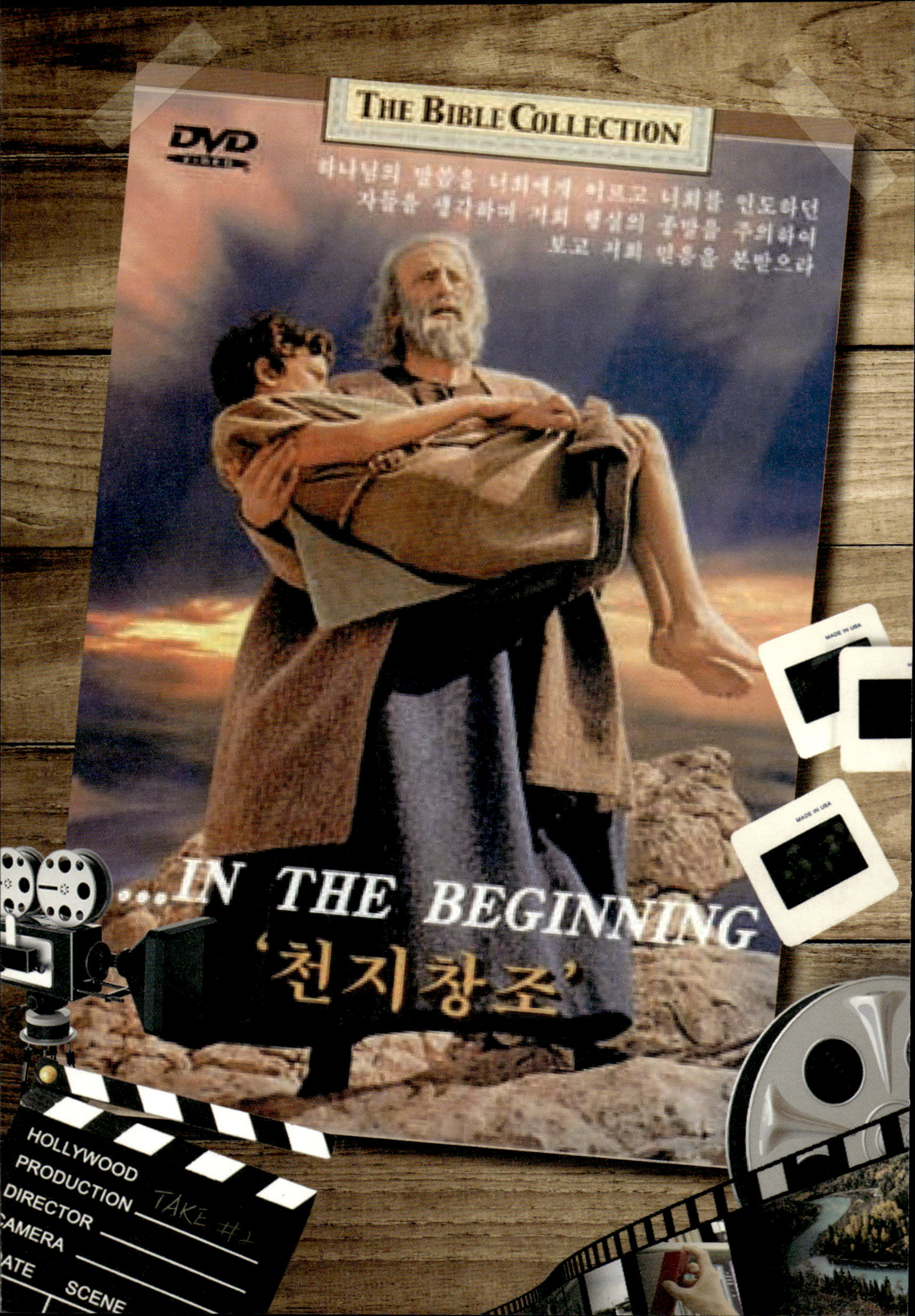
THE BIBLE COLLECTION
DVD
하나님의 말씀을 너희에게 이르고 너희를 인도하던
자들을 생각하며 저희 행실의 종말을 주의하여
보고 저희 믿음을 본받으라
...IN THE BEGINNING
'천지창조'
MADE IN USA
MADE IN USA
HOLLYWOOD
PRODUCTION
DIRECTOR
CAMERA
ATE
SCENE
TAKE #2

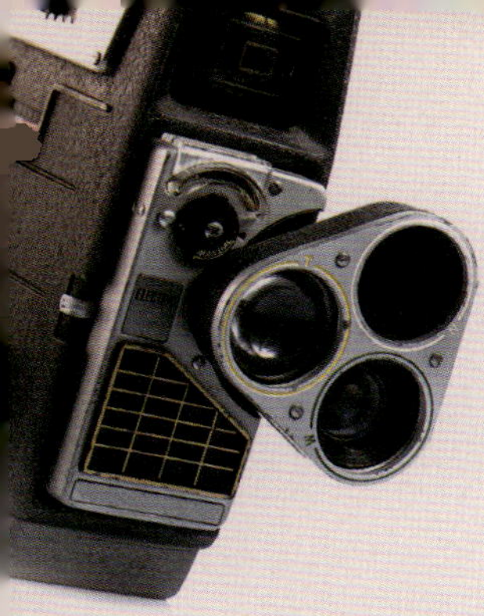

Story_36

〈천지창조〉와 갈비뼈

영화 천지창조(The Bible: In the Beginning...)는 성경 창세기를 바탕으로 1966년에 제작된 존 휴스턴 감독(1906~1987)의 작품이다. 미국과 이탈리아 합작으로 만들어진 이 영화는 창세기 1장에서부터 22장까지를 원문에 충실하게 화면으로 옮긴 것으로, 지금의 기준에서 보더라도 대작에 속한다.

이 영화는 1966년에 제작되었으나 우리나라에서 개봉 소개된 것은 그로부터 20년이나 지난 1986년에서이다. 지금의 영화 배급 기준에서 보면 대단히 이상한 일이지만 당시로서는 있을 수 있는 일이었다. 더구나 영화의 내용 자체가 특별한 시의성이 있는 것이 아니기 때문에 관객의 입장에서는 특별한 문제가 될 것은 없었다.

작품의 성격상 오락적 흥미는 없는 영화이지만 지금까지 국내 팬들에게도 좋은 평가를 받고 있는 명화로, 2016년 1월 현재 네이버 평점이

8.0, 다음 평점은 8.6이 될 정도로 높은 점수를 얻고 있다. 영화 내내 장중하면서도 깊이가 남다른 배경 음악이 인상적인데, 일본 출신의 유명한 영화 음악가인 마유즈미 토시로(1929~1997)의 작품이다. 그는 이 영화에서의 활약으로 1967년 아카데미 음악상에 노미네이션 되기도 하였다.

전해 오는 이야기에 의하면 제작진은 원래 이 작품을 시작으로 구약성서 전편의 내용을 시리즈 형식으로 차례차례 영화로 만들려고 했다고 한다. 그러나 어떤 이유에서였는지 이 계획은 실현되지 못했다.

영화의 출연 배우들 중에서 눈여겨 볼만한 두 사람의 배우가 있다. 한 사람은 존 휴스턴 감독 자신으로 그는 극중 중심인물 중의 하나인 노아 역을 직접 맡았다. 그는 그뿐만 아니라 영화 중의 나레이터 역할과 함께 하나님의 목소리를 담당하는 맹활약을 펼쳤다. 그는 당시 그의 여러 작품에서 직접 출연을 한 바가 있었다.

또 한 명의 눈여겨 볼만한 출연자는 피터 오툴(1932~2013)이다. 우리나라에서는 그의 대표작 아라비아의 로렌스로 너무나도 잘 알려진 이 배우는 천지창조에서는 소돔을 멸하기 위해 나타난 천사 중의 한 명으로 등장하고 있다.

영화의 총 상영시간은 174분으로 3시간에 가깝다. 이를 감안하여 영화는 중간에 공식적으로 짧은 휴식 시간(Intermission)을 제공하고 있다.

영화는 '태초에 하나님이 천지를 창조하시니라'라는 유명한 창세기의 첫 구절로 시작된다. 이 중 '태초에(In the Beginning)'라는 부분이 영화의 영어 제목이 되었고, 우리나라에서는 천지창조 부분을 따서 제목으로 삼은 것이다.

창세기 1장에서의 내용에서와 같이 영화 초반부는, 혼돈하고 공허하며 흑암이 깊음 위에 있던 땅에서 엿새 만에 이루어지는 하나님의 천지 창조 과정을 웅장한 음악을 배경으로 보여 준다. 이어서 아담과 이브의 탄생 그리고 유명한 에덴동산에서의 선악과에 얽힌 사건, 그리고 에덴동산에서의 추방 등이 박진감 있게 그려진다.

그 다음은 아담과 이브의 아들 형제인 카인과 아벨의 이야기다. 밭을 가는 농부인 카인은 양을 치는 목자인 동생 아벨과 하나님께 바치는 제물을 놓고 다투다 그만 동생을 살해하고 만다. 그로서는 성경에 기록된 인류 역사상 최초의 살인자가 되는 최악의 순간이었고, 한편으로는 타락한 세상이 시작되는 계기가 되었다.

그리고 이어지는 이야기는 최근 러셀 크로우를 주인공으로 따로 영화(Noah 2014)로 만들어지기도 하였던 그 유명한 노아의 방주에 관한 것이다.

대홍수와 노아의 방주에 대한 이야기는 창세기 6~8장에 나온다. 성경에 의하면 인간이 심하게 타락하자 신은 인간 전부를 파멸시키고 새로 시작하기로 결심했다. 그러나 노아는 여호와께 은혜를 입었다. 그 이유는 '노아는 의인이요 당대에 완전한 자라 하나님과 동행했기 때문이었다.'

노아는 방주를 만들 당시 500살의 늙은 나이에 셈, 함, 야벳의 세 아들을 두었다. 창세기 10장에는 대홍수 후 노아의 세 아들을 이은 후손들의 명단이 나온다. 오늘날의 기준에서 대략적으로 말하자면 함은 현대 아프리카인의 조상이고, 야벳은 유럽인의 조상, 셈은 중동인의 조상이 된다.

노아에 얽힌 재미있는 이야기 중 하나에 포도주에 관한 것이 있다. 어느 날 그는 포도주에 취해 장막 안에서 벌거벗은 채로 잠들었다. 이를 본 함이 다른 두 형제에게 말했다. 셈과 야벳은 뒷걸음질로 장막에 들어가 아버지의 벗은 몸을 쳐다보지 않고 옷으로 덮어주었다. 결과적으로 아버지에게 불경했던 함의 자손은 노아의 저주를 받았는데, 혹자의 해석에 의하면 그 저주 때문에 함의 자손인 아프리카인들이 오랫동안 노예로서 박해를 받았다고도 한다.

노아는 어떤 의미에서 '제2의 아담'이었다. 대홍수로 그의 가족을 제외한 모든 인류가 멸망한 상황에서 그는 인류의 새로운 아버지였기 때문이다. 대홍수 후 번성한 지상의 모든 인류는 결국 그의 자손들인 셈이었다.

어쨌든 영화 천지창조에서는 노아의 방주 이야기 후 관객을 위해 잠깐의 휴식 시간을 제공한다. 휴식 시간 후 바로 진행되는 이야기는 성경에서 시작된 또 하나의 유명한 에피소드인 '바벨탑'에 관한 것이다.

창세기 11장에 의하면 당시 온 땅의 언어가 하나요 말이 하나였다. 어느 날 사람들은 '성읍과 탑을 건설하여 그 탑 꼭대기를 하늘에 닿게 하여 그들의 이름을 내고 온 지면에 흩어짐을 면하고자 하였다.'

그러자 하나님이 사람들이 건설하는 성읍과 탑을 보고, '이 무리가 한 족속이요 언어도 하나이므로 이같이 시작하였으니 이후로는 그 하고자 하는 일을 막을 수 없으리로다.'라 생각하고 거기서 그들의 언어를 혼잡하게 하여 그들이 서로 알아듣지 못하게 하였다고 한다. 결국 서로 소통이 막힌 사람들은 거기서 온 지면에 흩어졌고 도시 건설도 중단되었다.

영화 천지창조에서 나타나는 바벨탑의 모습은 제작 연대가 지금으로부터 50년 전인 1960년대라는 것을 감안하면 매우 인상적이다(사진 1).

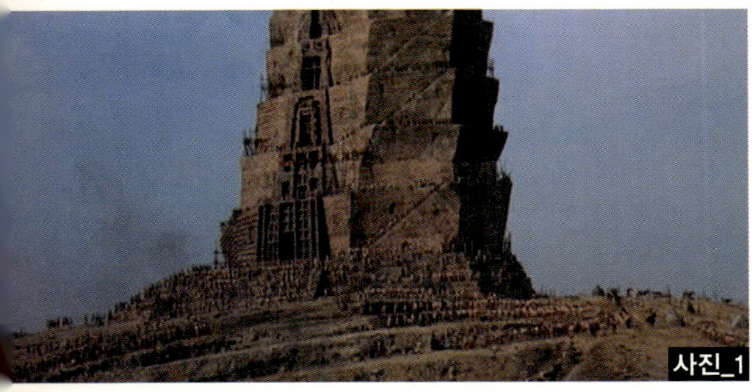
사진_1

영화의 후반부는 바벨탑 이후 10대가 지난 일로, 성서에서 가장 중요한 등장인물 중의 하나인 아브라함이 장식한다.

아브라함은 유대인의 육체적, 정신적 조상이면서, 동시에 아랍인의 선조이기도 하다. 그 내력을 살펴보면 다음과 같다. 아브라함은 사랑하는 아내 사라가 아이를 낳지 못하자, 그녀의 권고에 따라 하녀 하갈을 첩으로 받아들여 이스마엘을 낳는데 바로 이 사람이 아랍인의 조상이 된다.

그러나 성경에 따르면 이스마엘은 신이 약속한 아들이 아니었다. 마침내 아브라함은 하나님이 보낸 세 천사의 예언대로 늦은 나이에 사라에게서 아들 이삭을 얻는다. 그가 바로 오늘날의 유대인의 조상이 되는 것이다. 이렇게 보면 오늘날 앙숙처럼 적대시하고 있는 이스라엘과 아랍인도 결국 그 뿌리는 이삭과 이스마엘 두 사촌형제에서 출발한 것이다.

아브라함에게 예언을 전한 천사들은 악의 도시 소돔의 사정을 살펴보러 간다면서 만일 소문대로 악이 들끓고 있다면 도시를 파괴할 것이라고 말한다. 결국 소돔은 파멸되고 아브라함의 조카인 롯만이 의인으로 인정되어 아내와 두 딸을 데리고 탈출한다. 그러나 그의 아내는 천사의 경고를 무시하고 불타고 있는 도시를 되돌아보다 그만 소금기둥으로 변하고 만다.

영화의 마지막은 아브라함이 하나님의 명령에 따라 그의 사랑하는 아들 이삭을 제물로 바치는 과정에서의 갈등이다. 자칫 비극적인 결말이 될 수도 있었던 이 일은 결국 해피엔딩으로 끝나고 이삭의 자손은 융성하여 오늘날의 유대인이 된다.

그런데 비단 교인들뿐만 아니라 일반 대중에게도 널리 알려진 많은 에피소드들을 제공해 주고 있는 성경의 창세기에는 가슴의 해부학에 관련된 매우 흥미 있는 이야기가 소개되고 있다.

바로 창세기 21장에서 23장에 걸쳐 언급되고 있는 인류 최초의 여자인 이브의 창조에 관한 것이다. 아담에게 배필이 필요함을 인식한 하나님은 먼저 아담을 깊이 잠들게 한 뒤 그의 갈빗대 하나를 취하고 살로 대신 채운다. 그리고 아담에게서 취한 그 갈빗대로 여자를 만든 뒤 그녀를 아담에게 이끌어 온다. 이를 본 아담이 이르되 '이는 내 뼈 중의 뼈요 살 중의 살이라'라고 하였다고 한다.

남자의 갈비뼈로 여자를 만들었다는 이 표현만큼 오랫동안 논란이 되었던 성경의 구절도 그렇게 많지 않을 것이다. 사실 오래 전에는 이를 사실로 믿고 남자의 갈비뼈는 여자보다 하나 더 적을 것이라고 생각한 사람들도 있었다. 실제 자신의 갈비뼈를 직접 만져 보면 알겠지만 아래쪽 갈비뼈 중에는 손으로 쉽게 만지기 어려운 부분이 있기 때문이다.

그러나 X-선의 개발과 함께 우리 몸의 골격에 관한 상세하고 정확한 파악이 가능해지면서 이런 믿음이 설 자리는 완전히 사라졌다.

그래서 갈비뼈로 표현된 것은 원래 성경의 오역이고 그냥 '옆부분'으로 해석하는 것이 맞다는 주장도 나오고 있다. 또 하나 널리 회자되고 있는 재미있는 해석 중에는, 여자를 남자 아래의 비천한 위치에 두지 않기 위해 다리뼈를 쓰지 않았고 한편으로는 여자가 남자의 머리꼭대기에서 놀 정도로 교만하게 만들지 않기 위해 머리뼈를 쓰지 않았다고 한다. 덧붙여, 가슴의 중요장기들을 보호하는 갈비뼈로 만든 것은 그만큼 여자를 소중히 여기라는 의미

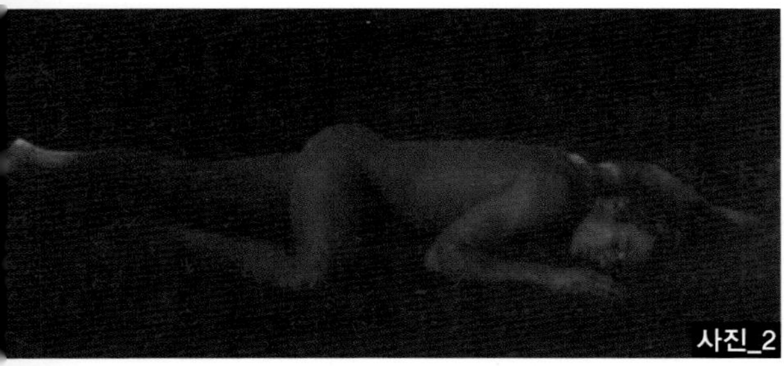
사진_2

라고 해석하기도 한다. 영화 천지창조에서는 이 아담의 갈비뼈 장면을 어떻게 표현하고 있을까? 아마 휴스톤 감독 자신도 이 부분의 묘사는 문제가 있다고 판단하였는지 그냥 아담이 잠이 든 상태에서 어디선가 여자가 만들어져 등장하는 것으로만 그려지고 있다(사진 2, 3). 다만 이브를 만지면서 아담이 '이는 내 뼈 중의 뼈요 살 중의 살이라' 라고 하는 장면은 그대로 나오고 있다(사진 4).

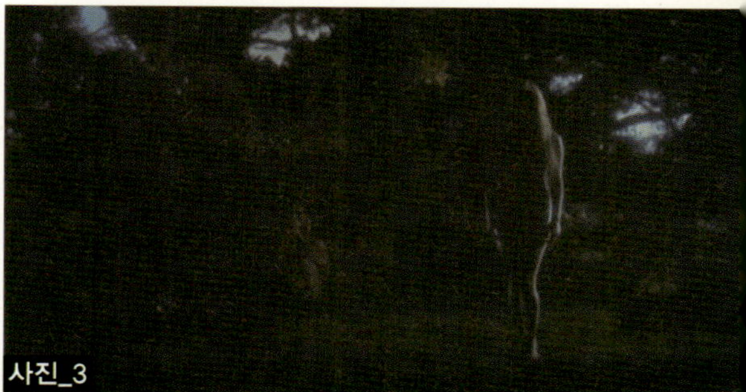
사진_3

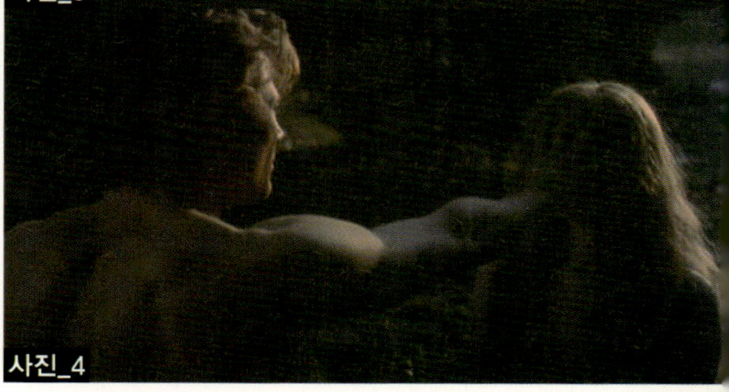
사진_4

그러면 과연 우리 몸의 갈비뼈의 진짜 모습은 어떤 것일까?

갈비뼈는 남녀 구별 없이 좌우 12쌍 모두 24개로 구성되어 있다(사진 5). 그런데 이 중 위로부터 7개만이 진성늑골(true ribs)로 불리며 가슴 한가운데에 있는 가슴뼈(흉골)에 직접 붙어 있다. 반면 아래쪽 다섯 쌍의 갈비뼈는 가성늑골(false ribs)로 불리는데, 이 중 세 쌍은 공통 연골을 통해 같이 가슴뼈에 붙게 된다. 가장 아래쪽에 위치한 11번째, 12번째 갈비뼈는 아

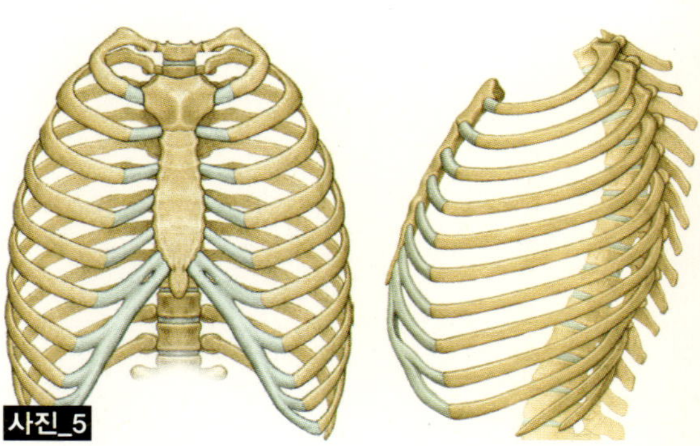
사진_5

예 가슴뼈와의 연결 없이 척추에만 붙어 있기 때문에 흔히 부유성 늑골(floating ribs)로 불린다. 부유성 늑골은 사람에 따라 한 쌍만 존재하기도 하고 어떤 사람들은 세 쌍을 가지고 있기도 한다.

과거 갈비뼈 개수에 대한 혼선이 있었다면 아마도 이런 부유성 늑골의 존재가 중요한 요인으로 작용한 것이 아닌가 생각된다. 바깥에서 촉진하기도 무척 어려울 뿐만 아니라 실제로도 정상인에서 그 개수에 차이가 있을 수 있기 때문이다.

서울대학교병원 김원곤 교수 스크린을 날다

2016년 3월 5일 인쇄
2016년 3월 10일 발행

저 자 | 김원곤
발 행 인 | 최병진
발 행 처 | 도서출판 **고려의학**
주 소 | (02880)서울시 성북구 성북로9길 1 보문빌딩 3층
전 화 | 02-765-0333, 0337
팩 스 | 02-743-2288
등록번호 | 제1-519호 1978. 6. 29
ISBN : 978-89-7043-873-3
정가 : 15,000

표지 & 편집 DESIGN | 서상석
표지 일러스트 | 진승우